CHALLENGING CONCEPTS IN NEUROSURGERY
Cases with Expert Commentary

神经外科典型病例的
难点与对策

主　编　〔英〕罗宾·巴蒂亚
　　　　　　　伊恩·萨宾

主　译　景治涛

副主译　赵　丹

U0339050

天津出版传媒集团
天津科技翻译出版有限公司

著作权合同登记号:图字:02-2016-64

图书在版编目(CIP)数据

神经外科典型病例的难点与对策 /(英)罗宾·巴蒂亚(Robin Bhatia),(英)伊恩·萨宾(Ian Sabin)主编;景治涛主译. — 天津 : 天津科技翻译出版有限公司,2018.6

书名原文: Challenging Concepts in Neurosurgery: Cases with Expert Commentary

ISBN 978-7-5433-3724-4

Ⅰ.①神… Ⅱ.①罗… ②伊… ③景… Ⅲ.①神经外科学—病案 Ⅳ.① R651

中国版本图书馆 CIP 数据核字(2017)第 149950 号

授权单位:Oxford Publishing Limited

出　　版:天津科技翻译出版有限公司

出 版 人:刘 庆

地　　址:天津市南开区白堤路 244 号

邮政编码:300192

电　　话:022-87894896

传　　真:022-87895650

网　　址:www. tsttpc. com

印　　刷:高教社(天津)印务有限公司

发　　行:全国新华书店

版本记录:787×1092　16 开本　16.5 印张　400 千字
　　　　　2018 年 6 月第 1 版　2018 年 6 月第 1 次印刷
　　　　　定价:98.00 元

(如发现印装问题,可与出版社调换)

译者名单

主　译　景治涛（中国医科大学附属第一医院）

副主译　赵　丹（中国医科大学附属第一医院）

译　者（按姓氏笔画排序）

王　鑫　付锦龙　李　龙　吴建奇

张　青　张　域　罗　鹏　赵　丹

崔　晓　崔启韬　景治涛

点评专家名单

Tipu Z. Aziz
Professor of Neurosurgery,
Nuffield Department of Surgical Sciences,
Oxford University, Oxford, UK

Rolfe Birch
Consultant in Charge,
War Nerve Injuries Clinic at the Defence Medical
Rehabilitation Centre,
Headley Court, Leatherhead, UK

Ciaran Bolger
Professor of Clinical Neuroscience, RCSI, Consultant
Neurosurgeon, Department of Neurosurgery,
Beaumont Hospital, Dublin, Ireland

Robert Bradford
Consultant Neurosurgeon, National Hospital for
Neurology & Neurosurgery, London, UK

Adrian Casey
Consultant Neurosurgeon, Royal National
Orthopaedic Hospital, Stanmore (Spinal Unit) and
National Hospital for Neurology & Neurosurgery,
London, UK

David Choi
Consultant Neurosurgeon, National Hospital for
Neurology & Neurosurgery, London, UK

Paul Gardner
Associate Professor of Neurological Surgery,
Executive Vice Chairman, Surgical Services, Co-
Director, Center for Skull Base Surgery, UPMC
Presbyterian, Pittsburgh, MA, USA

Alexander L. Green
Consultant Neurosurgeon, Nuffield Department of
Surgical Sciences, Oxford University, Oxford, UK

Nick Haden
Consultant Neurosurgeon, Derriford Hospital,
Plymouth, UK

Peter J. Hutchinson
Professor of Neurosurgery, NIHR Research
Professor, University of Cambridge, Academic
Division of Neurosurgery, Addenbrooke's Hospital,
Cambridge, UK

Michael D. Jenkinson
Consultant Neurosurgeon at The Walton Centre NHS
Foundation Trust, Liverpool, UK

Neil Kitchen
Consultant Neurosurgeon, National Hospital
for Neurology & Neurosurgery and Institute of
Neurology, London, UK

Henry Marsh
Senior Consultant Neurosurgeon, St George's
Healthcare NHS Trust, London, UK

Andrew McEvoy
Consultant Neurosurgeon, National Hospital
for Neurology & Neurosurgery and Institute of
Neurology, London, UK

Mary Murphy
Neurosurgical Tutor at the Royal College of
Surgeons, National Hospital for Neurology &
Neurosurgery, London, UK

Kevin O'Neill
Consultant Neurosurgeon, Charing Cross, St Mary's
and Hammersmith hospitals, Imperial College
Healthcare NHS Trust, London, UK

Ian Sabin
Consultant Neurosurgeon, St Barts and the Royal
London NHS Trust and at Wellington Hospital,
London, UK

George Samandouras
Victor Horsley Department of Neurosurgery,
National Hospital for Neurology & Neurosurgery,
London, UK

Thomas Santarius
Consultant Neurosurgeon, Addenbrooke's Hospital, Cambridge University Hospitals NHS Trust, Cambridge, UK

Patrick Statham
Consultant Neurosurgeon, Spire Edinburgh Hospitals, Edinburgh, UK

Nigel Suttner
Consultant Neurosurgeon, Department of Neurosurgery, Institute of Neurological Sciences, Glasgow, UK

Dominic N. P. Thompson
Consultant in Paediatric Neurosurgery, Great Ormond Street Hospital for Children, NHS Foundation Trust, Great Ormond Street, London, UK

Raghu Vindindlacheruvu
Consultant Neurosurgeon, Spire Hartswood Private Hospital, Brentwood, and Spire Roding Hospital, Redbridge, Essex, UK

编者名单

Harith Akram
Victor Horsley Department of Neurosurgery,
National Hospital for Neurology and Neurosurgery,
University College London Hospitals NHS Trust,
London, UK

Mohammed Awad
George Pickard Clinical Research Fellow,
Imperial College London, London, UK

Deepti Bhargava
Walton Centre for Neurology and Neurosurgery,
Liverpool, UK

Robin Bhatia
Consultant Spinal Neurosurgeon,
Great Western Hospitals NHS Foundation Trust &
Oxford University Hospitals NHS Trust,
Oxford, UK

Peter Bodkin
Consultant Neurosurgeon,
Aberdeen Royal Infirmary, Aberdeen, UK

Nick Borg
Department of Neurosurgery,
Wessex Neurological Centre,
Southampton General Hospital, Southampton,
Hampshire, UK

Ellie Broughton
South West Neurosurgical Centre,
Derriford Hospital, Plymouth, UK

Sophie J. Camp
Neurosurgery ST8, Department of Neurosurgery,
Charing Cross Hospital, Fulham Palace Road,
London, UK

Ruth-Mary deSouza
ST4 Neurosurgery Registrar,
South Thames London Neurosurgery Training
Programme,
Department of Neurosurgery,
King's College Hospital,
London, UK

Jinendra Ekanayake
Wellcome Trust Clinical Research Fellow,
Wellcome Trust Centre for Neuroimaging,
University College London, London, UK

Eoin Fenton
Combined Spine Fellow,
University of Calgary Spine Program,
Department of Surgery,
Health Sciences Centre, Calgary, Alberta, Canada

Patrick Grover
Royal London Hospital, Whitechapel Road,
Whitechapel, London, UK

Adel Helmy
Specialist Registrar Neurosurgery,
Chief Resident Neurosciences,
Division of Neurosurgery,
Department of Clinical Neurosciences,
University of Cambridge, and
Department of Neurosurgery,
Addenbrooke's Hospital,
Cambridge University Hospitals Trust,
Cambridge, UK

Ciaran Scott Hill
Neurosurgery Registrar,
Royal London Hospital, London, and
Honorary Senior Lecturer in Neuroscience,
University College London, and
Prehospital Care Physician,
London's Air Ambulance, London, UK

Jonathan A. Hyam
Oxford Functional Neurosurgery, University of
Oxford,
John Radcliffe Hospital, Oxford, UK

Greg James
Department of Neurosurgery, Great Ormond Street
Hospital for Children,
NHS Foundation Trust, Great Ormond Street,
London, UK

Angelos G. Kolias
RESCUEicp Trial Research Fellow,
Department of Clinical Neurosciences,
University of Cambridge, and
Honorary Consultant Neurosurgeon,
Addenbrooke's Hospital,
Cambridge University Hospitals NHS Trust,
Cambridge, UK

Anna Miserocchi
Institute of Neurology, National Hospital for
Neurology and Neurosurgery,
London, UK

Alessandro Paluzzi
Department of Neurological Surgery, UPMC
Presbyterian Hospital,
University of Pittsburgh School of Medicine,
Pittsburgh, PA, USA

Isaac Phang
Specialty Registrar in Neurosurgery,
Department of Neurosurgery,
Institute of Neurological Sciences,
Glasgow, UK

David Sayer
Department of Neurosurgery, Charing Cross
Hospital,
Imperial Healthcare, Fulham Palace Road,
London, UK

Martin M. Tisdall
Consultant in Paediatric Neurosurgery,
Great Ormond Street Hospital for Children, NHS
Foundation Trust,
Great Ormond Street, London, UK

Melissa C. Werndle
Department of Neurosurgery, St. George's University
of London,
London, UK

Victoria Wykes
Institute of Neurology, National Hospital for
Neurology and Neurosurgery,
London, UK

译者前言

神经外科是在人类不断认识脑和脊髓解剖和功能的基础上开展的，在先进的 MRI、CT、术中显微镜、导航系统、电生理监测等技术的指引下，近 20 年取得了跨越式的发展。辅助技术的发展，推动了临床一个个新技术的产生，攻克了一个个难题，突破了一个个既往的禁区。同时也对从前的治疗原则产生了质疑和挑战。在新旧技术交错的临床工作中，有许多问题需要重新探讨。《神经外科典型病例的难点与对策》一书，选取神经外科经典病例，从基础到临床，从分子检测、解剖基础到功能康复、社会功能康复等，多方面、多角度地探讨新技术发展下临床工作的治疗改变。

同时该书以病例为导向，从问诊、症状、查体、影像学检查、电生理检查、其他辅助化验及检查、疾病诊断、治疗选择、多方面治疗手段、术后康复等方面，系统地讲述神经外科医生对患者的诊疗过程。书中对每个病例提出的探索性新问题，可以不断激发我们对临床问题进行思考，不要放过细节问题，不要被原则束缚，要勤思考，不断解决临床问题。

难得的好书如同快乐一样，应该拿出来与大家分享。因此，在天津科技翻译出版有限公司的积极筹划下，我有幸担任主译工作，组建了翻译团队。我科同事和科室研究生本着极其负责的学术态度认真翻译，仔细校对。然而由于我们知识的局限性，些许错误仍在所难免，望读者包容的同时给予批评指正，供再版时修正。

本书选取了神经外科的典型病例，从基础到临床，多角度、多方面地进行系统分析和讲述，非常适合高年资住院医生和神经外科专科医生阅读，从而拓宽视野和综合学习。希望本书能对中青年医生的培养和继续教育，以及对我国神经外科的继续发展起到一定的促进作用。

2018 年 3 月于中国医科大学附属第一医院

前　言

　　神经外科的挑战是什么？更确切地说，神经外科中有什么不是挑战。在所有的外科专科中，神经外科因为存在大量的争论和未解决的问题而成为具有争议的一门专科。那么当神经外科医生面对一位存在中枢或外周神经系统问题的患者时，他(或她)应当如何处理这些问题呢？

　　例如，神经外科实习医生即将学习的最基础的手术操作是对慢性硬膜下血肿(CSDH)的患者实施颅骨钻孔以清除血肿。那么对于这个简单的手术来说，它的关键问题有哪些呢？正在实习的神经外科医生需要记住以下几个问题：CSDH 的病因和自然病史；什么时候可以(以及什么时候不可以)实施钻孔引流手术；手术需要钻几个孔；需不需要留置引流管；麻花钻颅骨钻孔与开颅术相对比治疗 CSDH 的预后差异。这些问题仅仅代表了一小部分目前存在争议和尚未解决的问题。在拿起手术刀开始手术前，神经外科医生必须做到对于这些关键问题，心中有答案，但如果这些问题的答案尚不明确怎么办？

　　本书主要介绍了 22 例神经外科基础疾病，我们所做的是解决这些疾病中的常见问题，并以易于阅读的方式呈现出相应的循证依据。我们首先针对"在实践中，你经历的神经外科方面的挑战是什么"这个问题，分别调查了低年资和高年资的神经外科医生，根据调查结果选出了这 22 个经典病例。令人惊讶的是，所选出的病例是日常工作中常见的疾病，而不是非典型的疑难病例。

　　神经外科相关的教材在主题选择方面往往会带有编者的偏见。《神经外科典型病例的难点与对策》却恰恰反映了神经外科临床工作中的重要问题和主要问题，对于要求内容清晰和想要了解最新的广义神经病理学方面的神经外科实习生和高年资的神经外科医生来说，这本书具有一定的指导意义。

　　通过典型病例的详细讲解，读者可以从中受益匪浅。事实上，这种以病例为基础的讨论方式在英国学院间的外科课程教学中已经成为非常重要的教学手段，而且目前在全世界的范围内都广受欢迎。本书中汇集了英国和其他国家医院的典型神经外科病例及对患者治疗的不同观点，同时也可以看到让实习医生与点评专家共同编写的显著优势，那就是，当有人问出我们所有人都想问的问题时，正好有人为我们提供解答。

Robin Bhatia

Ian Sabin

目　录

慢性硬膜下血肿的治疗

Nick Borg, Angelos G. Kolias

病史

患者为退休律师，78 岁,因意识不清 1 周被送入急诊室。其妻子描述患者发病时出现短暂意识不清,表现为在房间内漫无目的地走动,两天前出现言语不清。另外,患者步态出现明显异常,两周前右脚踩到地毯边缘导致摔倒。虽然已明确没有伤及头部,但其妻子认为患者的一般状态越来越差。

患病前,患者身体状态良好,能每天遛狗两英里(1 英里 =1609 m),并常年在俱乐部打保龄球。既往病史包括高血压(药物控制良好)、短暂缺血性房颤(仅发作一次),之后终身服用华法林抗凝治疗。

入院时患者嗜睡,但唤之睁眼(E3);轻微胡言乱语及语言困难(V4),能完成指令动作(M6),格拉斯哥昏迷指数(GCS)13 分。肢体检查显示右侧旋前肌收缩异常,导致患者步态不稳,有向右侧摔倒的倾向。一般系统检查患有房颤,心率可控,其余正常。

血液化验正常,凝血功能国际标准化比率(INR)为 2.7。鉴于他的年龄和抗凝治疗史,给患者安排了头部 CT 检查,头部平扫 CT 显示左侧慢性硬脑膜下血肿(图 1.1)。

鉴于他的症状、病灶处对应肢体功能障碍和占位效应,建议行血肿清除术。应向患者及其妻子交代手术的风险和获益。联系血液科医生,术前静脉注射维生素 K 10mg,以及 Beriplex(四因子凝血酶原复合浓缩物)1000U(15U/kg[1]),后立即转移到手术室。

在全身麻醉状态下,患者仰卧位,在左肩下垫沙袋,头部垫圈垫高。需要钻两个骨孔(额叶和顶叶)来清除血肿,并使用温盐水冲洗硬膜下腔,直到血水变清。最后使用软的硬膜下引流管经过额部钻孔直接置入硬膜下腔。

术后恢复良好,次日他更加清醒,语言障碍完全消除。术后第二天,拔出引流管,引流袋约有 200mL 液体。开始预防性使用小剂量肝素(伊诺肝素 40mg)。经过两天的治疗,患者出院回家。

复诊安排在出院后 3 个月,关于他驾照的问题,建议其联系交通管理局(DVLA)。鉴于他临床症状改善,没有进行术后影像学检查是可以的。

复诊完成后他很满意并继续自己的爱好。

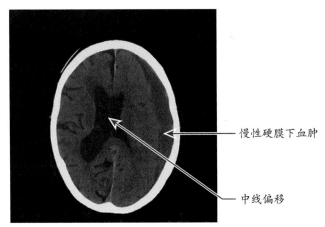

慢性硬膜下血肿

中线偏移

图 1.1   轴位头部 CT 显示 12mm 厚新月形液体覆盖于左侧大脑半球,占位效应使中线向右偏移 6mm。代谢 1 周的血肿密度低于周围脑皮质,因为血液降解成射线更易透过的分子。这些液体并不是硬脑膜的结构组成。

讨论

流行病学和病理生理学

慢性硬膜下血肿是神经外科最常见的疾病之一。普通人群的发病率约为每年 5/100 000[2],与年龄相关。因此,估计随着人口老龄化,慢性硬膜下血肿也会更常见。男性占多数,男女比例约 3∶1[3]。它表现为各种各样的症状(表 1.1),大约 1% 的患者因为严重昏迷入院 [4]。

表 1.1*   最常见的慢性硬脑膜下血肿的临床症状 [3]

症状	发生率
步态异常	57%
精神衰退	35%
肢体无力	35%
急性意识混乱	33%
头痛	18%
嗜睡或昏迷	10%
语言障碍	6%

❝ 专家点评

现在普遍认为,引起硬膜下血肿(SDH)的原因是不紧密附着于硬脑膜边界细胞层的桥静脉破裂,使血液聚集到硬脑膜和蛛网膜之间(图1.2)。由于老年患者大脑萎缩,头部外伤使大脑与硬脑膜之间有较大的位移。桥静脉受到更大程度的拉伸,因此相对较小的头部创伤即可能导致硬膜下血肿。

⭐ 学习要点:硬脑膜的微观结构

硬脑膜由成纤维细胞和大量的胶原蛋白组成。蛛网膜屏障细胞是由基底膜和无数紧密细胞连接构成。硬脑膜边界细胞层由扁平的成纤维细胞构成,这种成纤维细胞没有紧密的细胞连接,没有细胞间胶原蛋白。因此,它是硬脑膜和蛛网膜之间相对宽松的一层。硬膜下腔是一个潜在的空间,能够形成硬脑膜的边界细胞层(图1.2)。

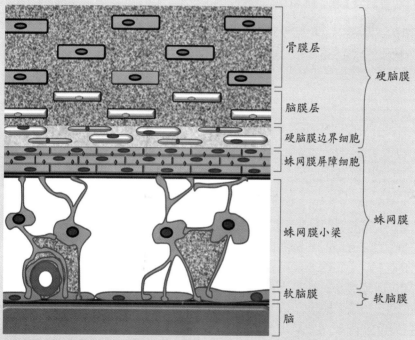

图 1.2* 从硬脑膜到蛛网膜的截面示意图,在慢性硬膜下血肿中边界细胞层有了分离 [5]。

Santarius, T, et al. (2010), 'Working toward rational and evidence-based treatment of cSDH', Clinical Neurosurgery, 57.

---

* 中文简体版的授权不包含标星号的图和表,版权所属机构和个人可与出版社联系。

☑ 理论基础：慢性硬膜下血肿的发病机制

存在于硬膜下腔的血液引起了复杂的炎症级联反应，涉及硬脑膜边界细胞增殖、巨噬细胞迁移、肉芽组织形成和血管的生成[5]。在大多数情况下，这个过程会使血肿吸收，但如果失败，血肿就会增大并且引起相应症状。

慢性硬膜下血肿（CSDH）通常出现在那些急性硬膜下血肿（ASDH）最初因为症状不明显而未就医的患者。很多组织研究了 ASDH 转化成 CSDH 的机制，可能涉及很多复杂的通路导致血肿量增加，进而引起占位效应。传统认为，急性出血的水解产物为更小的分子，能增加血肿的渗透压，因此吸引水分[6]。这个假设在 Markwalder 发表的里程碑式的论文后失效，Markwalder 的论文首次证明了慢性硬膜下血肿的渗透压与血液和脑脊液（CSF）是一样的[7]。

再出血是引起血肿增大的原因之一。有大量的抗凝因子和纤溶因子在硬膜下液体中。在硬膜下液体中发现了高水平的组织纤溶酶原激活剂（tPA），其浓度可以预测复发[8]。血管内皮生长因子（VEGF）也被发现在硬膜下液体中有较高的浓度[9]。VEGF 是前血管生成因子，也能增加毛细血管分叉处的"渗漏"。

频繁复查 CT 影像显示的血肿液混合密度和手术中硬膜下血肿液的混合黏稠度是一致的，这一结论验证了再出血假说。此外，反复盐水冲洗稀释了硬膜下腔的抗凝因子和纤溶因子，这可能是钻孔引流术的主要治疗效果。

手术治疗的适应证和技术

考虑到慢性硬膜下血肿清除相对较低的发病率与死亡率，有临床症状时优先建议手术治疗。非手术治疗只适用在症状很轻和症状极重的两个极端时。一方面，无症状的、占位效应较小的血肿可以保守治疗；另一方面，症状非常严重甚至濒死的患者可提供保守治疗缓解症状。

值得注意的是，清除慢性硬膜下血肿有相当多的手术技术和麻醉技术的问题，允许临床医师根据患者的特点制订治疗方案。在最简单的情况下，如患者心肺功能良好，全身麻醉和钻孔清除血肿是最常见的技术。可以钻一个或者两个孔，尽管没有明确的证据支持[5]，通常认为，在可行的情况下，两个钻孔能更好地清除血肿。全身麻醉似乎更适合患者与外科医师，其能实现更高标准的无菌、硬膜下空气保留、引流位置、伤口闭合等。

在实际情况中，如果不适合全身麻醉，但可以基本配合的患者，可以使用局部麻醉和头皮阻滞。在这种情况下，可以采取手术时间更短的单个钻孔。

另一种手术选择是颅骨钻孔术（TDC）和闭合系统引流。在冠状缝前 1 cm 钻一个小孔，在颞线或者血肿最厚处上方钻另一个孔。尽管发病率和死亡率与钻孔引流相似（除了 TDC 更高的复发率），它可以在局麻状态下在床边执行，提供一个安全的治疗方式，同时降低运行手术室的成本[14]。

❝ 专家点评：一个还是两个钻孔

虽然个别外科医师可能有自己的偏好，但人们普遍认为，两个钻孔可以更彻底地清除和冲洗，这可能与其更好的预后相关[10]。Taussky 等人证明使用两个钻孔可减少复发的概率[11]。相反，Han 等人发现，一个钻孔有 2%（$n = 51$）的复发率，而两个钻孔为 7%（$n = 129$）[12]。关键是，这两项研究都是回顾性的，没有随机化过程或平衡。它们之间明显的差距更可能反映不同的条件和正在治疗患者的差异，而不是所采用的技术方法。

最近的一项系统回顾研究结果发现使用一个钻孔和两个钻孔没有区别[13]，但作为治疗的选择，我们建议使用两个钻孔。一个钻孔可能考虑在慢性硬膜下血肿较局限或者局麻下操作执行。

✛ 临床提示

钻孔的位置应基于 CT 影像，为了尽可能地清除血肿，如果需要，可以转换成开颅手术。

用温的等渗溶液大量冲洗，直到血水变清。一些外科医师使用杰奎斯导管在不同的方向冲洗来帮助完成血肿清除。

过度深入导管到硬膜下腔可能导致出血。使用杰奎斯导管冲洗会大大延长手术的时间，因此对于高危手术患者需要谨慎进行或省略这一步，缩短手术时间是更可取的。

封闭（通常为颅顶骨的）钻孔首先应该用严密的方式使硬膜下腔充满液体，减少颅内积气和复发的风险。

患者的体位很重要，在肩膀下垫沙袋使患者的头部水平，颈部不会承受太大的压力。身材高大的患者可以倾斜手术台，在封闭钻孔前使钻孔在头部的最高点。

使用高速钻可以创建一个正切于额骨的钻孔，使冲洗方向与平行面成一个角度而不是垂直于大脑表面。这是很重要的，尤其是对于颅骨较厚的患者。

最后，开颅手术也是外科医师可以选择的方式。开颅手术一直是该病的治疗选择，直到 1964 年一篇论文的发表，论文中比较了 69 例进行开颅术和钻孔引流术的患者[15]，结果显示钻孔引流术能改善功能预后和降低复发率。这项研究结果在随后的 20 年里被大量的研究结果证实。然而，小骨窗开颅术仍然是有用的，特别是在多个硬膜下膜、固体血肿、复发或清除血肿失败的情况下。现代小骨窗技术可能也有类似钻孔引流的风险和收益，但迄今为止，还没有直接比较两项技术的报道。

> **专家点评：现代慢性硬膜下血肿手术的结果**
>
> 手术治疗有症状的慢性硬膜下血肿可使症状迅速改善，获益的患者超过80%[16]。然而有一组罕见的数字，但却是公认的早期并发症的发病率，包括急性硬膜下血肿、张力性气颅和脑梗死（表1.2）。各种系列的复发率为10%~20%[5,17]，但某些报道为5%~30%。术后癫痫发病率为3%~10%，但是并没有证据支持预防性使用抗癫痫药物[18]。

表1.2* CSDH 引流的颅内并发症问题[32]。在 500 例患者中总的颅内并发症发病率为 4.6%。复发单独考虑

并发症	发病率
急性硬膜下血肿	2.6%
张力性气颅	0.8%
脑梗死	0.4%
颅内出血	0.2%
硬膜外血肿	0.2%
硬膜下积脓	0.2%
头皮伤口感染	0.2%

Mori, K. and Maeda, M. (2001), 'Surgical treatment of chronic subdural hematoma in 500 consecutive cases: clinical characteristics, surgical outcome, complications, and re-currence rate', Neurologia medico-chirurgica, 41 (8), 371-81.

> **学习要点：非手术治疗**
>
> 生化级联反应产生局部的促凝和血管生成状态，增加了抗炎药物如糖皮质激素代替或辅助手术治疗的可能性。类固醇可以抑制 tPA 活性[19] 和 VEGF 在其他组织中的表达[20]。尽管有多项使用类固醇治疗慢性硬膜下血肿的报道[21,22]，但是明显缺乏高质量的临床研究来说明任何治疗效果的问题和使用的基本原理。目前，生化过程的进一步研究，仍是一个很重要的学术问题。

CSDH 中抗凝和抗血小板药物的应用

华法林或其他药物的抗凝与 CSDH 的发生[23] 和复发密切相关。由于这些药物在老年心血管病患者中广泛使用，经常遇到 CSDH 患者需要抗凝治疗，因此对抗凝治疗应有充分的理解和有效的管理。

华法林在肝脏阻滞维生素 K 依赖的凝血因子 II、VII、IX 和 X，进而阻滞了外源凝血级联反应，从而延长了凝血酶原时间（PT）和提高了 INR。抗凝治疗的期望程度取决于潜在的血栓栓塞风险。

扭转华法林抗凝作用的原理是恢复正常的凝血因子浓度，大致可以从两个方面实现。首先是直接输入凝血因子，剂量与体重和抗凝程度相

关。第一个方法快速,但昂贵,而且效果短暂(表1.3)。第二个方法是肠内或静脉补充维生素 K,使肝脏重新合成维生素 K 依赖性凝血因子。这个过程需要几个小时到几天时间。通过使用血液制品和维生素 K,正常的凝血功能能够逐渐恢复。在围术期和术后采取这种方法,可以安全地完成手术治疗。

表1.3　健康受试者的商业化凝血酶原复合物的药代动力学

成分	半衰期中位数(h)	范围(h)
因子 II	60	25~135
因子 VII	4	2~9
因子 IX	17	10~127
因子 X	31	17~44
蛋白 C	47	9~122
蛋白 S	49	33~83

Source data from: www.medicines.org.uk

对于房颤,缺乏抗凝治疗的患者血栓栓塞的风险是每年 2.03%,使用华法林的患者可降到 1.15% [24]。目标 INR 是 2.5 (2.0~3.0)。相比之下,人工心脏瓣膜的风险可能高达 22%[25],相应的,目标 INR 更高,达 3.5 (3.0~4.0)。毫无疑问,抗凝治疗增加了慢性硬膜下血肿的风险 [5, 16],但是还缺乏明确的数据来评估重新开始抗凝的风险及时机。最近 Chari 等人进行的一项系统性回顾研究,总结了相关经验 [26]。

> **" 专家点评**
>
> 抗血小板药物,如阿司匹林、氯吡格雷和双嘧达莫是在 CSDH 的治疗中另一个需要慎重考虑的问题 [16]。有明确的证据表明,它们促进 CSDH 的发生,但对复发的影响尚不明确。另外,没有研究明确颅内手术围术期使用阿司匹林对出血的影响。但最近的一项调查显示,神经外科医师更愿意在一个可选择的操作前,基本是术前 7 天,终止它的使用 [27]。在此基础上,得出两个适用性原则。首先,在诊断为 CSDH 后应该停止使用抗血小板药物,无论患者是否决定准备手术。其次,如果神经状态是稳定的,可以考虑推迟手术。实际情况下,如果患者需要尽早做手术,我们更倾向于在手术之前输入血小板,甚至可能在术后的前几天也需要进一步输入。

硬膜下引流的使用

手术清除血肿可减少压力和(或)占位效应,允许大脑逐渐膨胀和填充被血肿占有的空间。使用冲洗液填充空间减少了空间内的空气。经由

> **" 专家点评**
>
> 在血肿清除之后决定是否继续进行抗凝治疗更具有挑战性。应进行多学科的讨论,包括神经外科医师、全科医师甚至心血管医师,考虑抗凝患者的临床状态和适应证后决定是否用药。至关重要的是,需要患者理解使用和终止抗凝治疗的利弊。

引流管引流促进了脑膨胀。引流管作为从颅内腔隙引出液体的阀门，它的作用力主要来自大脑膨胀后的收缩作用和引流管的虹吸作用。当空气积聚在硬膜下腔，虹吸作用尤其减弱。硬膜下腔空气的量与复发相关[28-30]。

硬膜下引流管允许在外科手术后继续引流。由于持续引流可以降低因脑膨胀不足而导致 CSDH 复发的风险，因此认为在 48 小时之内留置引流管，平衡了其导致感染的风险。有一级证据表明，持续引流可以降低复发率和 6 个月内死亡率，同时提高患者功能状态[3]。

✚ 临床提示：插入硬膜下引流管

引流管的位置应该经由额部钻孔并正对前方，因为在这一区域血肿存在时间最长。前额部钻孔引流的位置与低复发率相关[31]。很重要的是，引流管要正切颅骨，以免无意间插入脑实质导致颅内出血。使用高速钻磨钻孔而不选用射孔器有助于你实现这一目标。当无法使用专用的硬膜下引流管时，我们应该使用最软最灵活的引流管。

在手术后和回到病房后要经常检查引流管是否通畅。引流袋应该固定位置，这是很重要的，同时要确保护理人员清楚持续护理引流管的重要性。

专家总结

随着更多的患者生存到 90 岁，甚至 100 岁，不仅 CSDH 的发病率持续上升，外科医师也需要面对更多更复杂的治疗并发症，尤其是抗凝治疗问题更显著。进一步的研究方向，应该建立一个基于循证医学的指南，来指导 CSDH 手术后继续抗凝和抗血小板治疗。外科手术仍是 CSDH 的主要治疗手段，但我们也需要理解各种手术技术的基本原理，明确各种手术方法的适应证，尤其是开颅术和颅骨钻孔术。

点评专家：Thomas Santarius，Peter J. Hutchinson

译者：崔启韬

参考文献

1. Evans G, Luddington R, Baglin T. Beriplex P/N reverses severe warfarin-induced overanticoagulation immediately and completely in patients presenting with major bleeding. Br J Haematol 2001; 115(4): 998–1001.

2. Santarius T, Hutchinson PJ. Chronic subdural haematoma: time to rationalize treatment? Br J Neurosurg 2004; 18(4): 328–32.

3. Santarius T, Kirkpatrick PJ, Ganesan D, et al. Use of drains versus no drains after burr-

hole evacuation of chronic subdural haematoma—a randomised controlled trial. Lancet 2009; 374(9695): 1067–73.

4. George J, Bleasdale S, Singleton SJ.Causes and prognosis of delirium in elderly patients admitted to a DGH. Age Ageing 1997; 26: 423–7.

5. Santarius T, Kirkpatrick PJ, Kolias AG, et al. Working toward rational and evidence-based treatment of chronic subdural hematoma. Clin Neurosurg 2010; 57: 112–22.

6. Zollinger R, Gross RE. Traumatic subdural hematoma, an explanation of the late onset of pressure symptoms. JAMA 1934; 103: 245–9.

7. Markwalder TM, Steinsiepe KF, Rohner M, et al. The course of chronic subdural hema-tomas after burr-hole craniostomy and closed-system drainage. J Neurosurg 1981; 55(3): 390–6.

8. Katano H, Kamiya K, Mase M, et al. Tissue plasminogen activator in chronic subdural hematomas as a predictor of recurrence. J Neurosurg 2006; 104(1): 79–84.

9. Hohenstein A, Erber R, Schilling L, et al. Increased mRNA expression of VEGF within the hematoma and imbalance of angiopoietin-1 and -2 mRNA within the neomembranes of chronic subdural hematoma. J Neurotrauma 2005; 22(5): 518–28.

10. Matsumoto K, Akagi K, Abekura M, et al. Recurrence factors for chronic subdural hema-tomas after burr-hole craniostomy and closed system drainage. Neurol Res 1999; 21(3): 277–80.

11. Taussky P, Fandino J, Landolt H. Number of burr holes as independent predictor of postoperative recurrence in chronic subdural haematoma. Br J Neurosurg 2008; 22(2): 279–82.

12. Han, H. J., Park CW, Kim EY, et al. One vs. two burr hole craniostomy in surgical treat-ment of chronic subdural hematoma. J Korean Neurosurg Soc 2009; 46(2): 87–92.

13. Smith, M.D., Kishikova, L., & Norris, J.M., Surgical management of chronic subdural haematoma: one hole or two? Int J Surg (London, England), 2012; 10(9): 450–2.

14. Chari, A., Kolias, A.G., Santarius T, et al., 2014b Twist-drill craniostomy with hollow screws for evacuation of chronic subdural hematoma. J Neurosurg 2014; 121: 176–83.

15. Svien SJ, Gelety JE. On the surgical management of encapsulated chronic subdural hematoma: a comparison of the results of membranectomy and simple evacuation. J Neurosurg 1964; 21: 172–7.

16. Ducruet AF, Grobelny BT, Zacharia BE, et al. The surgical management of chronic sub-dural hematoma. Neurosurg Rev 2012; 35(2): 155–69; discussion 169.

17. Weigel R, Schmiedek P, Krauss JK. Outcome of contemporary surgery for chronic subdural haematoma: evidence based review. J Neurol Neurosurg Psychiat 2003; 74(7): 937–43.

18. Ratilal B, Costa J, Sampaio C. Anticonvulsants for preventing seizures in patients with chronic subdural haematoma. Cochrane Database Syst Rev 2005 Jul 20;(3): CD004893.

19. Coleman PL, Patel PD, Cwikel BJ, et al. Characterization of the dexamethasone-induced inhibitor of plasminogen activator in HTC hepatoma cells. J Biol Chem 1986; 261(9): 4352–7.

20. Gao T, Lin Z, Jin X. Hydrocortisone suppression of the expression of VEGF may relate to toll-like receptor (TLR) 2 and 4. Curr Eye Res 2009; 34(9): 777–84.

21. Delgado-Lopez PD, Martín-Velasco V, Castilla-Díez JM, et al. Dexamethasone treatment in chronic subdural haematoma. Neurocirugia (Astur) 2009; 20(4): 346–59.

22. Berghauser Pont LME, et al., Clinical factors associated with outcome in chronic sub-dural hematoma: a retrospective cohort study of patients on preoperative corticosteroid therapy. Neurosurgery 2012; 70(4): 873–80; discussion 880.

23. Robinson RG. Chronic subdural hematoma: surgical management in 133 patients. J Neurosurg 1984; 61(2): 263–8.

24. Go AS, Hylek EM, Chang Y, et al. Anticoagulation therapy for stroke prevention in atrial fibrillation: how well do randomized trials translate into clinical practice? JAMA 2003; 290(20): 2685–92.

25. Liebermann A, Hass W, Pinto R. Intracranial hemorrhage and infarction in anticoagu-lated patients with prosthetic heart valves. Stroke 1978; 9: 18–24.

26. Chari, A., Clemente Morgado, T., & Rigamonti, D., Recommencement of anticoagulation in chronic subdural haematoma: a systematic review and meta-analysis. Br J Neurosurg

2014; 28(1): 2–7.

27. Korinth MC. Low-dose aspirin before intracranial surgery—results of a survey among neurosurgeons in Germany. Acta Neurochir 2006; 148(11): 1189–96; discussion 1196.

28. Shiomi, N., Sasajima, H., & Mineura, K., [Relationship of postoperative residual air and recurrence in chronic subdural hematoma]. No shinkei geka. Neurolog Surg 2001; 29(1): 39–44.

29. Nakajima H, Yasui T, Nishikawa M, et al. The role of postoperative patient posture in the recurrence of chronic subdural hematoma: a prospective randomized trial. Surg Neurol 2002; 58(6): 385–7; discussion 387.

30. Ohba, S., Kinoshita Y, Nakagawa T, et al., 2013. The risk factors for recurrence of chronic subdural hematoma. Neurosurg Rev 2013; 36(1): 145–9; discussion 149–50.

31. Nakaguchi H, Tanishima T, Yoshimasu N. Relationship between drainage catheter location and postoperative recurrence of chronic subdural hematoma after burr-hole irrigation and closed-system drainage. J Neurosurg 2000; 93(5): 791–5.

32. Mori K, Maeda M. Surgical treatment of chronic subdural hematoma in 500 consecutive cases: clinical characteristics, surgical outcome, complications, and recurrence rate. Neurol medico-chir 2001; 41(8): 371–81.

2 多形性胶质母细胞瘤

Mohammed Awad

病史

59岁,男性,右利手,有高血压和短暂性脑缺血发作(TIA)病史,他向全科医师描述了右臂间歇性麻木的症状,且症状逐渐加重,已持续3周。1周后出现语言困难,于门诊行头部CT检查。检查发现患者意识正常,但有轻微语言障碍。另外发现他有轻微的椎体缺陷[医学研究委员会(MRC)4/5]和右臂的感觉障碍。

> ☆ **学习要点:语言障碍**
>
> 语言障碍有几个亚型,大致可分为三种:表达型语言障碍、理解型语言障碍和混合型语言障碍。**表达型语言障碍**又称运动性语言障碍,指有意识但难以用语言表达,包括讲话开始、正确的语法顺序、适当的词语和清晰度。患者可以完全理解告诉他们的是什么,可以完全遵循命令,但说话语速很慢,费力,且只能说较短的词语。**理解型语言障碍**本质上是与表达型语言障碍相反的,患者说话看起来很流利且表达清晰,但未必有意义并且患者没有意识到自己的错误。他们发现很难理解口头语言或词汇之间的关系,因此完成口头指令很困难。韦尼克言语障碍症是最常见的理解型语言障碍。**传导语言障碍**,也称为关联言语障碍症,相对少见,只占语言障碍的10%。其由于弓状纤维束受损所致,本质上断开了布罗卡区和韦尼克区,导致重复困难。患者在这种条件下无法描述人或事物。**混合型语言障碍**由于三个区域受损,包括布罗卡区、弓状纤维束和韦尼克,从而导致整体的语言功能障碍。

> ☆ **学习要点:半球优势和语言**
>
> 语言功能,如词汇、语法和语义是优势半球管理。右利手的人,优势半球为左半球,占人口的90%~95%。左利手,左侧半球仍为优势半球的人占63%~71%。语言的主要领域是额后下回的布罗卡区和颞上回的韦尼克区。它们由白质束连接,称为弓状纤维束。

头部CT扫描显示左颞顶部低密度区域及占位效应周围环状增强和水肿(图2.1)。增强MRI扫描证实左颞顶内存在占位性病变,病变在T2加权像上是混合信号,但主要是等信号和高信号(图2.2)。FLAIR像显示病变周围水肿,沿着白质方向向病灶周围扩散。T1对比增强扫描,病灶表现为外周的增强和中心非增强(图2.3)。

针对病灶周围的水肿和占位效应可使用地塞米松,同时使用质子泵抑制剂来保护胃部。

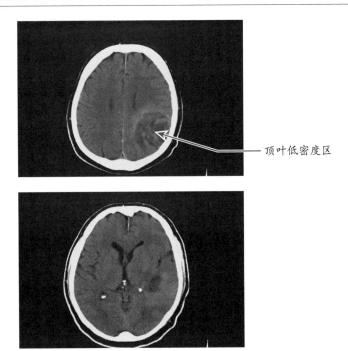

顶叶低密度区

图2.1   轴位 CT 扫描图像显示后颞顶部的低密度占位性病变,对造影剂的吸收有异质性。

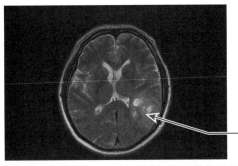

混合性信号衰减区,脑室后角消失

图2.2   轴位 T2 加权 MRI 显示在语言区附近等信号及高信号的占位性病变。

> ⭐ **学习要点:血管源性水肿和地塞米松**
>
> 　　血管源性水肿发生在肿瘤和血脑屏障破坏导致的炎症周围。这会导致大量蛋白质通过渗透作用从血管内进入细胞外间隙并伴有水分子的跟随,在正常情况下,这些蛋白质不会通过紧密连接,但是肿瘤的存在会破坏这些紧密连接。糖皮质激素在肿瘤周围确切的作用机制尚不清楚,但普遍认为地塞米松可以减少肿瘤周围的炎症反应,因此,可恢复血脑屏障的正常离子浓度。尽管糖皮质激素会降低肿瘤本身的血管通透性,它仍被认为可以通过使水分子远离肿瘤而减轻水肿[1]。血管内皮生长因子抑制剂,如贝伐单抗(可代替类固醇),也有报道称其能有效减少血管通透性,从而应用于临床脑肿瘤水肿[2]。

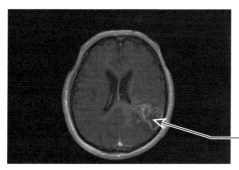

肿瘤周边不均匀增强

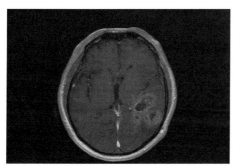

图 2.3　T1 加权钆增强影像显示病变内部和周围的不均匀增强。

> ❝ **专家点评：多学科合作组的功能**
>
> 　　神经肿瘤学多学科合作组（MDT）汇集了所有必要的临床专业知识来优化脑瘤患者的护理。这个框架指导由国家卫生临床规范研究所（NICE）通过其改良的治疗指南（IOG）方针来实施。NICE 是英国国民健康服务（NHS）体系的一种特殊卫生机构。NICE 在三个领域发布方针：在 NHS 中使用医疗技术（如使用新的和现有的药品、治疗和程序），进行临床实践（适当地指导具有特殊疾病的患者的治疗与护理），以及指导公共部门完成促进健康和避免疾病的工作。MDT 的成员包括神经肿瘤医师（神经外科医师、临床肿瘤医师）、神经放射学医师、神经病理学医师、精神病学医师和心理学医师、临床护理专家、物理治疗师、职业治疗师和临床试验协调员。该团队可以处理所有的神经肿瘤学患者，并基于治疗指南进一步诊断和管理患者。同时根据循证医学和 NICE 的指南安排当前的最佳治疗计划，还应对符合条件的患者提供进入临床试验的机会。在不确定的情况下或治疗获益的证据尚不清楚时，MDT 可以进一步调查或者评估临床效果。现在认为，患者是诊疗过程中的核心元素，通常由特定的神经肿瘤中心来确诊，同时安排住院患者护理和门诊随访。MDT 的总体目标是加快和改善患者状态，最终取得更好的预后和生存。现在，英国已经强制性使用 MDT 中心通路来管理神经肿瘤患者。

　　患者的症状在使用地塞米松 3 天后消失，在神经肿瘤学 MDT 会议上对此病例进行了讨论。患者在卡氏行为评分中得分很高（90/100），同时与患者讨论治疗选择（对比了手术治疗加辅助治疗与不治疗的风险与收益）后，决定继续开颅切除肿瘤，随后根据病理结果辅助治疗。

✪ **学习要点：卡氏评分**

　　卡氏行为状态评分是用来确定患者是否能耐受所选治疗，以及能够从标准治疗中受益多少，或者他们是否应该进行姑息治疗。它也作为衡量生活质量的标准。卡氏评分从 100 到 0，100 是完全健康的，而 0 指死亡。这个评分系统是以 David A. Karnofsky 博士的名字命名的，在 1949 年由 Joseph H. Burchenal 博士描述，今天仍然被使用着。

　　通过磁共振（MR）的影像指导和术中三维超声检查（Sonowand™）的帮助，患者进行了开颅手术，并切除了肿瘤。术后再次出现轻微的语言障碍，但这一问题在术后一周得到解决。术后 CT 扫描显示肿瘤切除良好（图 2.4）。

✚ **临床提示：术中 MR 影像指导和超声辅助**

　　Sonowand™ 是术中超声导航系统。术前将磁共振成像（MRI）或 CT 图像上传，与患者信息匹配，用于皮瓣的规划和导航。Sonowand™ 的优势是能够更新所使用的"路线图"，随着手术的进行提供一个三维超声图像，它提供了实时的图像，解决了脑"漂移"问题，有助于显示周围的血管。作者认为这是一个很好的可视化手术手段，可以帮助更广泛、更安全地切除肿瘤。

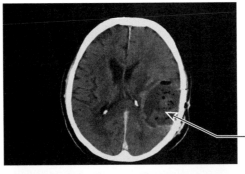

术后在开颅手术区域下的肿瘤腔可见低密度气泡影

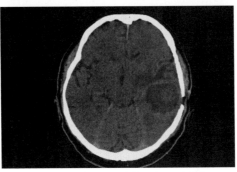

图 2.4 术后轴位 CT 扫描显示肿瘤手术切除良好。

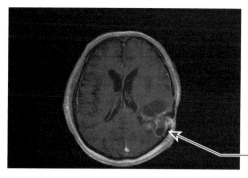

增强磁共振成像显示肿瘤复发并向开颅手术区域扩展

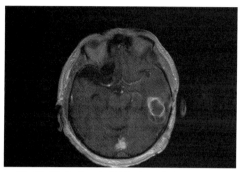

图 2.5　肿瘤切除术后 1 年钆增强 T1 加权磁共振成像显示肿瘤在原位复发。

术后，患者接受了标准剂量的体外放射治疗（每天 2 Gy，6 周共 60 Gy）。这是一个经典的方案，每 2 Gy 大约需要 3 分钟，同时还给予了 6 个月的替莫唑胺化疗。这是目前英国针对多形性胶质母细胞瘤（GBM）的第一线化疗药物。根据肿瘤分级、卡氏评分、接受治疗的反应和遗传标记研究等结果，给予患者 6~12 个月化疗。在该病例，术后 6 个月磁共振成像扫描显示肿瘤没有进展，但是 12 个月随访扫描显示肿瘤复发（图 2.5）。

讨论

GBM 是最常见的原发性恶性脑肿瘤。在英国，发生率是每年 2~3/100 000，约占所有原发性颅内肿瘤的 20%。GBM 来源于神经胶质细胞，被认为是原发性 GBM 或者继发于低级别星形细胞瘤的恶性进展（见病例 21）。男性多发，原因不明 [3]。

★ 学习要点：胶质母细胞瘤出现症状的时间

★ 学习要点：胶质母细胞瘤出现症状的时间

在最初时期，星形细胞瘤的肿瘤细胞可以在不影响神经功能的情况下扩散至脑皮层。然而，当肿瘤细胞破坏和隔离邻近的神经细胞时，患者会产生神经症状。正因如此，胶质母细胞瘤的患者出现症状时肿瘤已经很大了。当然，功能区胶质瘤的患者出现症状会相对早一些。

★ 学习要点：WHO 星形细胞瘤 Ⅰ ~ Ⅳ 级分级

Ⅰ级的肿瘤细胞增殖潜能比较低，单纯的手术治疗就可能治愈。Ⅱ级的肿瘤尽管增殖活性比较低，但一般为浸润性生长，通常术后可能复发。大部分Ⅱ级的肿瘤在反复复发的过程中可以转变为高级别肿瘤。WHO 将仅具有细胞异型性的广泛浸润的星状细胞瘤归为Ⅱ级（弥漫性星形细胞瘤）。WHO Ⅲ级的肿瘤（间变性星形细胞瘤）病理可见恶性肿瘤的组织学表现，可见异型性的细胞核和有丝分裂的活性增强。最后，WHO Ⅳ级的肿瘤可见细胞恶性变性，有丝分裂加强，瘤内可见血管增生和坏死区，这类肿瘤生长迅速，患者预后差。Ⅳ级的肿瘤向周边组织广泛浸润，有时可见全脑全脊髓播散。

GBM 通常导致神经功能缺失、癫痫发作、颅内压（ICP）升高等表现。30%~50% 的患者会出现非特异性头痛，这可能是颅内压升高的症状。30%~60% 的患者会出现癫痫发作，单纯的局灶发作或者广泛的大发作取决于病灶位置。40%~60% 的患者表现有局部神经功能缺失，20%~40% 的患者有精神状态改变。肿瘤的位置通常可提示相应的神经功能缺失和症状出现的时间，当肿瘤接近语言区时，症状出现会较早。

高级别肿瘤在 CT 和 MRI 上表现各异。这取决于肿瘤周围是否出现低级别肿瘤区域、可能的钙化、肿瘤的生长速率、坏死程度和是否出血。

CT 扫描通常显示为一个低密度占位区域，而且在注射对比剂后，通常会显示周围环状增强，被水肿包围。占位可能是很小的、局部的，但可能严重到足以引起中线移位和脑室压缩，甚至会导致脑积水。

在 MRI 上，高级别的病灶在 T1 加权像显示为低信号区域伴环状强化，通常是不规则形，增强明显。在 T2 像上通常显示为异构的占位，周围广泛水肿，主要在白质。液体衰减反转恢复（FLAIR）序列显示水肿范围更广。然而，区分水肿和肿瘤浸润是很困难的，两者在 FLAIR 序列都是高信号的。环状强化的鉴别诊断包括转移、脓肿、寄生虫感染。其他的图像序列，例如表观扩散系数（ADC）和梯度回波，结合临床病史可能有助于区分。MR 波谱学也有辅助效果。

★ 学习要点：多形性胶质母细胞瘤的磁共振波谱学

MR 波谱学提供了额外的信息来帮助诊断。胶质母细胞瘤通常表现为高水平的胆碱、乳酸和脂质，以及低水平的 N-乙酰天冬氨酸（NAA）和肌酸。一般来说，越恶性的病变，胆碱肌酸峰值比率越高，乳酸峰值增加，NAA 峰值降低。采样胶质母细胞瘤的典型图如图 2.6 所示。

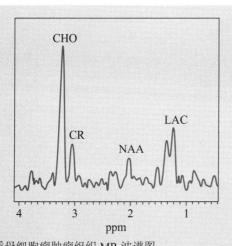

图 2.6　典型胶质母细胞瘤肿瘤组织 MR 波谱图。
CHO,胆碱;CR,肌酸; NAA , N- 乙酰天冬氨酸; LAC,乳酸;ppm,百万分之一。

> **❝ 专家点评 : 多形性胶质母细胞瘤的成像**
>
> 　　当对胶质瘤(包括胶质母细胞瘤)进行成像时,我们需要结构性 MRI,即包含 TI 加权像的一系列图像,伴或不伴对比增强,以确定肿瘤的扩增。我们也需要一个作为标准的 T2 加权像,包括 T2 FLAIR 像,来确定肿瘤的范围和周围水肿的程度。从本质上讲,必须可以评估肿瘤的位置和恶性程度。由此我可以评估其占位效应及浸润扩散的程度。最后,我们知道,彻底切除肿瘤加辅助治疗可以改善患者的预后,但这必须权衡神经损伤发生率,否则可能会恶化患者预后。某些情况下,肿瘤看似可以切除,但是其可能接近语言区或神经纤维束,我们需要功能性 MRI 和(或)纤维束成像来确定。大多数肿瘤,特别是低级别胶质瘤,如果我们随访了肿瘤很长时间,需要根据生理学波谱扫描和脑血管分布图,建立 MRI 的生物标志数据库。同样,所有需要手术治疗的胶质瘤患者,都需要完善薄层扫描来实现神经导航的标准技术。为了精确导航,我们在系统中整合了尽可能多的信息。此外,我们的首选辅助技术为术前、术中三维超声图像数据,以提供相似的信息,优化 MRI 结果,考虑切除和脑移位问题。除了术中成像,在语言区皮层附近手术时,清醒开颅术和皮层映射也是可以避免术后出现功能缺失的办法。

　　胶质母细胞瘤是由低分化星形胶质细胞瘤组成。通过坏死和血管内皮增生可鉴别胶质母细胞瘤与 WHO 的Ⅲ级星形细胞瘤。它们通常都在脑白质形成。在成人中,胶质母细胞瘤常发生在幕上大脑半球,但是在儿童中,其主要发生位置是脑干。大约一半以上的幕上肿瘤占据多个脑叶或双侧脑叶,经典的"蝴蝶外观"(图 2.7)标志着肿瘤生长在胼胝体上。Ⅲ级和Ⅳ级肿瘤最常见于新发肿瘤或者由较低级别的星形细胞瘤转变而来(少于 10%)。这些继发 GBM 通常在年龄较年轻组更常见(继发 GBM 平均年龄为 45 岁,原发 GBM 平均年龄为 62 岁)[4]。高级别胶质瘤通过脑脊液(CSF)传播到颅内远处或脊髓中的情况很少见。这可导致脑膜神经胶质

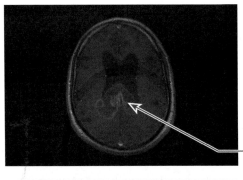

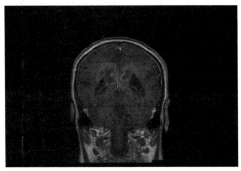

增强扫描显示肿瘤跨越中线，侵犯胼胝体部，成"蝴蝶状胶质瘤"

图2.7 T1加权钆增强MRI。轴位和冠状位显示经典胼胝体胶质瘤表现"蝴蝶"外观。

过多，甚至影响脑脊液，导致较高的蛋白质含量。

高级别神经胶质瘤总是难以治疗的，由于肿瘤弥漫性浸润周围脑组织，致使手术切除不完全，缺乏标准的放射治疗，以及缺乏有效的化疗，所以目前仍是不治之症。最终采用姑息治疗，目的在于增加生存时间和提高生活质量。

治疗的选择是：

● 纯粹的保守和支持治疗（姑息治疗）。
● 放疗合并或不合并化疗。
● 手术合并或不合并放疗和（或）化疗。

手术的目的是取得病理组织来明确诊断，或减少肿瘤体积，减少占位效应，或通过减小肿瘤负荷来获得最佳的辅助治疗时机。

临床研究表明，扩大范围的彻底切除肿瘤可以明显延长患者生存期，因此，如果患者状态十分合适，趋向于彻底切除高级别胶质瘤并辅助放化疗。

☆ 学习要点：切除的程度

　　一篇关于 416 名患者的多变量分析的标志性论文，评估了恶性胶质瘤切除范围与患者生存期的关系[5]。结论是，切除肿瘤体积 98% 或者更多有重要的生存优势（中位生存期为 13 个月），相比之下，切除不到 98% 的生存期为 8.8 个月。许多其他研究也得出了类似的结论。Stummer 等人 [6] 通过 5-ALA 荧光技术辅助来观察胶质瘤的切除范围。这是一项包含 270 名患者的随机研究，其中一半通过荧光 5-ALA 进行手术切除，剩余的一半在白光下完成手术切除。他们发现，对比术前的增强磁共振成像，65% 的 5-ALA 患者达到完全切除，而白光下只有36% 的患者实现了完全切除。他们还发现，41% 的 5-ALA 下切除的患者达到了 6 个月的无进展生存期，而对照组只有 21% 的患者达到了 6 个月的无进展生存期。Vuorinen 等 [7] 通过对比进行开颅术手术切除治疗的 GBM 患者和进行活检的 GBM 患者，发现前者有大于 2 个月的生存优势。他们还得出结论，在年龄更大、卡氏评分低、不适合其他辅助治疗的患者中，开颅切除肿瘤组比活检组更具有生存优势。一项对 1997 到 2009 年间新诊断的 500 例胶质母细胞瘤患者经手术治疗的研究表明，对于复发胶质母细胞瘤，再次开颅手术切除的程度可预测整体生存率。他们得出的结论是，即使第一次切除不理想，再次开颅手术也应该尽可能地完整切除肿瘤，这将显著提高生存收益。

✚ 临床提示：最大化切除和最小的神经功能缺失

　　听从 Lacroix 等人 [5] 的建议，证据表明，尝试彻底切除肿瘤（大于 98%）将大大增加寿命。然而，这个不应该以牺牲生活质量为代价。为了避免或减少大脑功能和血管的损失，我们应该使用适合的图像来进行引导，例如，术中超声的使用或 MRI，这将实现更大的切除，同时保证在肿瘤组织内操作，而不超出语言区。在术中超声（Sonowand™）使用"血管模式"也使血管可视化，来帮助保持其完整性，从而有可能减少术后功能缺失。Stummer 等人 [8] 也证明了在高级别胶质瘤手术中使用 5-ALA 显微镜，可以极大地帮助外科医师可视化异常组织，从而进行广泛切除。考虑到这些肿瘤目前都无法治愈，恶性胶质瘤手术的关键是不要因追求完整切除而留下永久性功能缺失。许多外科医师通过术中病理（涂片、冰冻切片）来确定诊断，从而决定切除程度。

❝ 专家点评：腔内化疗

　　Gliadel® 晶片代表了另一种恶性胶质瘤的化疗方法。Gliadel® 晶片包含卡莫司汀®，药物释放期为 2~3 周，Gliadel® 晶片放置在切除肿瘤的表面。一项有关复发恶性胶质瘤的随机对照试验（RCT）对比了 Gliadel® 与安慰剂的疗效，在原来的分析中没有看到明显的优势，然而在调整预后因素以后，经 Gliadel® 治疗的 GBM 患者显现出生存优势。这表明在可切除的复发恶性神经胶质瘤患者中，Gliadel® 可能会增加总体生存期。虽然患者通常预后很差，但没有重大不良事件同时可以延长患者生命的任何治疗都应被视为一种选择。然而，由于事先没有确定亚组，GBM 患者的亚组分析结果的解释应特别谨慎。

最近强有力的证据是两项有关新诊断的恶性胶质瘤患者的随机对照试验，对比了 Gliadel® 与安慰剂的疗效。在迄今为止最大的一项随机对照试验中，结果显示与安慰剂相对比，接受 Gliadel® 治疗的新诊断的恶性神经胶质瘤患者，两个月的中位生存期有改善 ($P = 0.017$)。此外对生存曲线的分析表明，接受 Gliadel® 的患者，其死亡率的风险显著降低了 27%($P = 0.018$)。在 GBM 患者中，没有检测到 Gliadel® 治疗的生存优势，但该试验没有设计对组织学亚组的比较。因为另一项随机试验的研究人员无法获得足够的 Gliadel®，试验只包括 32 例新诊断的恶性神经胶质瘤患者，而不是预期的 100 例患者。虽然报道 Gliadel® 在整个患者人群和 GBM 患者中有生存优势，但基于患者数量少，还没有达成结论。这两项研究报道在治疗组和对照组有相似的不良事件。Gliadel® 最常见的不良事件是半身不遂、抽搐、意识不清和脑水肿。安慰剂组最常见的不良事件是抽搐、意识不清、脑水肿和失语症。Gliadel® 组有更多的患者在韦氏比重试验中表现出颅内高压。因为没有一项试验包含与全身治疗的对比，与间质化疗晶片相关的不良事件发生率和全身化疗的期望率质检的可能对比性还不清楚。考虑到这一最大的试验证明了 Gliadel® 治疗的生存优势，Gliadel® 可能在新诊断的可切除的恶性神经胶质瘤患者中被视为一种可选择的治疗手段。然而，可能受益于 Gliadel® 确切的患者人群 (基于年龄、组织学、身体状况等) 还不清楚，需要进一步的调查。此外，没有比较间质化疗和全身化疗的疗效差异，临床医师应寻找全身化疗疗效的最新证据，造福新确诊的恶性神经胶质瘤的患者。

作为这些研究的结果，卡莫司汀 ® 晶片 (Gliadel®) 被 NICE 推荐使用于满足以下标准的患者：

- 术前 MRI 提示新诊断的高级别胶质瘤（HGG）。
- 经过神经肿瘤 MDT 术前讨论。
- 由神经外科肿瘤专家实施手术切除。
- 90% 以上的肿瘤需手术切除。
- 术中病理证实为 HGG。
- 脑室未广泛开放。

最近英国国家审计已经发表声明，脑肿瘤外科医师在符合条件的患者中并不考虑使用晶片。我相信大多数外科医师都担心潜在的并发症，如脑水肿、伤口愈合和感染，也许还包括在一段时间内削减医疗开支。

尽管在过去 10 年，手术的方法和化疗药物都已经改进了，但高级别肿瘤的预后仍旧很差。不进行任何治疗的平均生存期为 3~6 个月，但是进行积极的手术、放疗和化疗治疗，通常可以将平均生存期延长至 1~2 年 [9]。老年患者和神经功能缺损的患者预后更差。相反，年轻的患者（50 岁以下）、初始卡氏评分 > 70 分较好的患者，以及那些外科切除 > 98% 的患者将有更好的预后 [5]。

GBM 患者通常死于继发颅内压升高或严重神经恶化导致机会性感染或血栓栓塞。

有几个分子标记可以预测神经胶质肿瘤的预后。1p/19q 缺失表明少突神经胶质瘤对治疗的反应较好且生存期长。甲基鸟嘌呤甲基转移酶

（MGMT）启动子甲基化被认为细胞更容易受到烷基化疗的攻击,标志着烷化剂治疗效果好。Hegi 等人[10] 在一项随机试验中,对单独放射治疗和放射治疗辅以替莫唑胺治疗进行了比较,研究肿瘤中 MGMT 沉默与患者生存期之间的关系。他们得出的结论是,对胶质母细胞瘤患者,那些 MGMT 启动子甲基化阳性的患者在替莫唑胺治疗中受益,而那些 MGMT 启动子甲基化阴性的患者并没有受益。他们的研究成果在肿瘤临床中有显著意义。最近发现 40% 的神经胶质瘤患者 *IDH1* 基因突变并与肿瘤级别具有负相关性。*IDH1* 突变是一个强大和独立的生存预测指标[11]。这些都是患者 DNA 固有的特征,当前还不能被外部操作修改。

长期生存是可能的,但这些肿瘤通常会再次出现,经常在原发位置 3 cm 以内出现肿瘤,而且其中 10%~20% 的患者可能在远处发现新病灶（成为多发 GBM）。进一步的根治手术,以及辅助放射治疗和（或）合适的化疗可能继续延长生命,但这种治疗需要评估实际的收益,当然患者的生活质量也必须考虑。

专家总结

很明显,恶性神经胶质瘤患者的预后仍然很差,中位生存期仅为 12~14 个月。过去几十年使用全身化疗与手术切除和放疗的方法只略微延长了中位生存期。一些特殊病例的生存期比中位生存期更长或更短,不过当前的治疗似乎使 3 年生存率有所增加。结果告诉我们,这些肿瘤在遗传学和对治疗的反应上是异质的。实验室研究不但有异常的基因,而且有正常基因表达的异常控制,这些都是非常重要的。我们发现,越来越多的通路与生物学行为和预后相关。问题是肿瘤与肿瘤之间细胞的靶向不同,这就是为什么我相信未来的 GBM 治疗将更加倾向于个体化治疗。这将反映在手术趋势上,使用改善的肿瘤识别技术,如荧光标记技术和术中成像技术。随着研究更加广泛,物理治疗的应用将越来越多,如粒子束和其他形式的电磁能量,以及纳米技术可提供有针对性的治疗。该方法能有效对抗所有细胞类型,而不是针对耐药群体。目前研究肿瘤免疫学和新陈代谢来治疗肿瘤的兴趣又复苏了。未来还有许多挑战,但也有更多的可能性!

点评专家:Kevin O'Neill

译者:崔启韬

参考文献

1. Molnar P, Lapin GD, Groothuis DR. The effects of dexamethasone on experimental brain tumors: I. Transcapillary transport and blood flow in RG-2 rat gliomas. Neuro Oncol 1995; 25(1): 19-28.

2. Gerstner ER, Duda DG, di Tomaso E, et al. VEGF inhibitors in the treatment of cerebral edema in patients with brain cancer. Nat Rev Clin Oncol 2009; 6(4): 229-36.

3. Ohgaki H, Kleihues P. Population-based studies on incidence, survival rates, and genetic alterations in astrocytic and oligodendroglial gliomas. J Neuropath Exp Neurol 2005; 64(6): 479-89.

4. Ohgaki H, Kleihues P. Genetic alterations and signaling pathways in the evolution of gliomas. Cancer Sci 2009; 100(12): 2235-41.

5. Lacroix M, Abi-Said D, Fourney DR, et al. A multivariate analysis of 416 patients with glioblastoma multiforme: prognosis, extent of resection, and survival. J Neurosurg 2001; 95(2): 190-8.

6. Stummer W, Pichlmeier U, Meinel T, et al. Fluorescence-guided surgery with 5-aminolevulinic acid for resection of malignant glioma: a randomised controlled multicentre phase III trial. Lancet Oncol 2006; 7(5): 392-401.

7. Vuorinen V, Hinkka S, Färkkilä M, et al. Debulking or biopsy of malignant glioma in elderly people—a randomised study. Acta Neurochir (Wien) 2003; 145: 5-10.

8. Stummer W, Pichlmeier U, Meinel T, Wiestler OD, Zanella F, Reulen HJ, ALA-Glioma Study Group, Fluorescence-guided surgery with 5-aminolevulinic acid for resection of malignant glioma: a randomised controlled multicentre phase III trial. Lancet Oncol. 2006; 7(5): 392-401.

9. Krex D, Klink B, Hartmann C et al. Long-term survival with glioblastoma multiforme. Brain 2007; 130(Pt 10): 2596-606.

10. Hegi ME, Diserens AC, Gorlia T, et al. MGMT gene silencing and benefit from temozolomide in glioblastoma. N Engl J Med 2005; 352: 997-1003.

11. Ducray F, del Rio MS, Carpentier C, et al. Up-front temozolomide in elderly patients with anaplastic oligodendroglioma and oligoastrocytoma. Journal of Neuro-oncology. 2011; 101(3): 457-462.

12. Westphal M, Hilt DC, Bortey E, et al. A phase 3 trial of local chemotherapy with biodegradable carmustine (BCNU) wafers (Gliadel wafers) in patients with primary malignant glioma. Neuro Oncol 2003; 5: 79-88.

13. Westphal M, Ram Z, Riddle V, et al. Gliadel wafer in initial surgery for malignant glioma: long-term follow-up of a multicenter controlled trial. Acta Neurochir (Wien) 2006; 148: 269-75.

3 腰椎滑脱

Eoin Fenton

病史

一位 43 岁的女性患者从疼痛门诊转入神经外科。患者主诉严重的持续性腰背部疼痛并伴有向双侧臀部和双下肢放射痛 4 年。来神经外科治疗前,患者曾接受过多次椎间关节注射和骶管硬膜外间隙阻滞治疗,但症状没有得到缓解。患者还曾坚持参与了物理疗法计划,以及包括游泳的锻炼治疗安排。

> ★ **学习要点:腰椎滑脱保守治疗的作用和功效**
>
> 脊柱疾患疗效研究试验(SPORT)中引用的非手术治疗方式为积极的物理治疗、教育和劝导。如果患者可耐受,也包括对家庭锻炼和非甾体类抗炎药物(NSAID)使用的指导说明[1]。注射治疗技术也同样被应用。保守治疗不会纠正任何基础的解剖结构异常,目的是缓解疼痛、恢复功能,以及减少疼痛加重的次数。康复计划必须根据患者自身症状的性质和严重程度量身定制。年龄、职业和残疾程度等因素也与之相关。仅有几项有关药物和注射治疗的 RCT[2]。但目前没有文献报道在多种非手术治疗中特别支持某一种[3],它们似乎是相辅相成的,从整体上缓解症状。

患者主诉下肢疼痛在夜间加重并且自觉背部疼痛感要重于下肢。患者在夜晚曾间歇服用对乙酰氨基酚、抗炎镇痛药物和阿米替林。

在门诊,对患者进行了视觉模拟疼痛量表(VAS)和简明 36 项健康调查问卷(SF-36)的评估分析。患者腰背痛 VAS 分数为 7/10,下肢痛分数为 3/10。患者 SF-36 身体功能分数为 40/100,精神健康分数为 45/100。患者的身体、情感、精神健康甚至社会活动和身体活动都受到了明显的限制。患者由于背部疼痛而无法正常工作,并且患者的整体健康水平与 12 个月前相比明显下降。患者在检查中没有神经功能缺陷症状,但在评估检查过程中曾出现背部疼痛感。

> **⭐ 学习要点：腰椎手术效果评估**
>
> 有很多的调查问卷适合于衡量成人疼痛并对临床和科研有帮助[4]。疼痛 VAS 可以免费供大众使用。SF-36 也可以从 RAND 公司免费获得，它提及了 8 个健康概念：
>
> - 身体功能。
> - 身体疼痛。
> - 身体功能的限制作用。
> - 人格和情感问题的限制作用。
> - 积极情感。
> - 社会功能。
> - 充满活力 / 疲劳。
> - 综合健康感觉。
>
> Oswestry 功能障碍指数问卷表（ODI）也被普遍用来测量腰椎手术结果。ODI 被认为是有效和严格的测量方法[5]。然而，疼痛的 VAS 测量结果还存在疑问[6]。SF-36 已经被证实在普遍的脊髓疾病中能用来测量发病率和手术结果[7]。

腰椎 MRI 显示为 L5/S1 的峡部 1 级腰椎滑脱（图 3.1）。腰椎屈伸位 X 线平片提示 L5/S1 功能不稳定。

考虑到患者的症状、影像学表现和已经完成的彻底全面的非手术试验性治疗，我们决定对患者实行腰骶融合术。我们在术前与患者进行了

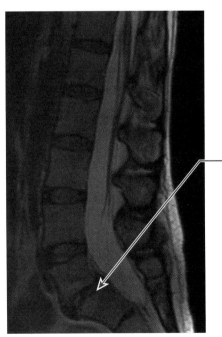

L5/S1腰椎滑脱（1级），终板退行性变，但无椎管狭窄

图 3.1 腰椎矢状位 T2 加权 MRI 检查证实 1 级 L5 向前滑脱与 S1 椎间盘脱出。还可见相关终板退行性变、椎间盘脱水和椎间盘高度降低。

充分的讨论,并特别考虑了患者对症状改善的期望。对患者在 L5/S1 进行了后外侧融合微创术。全身麻醉后,静脉注射头孢呋辛 1.5g 并使患者俯卧在手术台的定位轴上(一个在胸水平,另一个在骨盆水平)。通过双侧椎旁肌间隙入路将椎弓根螺钉和杆放置在 L5 和 S1,并进行骨诱导合成骨移植(硅酸盐代替磷酸钙)。术后患者恢复良好并在术后第 1 天即可独自行走。患者在术后第 2 天出院。

> ✚ **临床提示**:Wiltse **手术入路**
>
> 　　在 1968 年,Wiltse 等人发现了从椎旁骶棘肌到达腰椎的手术入路[8](图 3.2)。这个入路对于年轻人腰椎滑脱有特别重要的价值。它需要在中线外侧大约 3cm 分别做两个切口。用示指分开肌肉后,我们就可以看到腰椎横突(或者骶骨,这是由切口的位置而定的)。这时插入牵开器我们就可以看到椎弓根螺钉钉入位置标志点。腰椎横突的骨膜被完全剥除,之后把移植骨放入外侧沟。这个入路可以保证棘上韧带和棘间韧带完好无损,并且避免椎板脱出压迫椎旁肌,因为压迫椎旁肌可阻断其血液供应,并导致肌肉萎缩,最终引起术后腰背疼痛。
>
>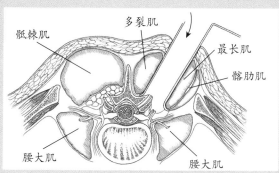
>
> **图 3.2***　Wiltse 腰椎滑脱在体融合手术入路(箭头所示)。通过中线旁纵向筋膜切口分开肌肉后暴露相应水平的关节面、横突,为骨移植和融合制造足够大的空间。手术过程中未累及正中线。
> Wiltse LL, Bateman JG, Hutchinson RH, Nelson WE. The paraspinalis-splitting approach to the lumbar spine. J Bone Joint Surg Am. 1968 Jul;50(5):919–26

　　患者术后 6 周复查,切口愈合良好,没有神经功能障碍。在 6 个月时,患者的腰背痛 VAS 分数改善为 4/10 且患者的下肢症状得到了完全的缓解。患者的 SF-36 身体功能分数和精神健康分数都增长了 20%。屈伸位 X 线平片显示内固定满意,没有明显的动态滑动(图 3.3)。患者本人口述除了长时间的剧烈运动外,腰背部已基本未再感到疼痛。患者认为自身已恢复到可以进行正常活动的状态。

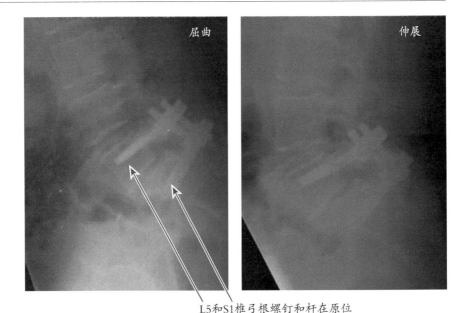

L5和S1椎弓根螺钉和杆在原位

图 3.3 术后 6 个月的影像学图像（屈曲和伸展位）显示融合处没有移动。术后伸 / 屈位图像证实动态不稳定性得到缓解。图像提示椎间盘高度的降低和移植材料的早期融入迹象。

讨论

腰骶椎滑脱最初是由比利时产科医师 Herbiniaux 在 1782 年作为分娩时可能阻断产程的一种危险因素描述的 [9]。腰椎滑脱这个术语最初是被 Kilian（1854 年）定义的，指腰椎椎体相对于其下方的椎体或骶骨向前移位 [10,11]。

一旦前纵韧带分离或延长，就会有腰椎向前滑脱的倾向。还没有胎儿发生这种情况的报道（根据 Fredrickson 的论文，胎儿的腰椎滑脱发生率为 0%[12]）。在 6 岁时，这个疾病发生率为 4.4%；到成年时会升为 6%[13]。绝大部分儿童和青少年腰椎滑脱都与 L5/S1 腰椎活动节段的峡部裂有关 [14]。尽管这是儿科的典型病症，但峡部裂性腰椎滑脱在成人中症状更明显。滑脱的进展在儿童更常见，但在成年期很少发生。诊断的年龄越小，进展的风险越大。尽管大多数儿科患者对保守治疗方法反应良好，但那些确实需要手术治疗的患者假关节率比成年患者低 [15]。退行性腰椎滑脱发生风险随年龄的增长而不断增大，并且女性比男性的患病风险高出 5~6 倍 [16]。在成年期，这种损害在 L4/L5 腰椎运动节段最易发生 [16]。退行性腰椎滑脱的自然病程普遍较好，但有 10%~15% 的患者会发展为必须进行手术才能缓解症状 [17]。

腰椎滑脱有多种分型方法，但运用最广泛的为 Wiltse、Newman 和 MacNab 分型 [18]。他们把腰椎滑脱分为 5 型。发育不良性腰椎滑脱（Ⅰ

型）与先天性上部骶骨或 L5 椎弓畸形相关。可能存在结构基础的形成不健全。矢状位的关节面也可导致不稳定性，在腰骶结合处最为明显。峡部裂性腰椎滑脱（Ⅱ型）指的是双侧韧带的缺陷，此型还可分为ⅡA、ⅡB 和ⅡC 3 个亚型。在ⅡA 型中，发生椎骨前移的地方出现细胞溶解，如疲劳性骨折。在ⅡB 型中，由于反复的骨折而拉长椎骨前移的地方，但其仍保持完整。ⅡC 型指的是椎骨前移的地方发生急性骨折。退行性腰椎滑脱（Ⅲ型）常在老年时发生，继发于运动节段退行性改变（关节联合处和椎间盘退行性病变）。它在女性中更易发生并且通常发生在 L4/L5。创伤性腰椎滑脱（Ⅳ型）是由于椎骨前移位置以外的任何地方骨折所导致的。病理性腰椎滑脱（Ⅴ型）发生于病变侵及骨质时，如佩吉特病、肿瘤或感染。因此有多种病因，并可包括先天性易患病体质和（或）多种生物力学条件。

> ★ **学习要点：腰椎滑脱可根据病因学或滑出程度分类**
>
> 病因学分类[18]
> - Ⅰ型：发育不良性。
> - Ⅱ型：峡部裂性。
> - ⅡA 型：椎骨前移位置疲劳性骨折。
> - ⅡB 型：椎骨前移位置延长但完整。
> - ⅡC 型：椎同前移位置急性骨折。
> - Ⅲ型：退行性。
> - Ⅳ型：创伤性。
> - Ⅴ型：病理性。
>
> 在 1938 年发表的文章中，Meyerding 描述了在腰椎滑脱病例中划分半脱位程度等级的方法[19]。
> - 1 级：滑脱 0%~25%。
> - 2 级：滑脱 26%~50%。
> - 3 级：滑脱 51%~75%。
> - 4 级：滑脱 76%~100%。
> - 5 级：>100%，椎体前移（没包含在 Meyerding 的原始分类中）。

　　椎体脱离和椎体前移趋向于发生在下腰椎水平。腰椎前凸意味着相对于地面椎体的角度从 L1 到 L5 在不断增加。关节联合也变得更加垂直。下部的椎体因此更加易受剪切力的影响。完整的椎体后部结构基础借助于张力带固定原则和纤维环的韧带功能来抗衡剪切力的作用[14]。有人估计椎体后部基础要素在人站立时能承受 20% 左右的总负荷[20]。而在双侧椎体前移位置出现缺损时，后部张力带失去完整性。这便导致了向前滑脱和症状的潜在发展。

　　椎体滑脱可产生多种多样的症状。尽管在人群中无症状椎体滑脱患病率没有被确切地了解，但也可以是无症状的。另外它还可能导致下腰部疼痛、神经根痛，或两者兼有。患者的年龄和滑脱的程度是决定症状的关键因素。患者可有步态障碍、神经性跛行、神经根痛或者椎间关节病理性牵涉痛。神经性疼痛可来自继发于椎体滑移的中央管狭窄或椎孔狭窄，还可来自黄韧带或椎间关节的肥大，或者在退行性疾病中这两种情况兼有。椎间盘脱垂可同样引起症状。马尾综合征也可出现在现病史中。

一系列成像手段可被用来评估和诊断椎体滑脱。站立位的侧位腰椎X线平片可显示病变，但该表现在仰卧位时可能会减弱或消失。椎体前移可以在斜位图中观测到（通常被称为断颈的苏格兰狗，图 3.4）。但是如今 CT 扫描可减少辐射量并拥有更高的诊断率。因此，有些学者不建议使用斜位腰椎平片，特别是在青少年患者中。伸屈位 X 线片被用来评估不稳定性。MRI 或 CT 脊髓造影可用来评估硬膜囊和神经压迫。

最开始对椎体滑脱应用保守治疗（除非有马尾综合征的体征和症状）。我们需要强调，保守治疗指的是积极的非手术性管理，目的在于减轻患者疼痛和增加其生活质量。疼痛科专家和物理治疗师也应加入到治疗过程中。疼痛科专家可能应用多种镇痛药物处方和（或）进行神经根、关节或硬膜外注射。物理治疗包括锻炼、人体工程学教育、经皮神经电刺激（TENS）和（或）针灸治疗。如果有条件还应该进行认知干预。应该鼓励患者减肥和戒烟。伸展屈曲运动核心强化练习能增加腰椎的稳定性，并可减轻疼痛和功能障碍[14]。

如在恰当的保守治疗下，患者症状没有好转并且有进展的趋势，或者患者在最开始就有进行性加重的神经功能缺陷或明显的不稳定性，此类

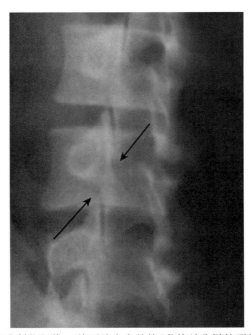

图 3.4　箭头所示为斜位腰椎 X 线平片上完整的"苏格兰狗样的颈部"。

患者就需要进行手术治疗。手术治疗的目的在于稳定受累的节段和对受压的神经进行解压。手术有多种方式，从单纯减压到后外侧融合到腰椎体间融合术加后外侧内固定。在没有脊柱不稳定证据的退行性椎体滑脱的患者中可考虑进行单纯减压。如果需要神经解压，椎板切开术能保证最小的椎间关节和后部韧带的切除范围。单独行减压术的基本原理是基于早期研究报道单独减压术可获得满意效果。也有研究表明，在有假关节的患者中行减压术合并融合术后可获得较高满意率（假设当融合失败时症状的缓解是由于减压术的结果）。单纯的减压术也减少了融合后增加的发病率 [2]。融合术后的并发症包括失血、硬脊膜撕裂、感染、螺旋形骨折和神经损伤。

　　在表现不稳定或感到施行减压术可能会进一步加重患者不稳定性的部位，需要进行融合术。后路腰椎间融合术（PLIF）[21] 和椎间孔腰椎间融合术（TLIF）[22] 是可选择的手术方案。椎间融合涉及用某种形式的垫片（保持架或移植骨）置换椎间盘。在 PLIF 手术过程中，椎间盘切除及插入保持架都会涉及牵拉神经根以进入椎间隙。在 TLIF 手术中，我们通过 Kambin 三角进入椎间隙，并可最大限度地减少神经根牵拉。两种手术方式都应该以后外侧内固定术加以补充 [23]。在文献中，针对椎体滑脱是要进行椎间融合术外加后外侧内固定术，还是单独进行后外侧融合术还存在争论。考虑到椎体并置的相对区域及通过这个区域的轴向载荷，一些外科医师主张椎间融合术是腰椎融合手术的金标准 [24]。有些报道称，椎间融合术后可获得更优越的机械强度，但两者临床预后没有差别 [25]。有些人认为椎间融合术应该适用于更高级别的滑脱 [26]，而在低级别滑脱，后外侧融合术有更好的临床预后 [27]，而另一些人根据临床结果和较低的发病率认为后外侧融合术优于椎间融合 [28]。一个在文献中反复出现的主题，即许多研究已经注意到在椎体滑脱的治疗中，椎间融合术与后外侧融合术相比没有显著的临床差异 [14, 29]。第二个主要的争论是关于原位融合与滑脱复位的比较。还没有明确的证据可解答这一问题，高级别椎体滑脱复位的目的是将该区域的脊柱恢复到正常位置（可以改善脊柱总体的长期矢状平衡），并增加进行椎体间融合术的区域。相反，有文献报道高级别椎体滑脱的复位术有较高的神经损伤和内固定失败率。关于这点我们还必须告知患者脊柱固定约有 30% 的概率会发生邻近节段病变。

> **" 专家点评：评估融合的坚固性**
>
> 还没有适用于评估融合术的非侵入性成像的参考标准 [30]。Ray[31] 根据放影像学评估融合术稳固性的标准在这里列出。它们没有经过外部的验证，但已被临床接受 [32]。
>
> - 在侧屈伸位节间位置的变化小于 3°。
> - 植入体周围无透亮区。
> - 椎间盘高度的损失降到最低。
> - 设备、移植物或椎骨无断裂。
> - 移植物或相邻椎体没有硬化性改变。
> - 移植物材料内或周围有可见的骨形成。

专家点评:对于1级和2级疾病在考虑手术治疗之前应用尽所有保守治疗的方法

- 在椎体前移位置出现缺损的情况下,通常有必要行L5的神经根减压和融合。这对于椎体滑脱复位至关重要。
- 如果确实想要进行滑脱复位,应当在L5椎体回缩前完成转移位置操作。
- 椎体滑况可以使用微创治疗技术。

专家点评

科研组在对他们的手术实践进行审计后,在很大程度上摒弃了椎体融合术。他们进行了一项包含32例(21名女性患者和11名男性患者)病例的回顾性研究。手术适应证是下腰痛,伴或不伴坐骨神经痛,且所有患者都接受了手术前至少6个月的保守治疗,均以失败告终。12名患者接受了小切口后外侧融合术(PLF)及椎弓根螺钉固定,而20名患者接受了椎体融合(PLIF或TLIF)外加单侧椎弓根螺钉固定。患者平均年龄是45岁。使用SF-36、ODI和疼痛VAS对功能结果进行评估。2年后,小切口PLF组功能表现明显好于椎体融合组。

理论基础:比较腰椎退行性椎体滑脱的外科手术治疗与非手术治疗

Weinstein等[1]对SPORT中随机组和观察组4年的治疗结果做了研究。本研究包括来自13个治疗中心的现病史至少12周的两组患者,且都有放射学证据证实为退行性椎体滑脱合并椎管狭窄。在随机组中,患者随机接受手术治疗或随机接受非手术治疗。在观察组,选择何种治疗方式是由患者和他们的医师共同决定的。随机组总共有304名患者,而观察组有303名患者。衡量结果的主要方式为在6周、3个月、6个月、随后的每一年直到第4年进行SF-36和改进ODI检测。结果如下:报道称手术在治疗效果方面有相对的临床优势,其测量出的躯体疼痛指数为15.3,身体功能指数为18.9,ODI指数为-14.3。背部和腿部症状的定量测量是一个很棘手的问题,根据患者的本体感觉等症状缓解总体满意度得出的结果显示,早期(2年内)外科治疗的症状缓解可以维持4年。这项研究得出的结论为,与非手术治疗相比,退行性椎体滑脱合并相关的椎管狭窄患者的手术治疗可维持4年大幅度的疼痛缓解和功能改善。

专家总结

治疗有慢性背痛的椎体滑脱患者的融合手术,是治疗的最后手段,应先用尽其他所有保守治疗措施。

有很多关于是否需要复位滑脱椎体的争论。但我支持原位融合的原因为:

- 没有证据表明复位滑脱椎体与更好的预后相关。
- 我们所知道的是复位滑脱椎体损伤L5神经根的风险更大。
- 许多患者椎体滑脱达到了矢状面平衡的状态。如果这时你想通过复位滑脱椎体而恢复正常解剖关系,就可能破坏矢状平衡,使患者症状加重。

骶骨滑脱角、骶骨圆顶的存在和(或)梯形L5(发育不良等级)也可能是手术治疗椎体滑脱重要的考虑因素。

点评专家:Ciaran Bolger

译者:吴建奇

参考文献

1. Weinstein JN, Lurie JD, Tosteson TD, et al. Surgical compared with nonoperative treatment for lumbar degenerative spondylolisthesis. Four-year results in the Spine Patient Outcomes Research Trial (SPORT) randomized and observational cohorts. J Bone Jt Surg Am 2009; 91(6): 1295–304.

2. Gunzburg R, Szpalski M (eds.) Spondylolysis, spondylolisthesis, and degenerative spondylolisthesis. Sydney: Lippincott Williams and Wilkins, 2005.

3. Kalichman L, Hunter DJ.Diagnosis and conservative management of degenerative lumbar spondylolisthesis. Eur Spine J 2008; 17(3): 327–35.

4. Hawker GA, Mian S, Kendzerska T, et al. Measures of adult pain: Visual Analog Scale for pain (VAS pain), Numeric Rating Scale for pain (NRS pain), McGill Pain Questionnaire (MPQ), Short-Form McGill Pain Questionnaire (SF-MPQ), Chronic Pain Grade Scale (CPGS), Short Form-36 Bodily Pain Scale (SF-36 BPS), and Measure of Intermittent and Constant Osteoarthritis Pain (ICOAP). Arthritis Care Res (Hoboken) 2011; 63 (Suppl. 11): S240–52.

5. Fairbank JC, Pynsent PB. The Oswestry Disability Index. Spine 2000; 25(22): 2940–52 ; discussion 2952.

6. Boonstra AM, Schiphorst Preuper HR, Reneman MF, et al. Reliability and validity of the visual analogue scale for disability in patients with chronic musculoskeletal pain. Int J Rehabil Res. 2008; 31(2): 165–9.

7. Guilfoyle MR, Seeley H, Laing RJ. The Short Form 36 health survey in spine disease— validation against condition-specific measures. Br J Neurosurg 2009; 23(4): 401–5.

8. Wiltse LL, Bateman JG, Hutchinson RH, et al. The paraspinal sacrospinalis-splitting approach to the lumbar spine. J Bone Jt Surg Am 1968; 50(5): 919–26.

9. Herbiniaux G. Traité sur divers accouchemens laborieux et sur les polypes de la matrice. Bruxelles: J. L. de Boubers. 1782.

10. Kilian H. De spondylolisthesi gravissimae pelvagustiae caussa nuper detecta. Commentario anatomico-obstetrica. Bonn: C Georgii Co; 1854.

11. The American Heritage The American Heritage Dictionary of the English Language. Entry: spondylolisthesis. Available at: http://ahdictionary.com/word/search. html?q=spondylolisthesis (accessed 1 September 2012.

12. Fredrickson BE, Baker D, McHolick WJ, The natural history of spondylolysis and spondylolisthesis. J Bone Jt Surg Am 1984; 66(5): 699–707.

13. Beutler WJ, Fredrickson BE, Murtland A, et al. The natural history of spondylolysis and spondylolisthesis: 45-year follow-up evaluation. Spine 2003; 28(10): 1027–35; discussion 1035.

14. Metz LN, Deviren V. Low-grade spondylolisthesis. Neurosurg Clin N Am 2007; 18(2): 237–48.

15. Agabegi SS, Fischgrund JS. Contemporary management of isthmic spondylolisthesis: pediatric and adult. Spine J 2010; 10(6): 530–43.

16. Rosenberg NJ. Degenerative spondylolisthesis. Predisposing factors. J Bone Jt Surg Am 1975; 57(4): 467–74.

17. Vibert BT, Sliva CD, Herkowitz HN. Treatment of instability and spondylolisthesis: surgical versus nonsurgical treatment. Clin Orthop Relat Res 2006; 443: 222–7.

18. Wiltse LL, Newman PH, Macnab I. Classification of spondylolisis and spondylolisthesis. Clin Orthop Relat Res 1976; (117): 23–9.

19. Meyerding HW. Spondylolisthesis: surgical treatment and results. J Bone Jt Surg Am 1943; 25(1): 65–77.

20. Gatt CJ Jr, Hosea TM, Palumbo RC, et al. Impact loading of the lumbar spine during football blocking. Am J Sports Med 1997; 25(3): 317–21.

21. Cloward RB. The treatment of ruptured lumbar intervertebral disc by vertebral body fusion. III. Method of use of banked bone. Ann Surg 1952; 136(6): 987–92.

22. Lowe TG, Tahernia AD, O'Brien MF, et al. Unilateral transforaminal posterior lumbar interbody fusion (TLIF): indications, technique, and 2-year results. J Spinal Disord Tech 2002; 15(1): 31–8.

23. Lund T, Oxland TR, Jost B, et al. Interbody cage stabilization in the lumbar spine: biomechanical evaluation of cage design, posterior instrumentation and bone density. J Bone Jt Surg Br 1998; 80(2): 351–9.

24. Müslüman AM, Yılmaz A, Cansever T, et al. Posterior lumbar interbody fusion versus posterolateral fusion with instrumentation in the treatment of low-grade isthmic spondylolisthesis: midterm clinical outcomes. J Neurosurg Spine 2011; 14(4): 488–96.

25. La Rosa G, Conti A, Cacciola F, et al. Pedicle screw fixation for isthmic spondylolisthesis: does posterior lumbar interbody fusion improve outcome over posterolateral fusion? J Neurosurg 2003; 99 (Suppl. 2): 143–50.

26. Dehoux E, Fourati E, Madi K, et al. Posterolateral versus interbody fusion in isthmic spondylolisthesis: functional results in 52 cases with a minimum follow-up of 6 years. Acta Orthop Belg 2004; 70(6): 578–82.

27. Madan S, Boeree NR. Outcome of posterior lumbar interbody fusion versus posterolateral fusion for spondylolytic spondylolisthesis. Spine 2002; 27(14): 1536–42.

28. Inamdar DN, Alagappan M, Shyam L, et al. Posterior lumbar interbody fusion versus intertransverse fusion in the treatment of lumbar spondylolisthesis. J Orthop Surg (Hong Kong) 2006; 14(1): 21–6.

29. Endres S, Aigner R, Wilke A. Instrumented intervertebral or posterolateral fusion in elderly patients: clinical results of a single center. BMC Musculoskelet Disord 2011; 12: 189.

30. Rutherford EE, Tarplett LJ, Davies EM, et al. Lumbar spine fusion and stabilization: hardware, techniques, and imaging appearances. Radiographics 2007; 27(6): 1737–49.

31. Ray CD. Threaded fusion cages for lumbar interbody fusions. An economic comparison with 360 degrees fusions. Spine 1997; 22(6): 681–5.

32. Young PM, Berquist TH, Bancroft LW, et al. Complications of spinal instrumentation. Radiographics 2007; 27(3): 775–89.

4 脊髓内肿瘤

Ruth-Mary deSouza

病史

一位 52 岁的右利手女性患者,由全科医师转诊神经外科门诊。患者主诉颈部和左臂疼痛 8 个月。几周前,患者遭受了一场较轻的交通事故,随后就诊于她的家庭医师,之后疼痛的症状不断加重。详细询问病史后,发现她有进行性颈部和左臂疼痛,伴左臂无力,无法完成提起购物袋等简单动作。她还时常在行走后出现疲劳感,并自觉脚趾有间歇性麻木感。既往病史为甲状腺功能减退。患者职业是音乐老师,患病后发现自己动作的敏捷性逐渐下降,并影响课堂中示范的能力。

在查体中发现患者左上臂肌张力增高,左侧轻偏瘫,肌力 MRC(医学研究委员会)分级 4/5 级,四肢反射均亢进。患者脊椎 MR 影像显示在 C4 和 C6 间髓内可见界限清楚的均一增强信号影。T2 加权像上在肿物旁可见脊髓水肿和小空洞影(图 4.1)。

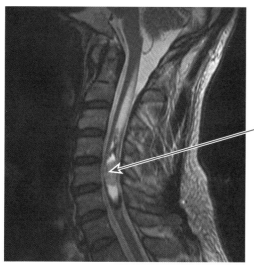

髓内占位性病变,病变上下可见水肿和空洞

图 4.1* 颈椎的 T2 加权矢状位 MRI 扫描显示 C4 和 C6 之间的一个占位病变。空洞和脊髓水肿向上方及下方延伸,从 C1 累及 C7。

Image courtesy of David Choi.

33

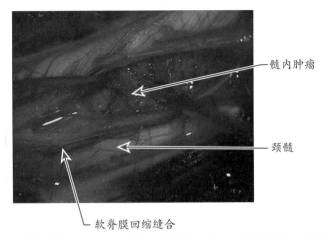

髓内肿瘤

颈髓

软脊膜回缩缝合

图 4.2   脊髓室管膜瘤切除术术中照片。显微镜下后正中劈开脊髓,切除髓内室管膜瘤,术中神经电生理监测脊髓运动和感觉功能。

专家点评:术中电生理监测

我们从足底、小鱼际、胫前肌和踇短屈肌记录术中电位,因为这些部位受到较强的锥体细胞的神经支配。运动诱发电位(MEP)对于手术后运动缺陷的灵敏度接近100%,具体约为90%。

最近的指南提供了 A 级证据证明脊髓手术中神经生理学可以预测出下肢轻瘫、截瘫和四肢瘫的风险是否增加。所有12 项(包括本次分析)研究表明,每一次发生的下肢轻瘫、截瘫和四肢瘫都与监视器输出数据变化有关联,而输出数据没有发生变化的病例也同样没有发生瘫痪。术中监测对预防轻度运动功能障碍的作用还没有进行研究[1]。

经脊柱肿瘤学 MDT 会议讨论和将病情详细地为患者讲解后,我们决定手术切除患者的髓内病变。在 C4 到 C6 的椎板切除后,沿正中线切开硬膜,在显微镜下沿正中线切开脊髓暴露一空腔,内见肿瘤体。肿瘤与周围脊髓之间界限清晰,肉眼下可完整地切除病变(图 4.2)。术中神经电生理监测躯体运动和感觉诱发电位,在手术进程中诱发电位一直保持稳定。

组织病理学分析显示 WHO Ⅱ 级室管膜瘤。术后患者没有任何神经缺损症状。术后第二天在伤口处出现脑脊液漏,褥式缝合漏点后脑脊液漏症状缓解。患者随后被送往脊柱康复处,尽管她由于左手的精细运动持续障碍不能再从事音乐老师的职业,但总体恢复情况良好。在 12 个月

学习要点:组织病理学和世界卫生组织对室管膜瘤的分级

室管膜瘤的组织学特性包括血管周围和室管膜的玫瑰花结样的存在(图4.3),胶质纤维酸性蛋白(GFAP)、CD56 和上皮细胞膜抗原(EMA)免疫组化染色阳性。

根据 2007 年 WHO 中枢神经系统肿瘤分级指南,我们可把室管膜瘤分为 3 级[2]:

- 1 级:星状细胞增生性室管膜瘤和黏液乳头性室管膜瘤。
- 2 级:无 3 级室管膜瘤恶性特征的室管膜瘤(最常见类型)。
- 3 级:间变性室管膜瘤,表现为细胞密度增加、有丝分裂活性增加、微血管的增殖和假性栅栏样坏死的恶性特征。

共有 4 个被公认的室管膜瘤亚型——细胞型、乳突状型、透明细胞型和伸长细胞型。这 4 种亚型一般都为 2 级和 3 级室管膜瘤。

我们在区分 2 级和 3 级室管膜瘤时还存有争议[3]。在区分 2 级和 3 级室管膜瘤的指南中,还存在与临床预后联系不密切及缺乏生物学有效性的问题。现有的分级系统没有考虑到所在部位、节段、年龄和临床特点等影响因素。

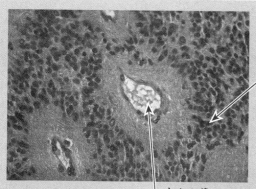

血管周围玫瑰花结样排列的室管膜瘤细胞

中央血管

图 4.3 室管膜瘤的特点是血管周围的玫瑰花结样或假菊形团的存在,如组织学切片所示的一样,围绕在中央血管周围的是瘤细胞,中间是无核区(H&E 染色)。
Taken from 'Pubcan:A Pubilic Database of Human Cancers' http://www.pubcan.org/printicdotopo.php?id=4715

后,随诊的 MRI 没有发现复发迹象(图 4.4)。左手的运动功能稳定,保持在 4/5 级力量,左腿改善为 4+/5 级。患者除了复杂的精细运动外,日常活动均可独立完成。

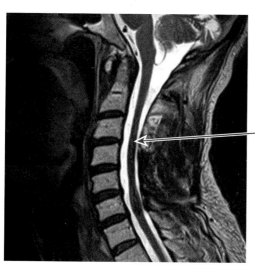

脊髓复位且未见萎缩,肿瘤没有复发

图 4.4* 12 个月后的 T2 加权 MRI 扫描。没有髓内肿瘤复发和手术后脊髓萎缩的表现。
Images courtesy of David Choi.

讨论

髓内肿瘤（IMSCT）是很少见的，在中枢神经系统（CNS）肿瘤中仅占2%~4%。在成年人的脊髓恶性肿瘤中，髓内肿瘤占1/5；在未成年人中比例更高（接近40%）。髓内肿瘤需要进行手术的主要依据是从回顾性研究得出的。由于缺乏髓内肿瘤手术治疗的1级和2级证据，且手术风险高，使得髓内肿瘤的手术治疗成为神经外科充满挑战的领域。Harvey Cushing 在约翰·霍普金斯大学期间，曾评论："没有任何手术操作比髓内肿瘤切除手术的术中操作，更有趣和令人兴奋。"[4] 成年人中最常见的髓内肿瘤类型为室管膜瘤（大约为70%），第二为星形细胞瘤（大约为20%）。在未成年人中，星形细胞瘤是最常见的肿瘤类型（70%），并且低级别比高级别肿瘤更常见 [5]。其他髓内肿瘤包括血管网状细胞瘤、海绵状血管瘤、少突神经胶质瘤和胶质母细胞瘤。髓内的转移非常少见，并且预后不良，但是我们可以对患者用姑息放疗进行治疗。

髓内肿瘤在起始阶段临床特征不明显，与退行性脊髓病变相仿。由于此类疾病的发生十分罕见，这就造成了早期诊断的困难。普遍的表现为神经根痛、感觉障碍和轻度运动功能减弱导致的步态紊乱。累及括约肌的情况很少。儿童也会表现为疼痛和感觉运动障碍，并且在首发症状出现时更容易同时有畸形的存在，如脊柱侧凸和斜颈等[6]。有接近15%的儿童患髓内肿瘤的同时并发脑积水。儿童由于不能自己阐明症状，往往是由家属偶然发现孩子无故摔倒、受伤、夜间疼痛及运动功能的退化等症状而就诊的[6]。

> ❝ **专家点评：切除髓内肿瘤**
>
> 切除髓内肿瘤，特别是对于那些没有明确解剖平面的肿瘤，决定肿瘤的切除范围是髓内肿瘤手术中存在的挑战。研究发现肿瘤的组织结构决定了切除的难易程度，并决定是否能实现完全切除[14]。对于有明显界限的室管膜瘤和血管瘤，手术的金标准为全切除。然而，星形细胞瘤等浸润性肿瘤更难以切除，因为它们没有明确的剖面，对此类肿瘤的手术目的不是完全切除，而是在不导致新神经功能缺损的条件下行部分切除。

> ❝ **专家点评：髓内肿瘤表现**
>
> 巨大髓内肿瘤的患者，由于肿瘤生长缓慢，症状比较轻微。但如果年轻患者出现持续的、进展性的非典型症状及征兆时应该引起我们的注意。
>
> MRI 可对病变及相关特征提供高质量的鉴别，如脊髓水肿、神经根受累、空洞形成和局部扩展等。目前来说，尽管室管膜瘤比弥漫性星形细胞瘤更容易诊断，但 MRI 还不能可靠地区分室管膜瘤和星形细胞瘤。已报道的髓内肿瘤鉴别诊断包括脓肿、结核球、肉瘤、囊肿和脱髓鞘斑块。初步证据表明，弥散张量成像可能有助于预测髓内肿瘤的可切除性[7]。关于髓内肿瘤的其他检查包括：
>
> - 胸部、腹部和骨盆的筛查 CT。
> - 头部 MRI（颅后窝肿瘤有时能在脊髓产生微量转移）。
> - 脊髓的动态 X 射线，以防因不稳定因素的存在而需要手术内固定治疗。
>
> 回顾性研究可确定手术治疗后影响髓内肿瘤预后的因素。其中最大的研究是由 Raco 等发表的关于 202 名髓内肿瘤患者手术治疗效果的研究，此项研究提示影响疗效的关键因子为肿瘤的组织类型、切除肿物的完整性和术前神经功能状态[8]。而其他的影响因子对疗效的作用较弱，其中包括脊髓多水平受累、胸椎位置和年龄[9,10,11,12]。
>
> 有证据表明术前和术后的某些因素可能影响术后恢复和行走功能。这些因素包括高血糖和术前放疗[13]。Raco 等研究阐明的一些影响因素[8]，在神经外科界引起了激烈的辩论，我们在下面就此方面进行更深入的探讨。

　　针对浸润性肿瘤的手术选择包括活检、减瘤术或者部分切除术。活检适用于不能耐受广泛手术的患者，或者当诊断不明确并且病变在病理上表现为非恶性时。浸润性肿瘤的切除范围需根据显微镜下探查和手术期间的运动诱发电位（MEP）、体感诱发电位（SSEP）和间断 D 波（硬膜外）监测来指导。有些文章建议用术中超声来确定肿瘤的边缘、肿瘤体与脊髓及血管的关联，以及其质地[15]。Karikari 等指出，切除范围依赖于肿瘤边界剖面，在该文中这一观点有些不同[14]。在这一系列文献中，Garcés-Ambrossi 等描述了一个相当高的脊髓星形细胞瘤全切率（可达到40％）[10]。McGirt 等指出大范围切除星形细胞瘤可导致实质的运动障碍，与较为保守的切除术之后进行放疗相比，这种风险需要权衡[16]。然而，完全切除术后复发率较低[17, 18]。虽然一些文章显示切除的程度是一个独立的复发危险因素，但它也可能是由于那些容易完全切除的肿瘤都是良性的而产生误差。一项 100 例髓内肿瘤的报道显示其中有 45％ 出现相关性空洞[19]。作者认为，空洞的存在可以作为一种有利的预后标志，因为它表明肿瘤是移位而不是浸润到脊髓[19]。空洞的存在还可以通过在脊髓内创建自然的平面而易于切除肿瘤，且与没有空洞的病例相比，预后得到改善[10]。

　　对于髓内肿瘤治疗管理的另一个有争议的领域是手术的最佳时机。因为多数作者主张手术目标是完全切除，所以说对小范围病变的早期手术是适合的。然而，对于神经性缺损没有导致功能障碍且一系列影像学检查显示肿瘤增长缓慢的患者，此手术风险可能是不可接受的。因为手术前有无神经功能损伤是预后的决定性因素，所以在出现神经性损伤影响移动和其他功能前进行手术十分重要。是否应对无症状患者进行手术，或者是否应冒肿瘤不断扩大导致神经功能缺损发展的风险，是一个困难的决定。应及早告知患者早期或延迟手术的有关风险和受益。进展性神经功能缺损是需进行手术的一个明确指征。

　　已知术中监测能有效地减少神经损伤。然而，对术中监测的解释还不是非常清楚。专家已提出不同的分级系统对术中诱发电位信号丢失进行量化，但还没有可用的被广泛接受的系统。术中监测对手术前已有神经功能缺损的患者作用有限。浸润性肿瘤与界限清楚肿瘤术中监测波形的差异，特别是针对肿瘤边缘的差异，还没有被明确定义。

　　髓内肿瘤切除手术是高风险手术，术前应该告知患者这一事实。主要风险包括感染、脑脊液漏[17]、暂时性和永久性的神经功能缺陷，以及术后慢性疼痛。脑积水可发生于约 1％ 的患者，其发生机制未明[22]。髓内肿瘤在超过 60 岁的年龄组也不少见，这可能会引起对这些患者手术适用性的质疑。关于老年患者进行神经外科手术的文献报道表明，对于没有弥漫性神经功能障碍的病例，手术治疗并不会导致不良后果[23, 24, 25]。髓内肿瘤切除术前和术后神经性疼痛在有关神经和血管肿瘤的文献中均有报道[26, 27, 28]，并可因此导致残疾和抑郁症。疼痛和脊柱畸形是髓内肿瘤切除

✚ 临床提示：术中运动诱发电位／体感诱发电位信号丢失

　　信号递减可能是发生神经功能缺损的警告，可以给外科医师机会进行相应的补救操作。如果信号丢失，应停止手术，评估自发电位恢复的可能性。用温生理盐水冲洗手术区并升高血压以增加脊髓灌注量[20]。Sala 等报道，在一些情况下当电位再次出现前手术可能需要停止长达 30 分钟，等电位再次出现后才可继续手术。如果电位无法恢复，可将手术分为两阶段，甚至完全放弃手术[20, 21]。

" 专家点评：最小化脑脊液漏的风险

　　完美一期缝合是至关重要的，例如，使用 4/0 普理灵或尼龙缝线缝合（薇乔缝线可撕裂硬脑膜），外加硬脑膜修补和组织黏合剂。很少需要进行椎管引流，且应在脑脊液持续泄漏时使用。

术后的两个长期后遗症，后者多见于儿童。52 例儿童髓内肿瘤切除病例的回顾研究表明，在肿瘤切除后进行融合或内固定可显著降低手术后畸形的风险 [29]。移除 3 个以上的椎板可显著增加脊柱后凸畸形的风险。

对辅助治疗而言，可根据不同的病情使用放射治疗。它可用于所有高级别肿瘤、有不完整手术切缘的高级别肿瘤和复发的高级别肿瘤。目前还没有关于髓内肿瘤治疗中辅助性放疗作用的 1 级或 2 级证据，所以是否进行放疗的决定需以个例具体分析为基础。通常情况下，外照射放疗只运用于复发且不能进行手术的肿瘤和姑息治疗 [30]。射波刀放射治疗已试图运用于髓内肿瘤的治疗，但目前还没有证实其有效性的长期结果数据。放射治疗后疾病仍有进展的患者可考虑进行化疗，但支持此方案的数据是有限的 [31, 32]。髓内广泛血管瘤，包括脊髓海绵状血管瘤和血管网状细胞瘤，给我们带来特殊的挑战。它们是良性的，通常是有明确分界的，并且往往可以被整块切除。

✔ 理论基础：髓内肿瘤的手术治疗

髓内肿瘤的文献包括回顾性研究，它们可代表 NHS C 类的证据。较大的两项研究是：

- Raco 等回顾了 202 例髓内肿瘤患者的治疗结果。61 例（30%）为颈椎肿瘤，60 例（29%）为胸椎肿瘤，51 例（25%）为颈胸椎肿瘤。星形细胞瘤（86 例，42%）和室管膜瘤（68 例，34%）是主要的肿瘤类型。长期神经功能影响是由组织学、手术切除程度及术前神经功能状态决定的 [8]。
- Kucia 等 [17] 回顾了 67 例脊髓室管膜瘤病例。如 Raco 等 [8] 的科研结果，肿瘤发生位置以颈椎和胸椎为主。55 例患者实现了完全切除。这篇论文值得注意的发现是，术前和术后的神经功能状态显著相关（$P < 0.001$）。有很多患者出现术后早期神经系统症状的恶化，但在 3 个月后的随访发现已经有所改善。该研究报道的并发症发生率高达 34%，并发症主要包括伤口感染和脑脊液漏。

脊髓海绵状血管瘤主要影响颈髓和胸髓。最近一篇文献综述表明，超过 1/4 的脊髓海绵状血管瘤患者并发颅内海绵状血管瘤，1/10 的患者有海绵状血管瘤家族史 [33]。有文献已经描述了颅内海绵状血管瘤（CCM）的 1、2、3 突变基因在海绵状血管瘤发展中的作用。临床特征可以继发于病变扩展和（或）反复的出血，并且病情的进行性恶化遵循疾病本身急性进展的特性 [27]。Gross 等 [33] 根据病变是外生型还是内生型及是有症状还是无症状，讨论了疾病的手术管理。他们建议对有症状的病变及可手术探及的病变进行手术干预，同时建议对深部和无症状或有轻度症状的病变进行随访观察 [33]。一项包含 96 例髓内海绵状血管瘤病例的回顾性调查结果支持这一方法，其中 91% 接受手术的患者病情稳定或改善，且 12 例经保守治疗的患者全部没有发生病情恶化 [34]。影像学上，海绵状血管瘤通常被描述为具有"爆米花"样的外观,因在 MRI 梯度回波序列成像上表现为高密度的血管成分被低密度的含铁血黄素环包围。对于手术来说,这意味着沿海绵状血管瘤外部存在界限清楚的胶质细胞增生平面。

　　血管网状细胞瘤可能是散发的或者是由 VHL 疾病引起的,在 VHL 病中它们更可能是多发的。Mehta 等报道,在 108 例 VHL 患者中实行了218 例脊髓血管网状细胞瘤手术,其中 99.5％ 的肿瘤被完全切除,96％ 术后临床症状得到改善[35]。后期预后不良是由于 VHL 病的进展,与血管网状细胞瘤的手术无关。

> **⊗ 学习要点:Von Hippel-Lindau(VHL)病**
> 　　VHL 病是一种染色体 3 ($3p25$-$p26$)肿瘤抑制基因缺陷的常染色体显性遗传综合征。VHL 病表现有肾细胞癌、嗜铬细胞瘤、CNS 血管网状细胞瘤、视网膜血管瘤、附睾囊肿、内淋巴囊肿瘤和胰腺囊肿及实性肿块。

专家总结

　　髓内肿瘤相对来说比较少见,但如果不及时治疗可能会导致严重的神经功能损伤。多数病理良性的肿瘤应以完全切除(GTR)为目标。髓内肿瘤手术应由经常处理这类肿瘤的神经外科医师执行;实现高 GTR 率及控制长期复发率需要相当多的经验。术中运用 MEP 和(或)SSEP 监测可使我们更加容易达到最佳肿瘤切除目标。

点评专家:David Choi
译者:吴建奇

参考文献

1. Nuwer MR, Emerson RG, Galloway G, et al. Evidence-based guideline update: intraoperative spinal monitoring with somatosensory and transcranial electrical motor evoked potentials. J Clin Neurophysiol 2012; 29(1): 101–8.

2. Louis DN, Ohgaki H, Wiestler OD, et al. The 2007 WHO classification of tumours of the central nervous system. Acta Neuropathol 2007; 114(2): 97–109. Erratum: Acta Neuropathol 2007; 114(5): 547.

3. Godfraind C. Classification and controversies in pathology of ependymomas. Childs Nerv Syst 2009; 25(10): 1185–93.

4. Dasenbrock HH, Pendleton C, Cohen-Gadol AA, et al. 'No performance in surgery more interesting and satisfactory': Harvey Cushing and his experience with spinal cord tumors at the Johns Hopkins Hospital. J Neurosurg Spine 2011; 14(3): 412–20.

5. Benes V 3rd, Barsa P, Benes V Jr, et al. Prognostic factors in intramedullary astrocytomas: a literature review. Eur Spine J 2009; 18(10): 1397–422.

6. Chatterjee S, Chatterjee U. Intramedullary tumours in children. J Pediatr Neurosci 2011; 6 (Suppl. 1): S86-90.

7. Setzer M, Murtagh RD, Murtagh FR, et al. Diffusion tensor imaging tractography in patients with intramedullary tumors: comparison with intraoperative findings and value for prediction of tumor resectability. J Neurosurg Spine 2010; 13(3): 371-80.

8. Raco A, Piccirilli M, Landi A, et al. High-grade intramedullary astrocytomas: 30 years' experience at the Neurosurgery Department of the University of Rome 'Sapienza'. J Neurosurg Spine 2010; 12(2): 144-53.

9. Matsuyama Y, Sakai Y, Katayama Y, et al. Surgical results of intramedullary spinal cord tumour with spinal cord monitoring to guide extent of resection. J Neurosurg Spine 2009; 10(5): 404-13.

10. Garcés-Ambrossi GL, McGirt MJ, Mehta VA, et al. Factors associated with progression-free survival and long-term neurological outcome after resection of intramedullary spinal cord tumours: analysis of 101 consecutive cases. J Neurosurg Spine 2009; 11(5): 591-9.

11. Constantini S, Miller DC, Allen JC, et al. Radical excision of intramedullary spinal cord tumours: surgical morbidity and long-term follow-up evaluation in 164 children and young adults. J Neurosurg 2000; 93 (Suppl. 2): 183-93.

12. Ebner FH, Roser F, Falk M, et al. Management of intramedullary spinal cord lesions: interdependence of the longitudinal extension of the lesion and the functional outcome. Eur Spine J 2010; 19(4): 665-9.

13. Woodworth GF, Chaichana KL, McGirt MJ, et al. Predictors of ambulatory function after surgical resection of intramedullary spinal cord tumors. Neurosurgery 2007; 61(1): 99-105; discussion 105-6.

14. Karikari IO, Nimjee SM, Hodges TR, et al. Impact of tumour histology on resectability and neurological outcome in primary intramedullary spinal cord tumours: a single-center experience with 102 patients. Neurosurgery 2011; 68(1): 188-97 ; discussion 197.

15. Zhou H, Miller D, Schulte DM, et al. Intraoperative ultrasound assistance in treatment of intradural spinal tumours. Clin Neurol Neurosurg 2011; 113(7): 531-7.

16. McGirt MJ, Goldstein IM, Chaichana KL, et al. Extent of surgical resection of malignant astrocytomas of the spinal cord: outcome analysis of 35 patients. Neurosurgery 2008; 63(1): 55-60 ; discussion 60-1.

17. Kucia EJ, Bambakidis NC, Chang SW, et al. Surgical technique and outcomes in the treatment of spinal cord ependymomas, part 1: intramedullary ependymomas. Neurosurgery 2011; 68 (Suppl. 1, Operative): 57-63 ; discussion 63.

18. Boström A, von Lehe M, Hartmann W, et al. Surgery for spinal cord ependymomas: outcome and prognostic factors. Neurosurgery 2011; 68(2): 302-8; discussion 309.

19. Samii M, Klekamp J. Surgical results of 100 intramedullary tumors in relation to accompanying syringomyelia. Neurosurgery 1994; 35(5): 865-73 ; discussion 873.

20. Sala F, Bricolo A, Faccioli F, et al. Surgery for intramedullary spinal cord tumors: the role of intraoperative (neurophysiological) monitoring. Eur Spine J 2007; 16 (Suppl. 2): S130-9.

21. Kothbauer KF. Intraoperative neurophysiologic monitoring for intramedullary spinal-cord tumor surgery. Neurophysiol Clin 2007; 37(6): 407-14.

22. Mirone G, Cinalli G, Spennato P, et al. Hydrocephalus and spinal cord tumors: a review. Childs Nerv Syst 2011; 27(10): 1741-9.

23. Maurice-Williams RS, Kitchen N. The scope of neurosurgery for elderly people. Age Ageing 1993; 22(5): 337-42.

24. Sacko O, Haegelen C, Mendes V, et al. Spinal meningioma surgery in elderly patients with paraplegia or severe paraparesis: a multicenter study. Neurosurgery 2009; 64(3): 503-9; discussion 509-10.

25. Chibbaro S, Di Rocco F, Makiese O, et al. Neurosurgery and elderly: analysis through the years. Neurosurg Rev 2010; 34(2): 229-34.

26. Cerda-Olmedo G, De Andrés J, Moliner S. Management of progressive pain in a patient with intramedullary chordoma of the spine. Clin J Pain 2002; 18(2): 128-31.

27. Deutsch H. Pain outcomes after surgery in patients with intramedullary spinal cord cavernous malformations. Neurosurg Focus 2010; 29(3): E15.

28. Saito N, Yamakawa K, Sasaki T, et al. Intramedullary cavernous angioma with trigeminal neuralgia: a case report and review of the literature. Neurosurgery 1989; 25(1): 97–101.

29. Anakwenze OA, Auerbach JD, Buck DW, et al. The role of concurrent fusion to prevent spinal deformity after intramedullary spinal cord tumor excision in children. J Pediat Orthop 2011; 31(5): 475–9.

30. Jallo GI, Danish S, Velasquez L, et al. Intramedullary low-grade astrocytomas: long-term outcome following radical surgery. J Neuro Oncol 2001; 53(1): 61–6.

31. Chamberlain MC. Temozolomide for recurrent low-grade spinal cord gliomas in adults. Cancer 2008; 113(5): 1019–24.

32. Lowis SP, Pizer BL, Coakham H, et al. Chemotherapy for spinal cord astrocytoma: can natural history be modified? Childs Nerv Syst 1998; 14(7): 317–21.

33. Gross BA, Du R, Popp AJ, et al. Intramedullary spinal cord cavernous malformations. Neurosurg Focus 2010; 29(3): E14. Review.

34. Liang JT, Bao YH, Zhang HQ, et al. Management and prognosis of symptomatic patients with intramedullary spinal cord cavernoma: clinical article. J Neurosurg Spine 2011; 15(4): 447–56.

35. Mehta GU, Asthagiri AR, Bakhtian KD, et al. Functional outcome after resection of spinal cord hemangioblastomas associated with von Hippel-Lindau disease. J Neurosurg Spine 2010; 12(3): 233–4.

5 颞叶癫痫的手术治疗

Victoria Wykes，Anna Miserocchi

病史

一位 30 岁左利手女性患者,癫痫频繁发作,每月 3~4 次,并被证实为药物难治性癫痫。她描述平时发作时先逐渐出现"紧张不安"的感觉,随后感觉到"苦味",且会持续几分钟。目击者说她会失去意识。有时她会先头向右转,然后双肘屈曲 90°,左手紧握。发作持续几分钟,每周 1 次。发作后,她会用她的右手搓她的鼻子,会有长达 5 分钟的讲话困难,且左臂无力,几个小时后才完全恢复。诱发因素包括睡眠不足和月经周期。近期癫痫发作导致了 4 次皮肤烧伤。8 年前发生两次全身强直痉挛性发作(GTCS),但是没有癫痫持续状态。

> ### ⭐ 学习要点
>
> 1981 年,国际抗癫痫联盟(ILAE)基于发作表现和脑电图(EEG)制订了一个标准化的分类和术语来帮助诊断,以及专业医师和患者之间的沟通[1]。随着进一步发展,已经提出新的分类表[2]。两个 ILAE 分类表都是基于广泛接受的概念,即癫痫是广泛的或局灶的。
>
> 广泛癫痫源于大面积皮质,并且会出现意识丧失。然而,局灶性癫痫源于一侧大脑半球的皮质上特殊的小区域,可在同侧半球内扩展或传播到对侧半球,并且可能进展为广泛癫痫。局灶性癫痫进一步分为单纯部分性发作(SPS),不伴有意识障碍;以及复杂部分性发作(CPS),伴意识丧失(表 5.1 和表 5.2)。源于颞叶的 CPS 通常有三种发作表现,即先兆、意识丧失和自动症。

表 5.1   单纯部分性发作的特点

临床表现	发作时症状	半球定位
运动神经	阵挛、痉挛或强迫姿态	癫痫症状的对侧
	贾克森扩布	
	癫痫沿着初级运动皮质对应的肌肉进展	
	托德麻痹	
	发作后单侧肢体无力，24小时内完全可逆	
躯体感觉	上腹部刺痛	颞叶内侧面
	麻木、电击感、烧灼感	对侧中央区或顶叶
	单纯视觉变化、闪光或视物变色	距状裂皮质
自律性	瞳孔大小、皮肤颜色、血压、心率、立毛肌的改变	可能与单纯部分性发作无关，更常见于 CPS 和 GTCS

表 5.2   复杂部分性发作的特点

临床表现	发作时症状	半球定位
先兆	单独发生的持续几秒(可能几天)的短暂发作，或可引发 CPS 或 GTCS	
意识障碍	失神伴动作停滞	
自动、无意识运动，可能是伴有与周围环境相互作用的有目的的复杂活动	**口部**：咀嚼、抿嘴、吞口水	内侧颞叶
	手势：小提琴式动作、轻敲或轻拍或摩擦。复杂动作包括脱衣、性交样动作	对侧颞叶或额叶
	语言：无意义的声音、吹口哨、重复单词或句子	
	模仿：兴奋、大笑、生气或害怕	
	行动：步行、跑步或转圈	
	应答：与周围环境相互作用的半目的性行为	
	暴力：被认为是意识已非常混乱的患者所具有的。没有预兆、记忆、技巧和目标性(法医学中重要的特性)	

她的既往史显示正常的出生和发育时间表。没有中枢神经系统感染或头部外伤史。她在 18 个月时经历了一次高热惊厥。

患者 18 岁时癫痫再次出现，随即开始服用抗癫痫药物（AED）。就诊的时候，她正在服用 3 种 AED：每日卡马西平 1600mg、左乙拉西坦 4000mg 和普瑞巴林 300mg，而且她还试过其他 5 种 AED，这 5 种 AED 没有改善她的症状或具有无法忍受的副作用。

她的其他病史并不重要。她觉得自从应用 AED 治疗以来，短期记忆和长期记忆都开始恶化。患者没有癫痫家族史或神经系统异常。一般检查和神经系统检查没有异常。没有手术禁忌证。神经心理评估表明她处于智力平均水平。语言记忆与非语言记忆均良好。值得注意的是，其语言推理、工作记忆和读写能力较弱。这提示其优势大脑半球功能紊乱。

颅脑 T2 加权 MRI 冠状位扫描显示缩小的右侧海马呈高信号，与海马硬化相一致（图 5.1）。其他相关发现可能包括海马头缺失、同侧侧脑室颞角扩张、穹隆和乳头体萎缩。从连续的 T1 加权 MRI 冠状位扫描图像上，通过测量海马横截面积可计算出海马的体积。通过测量，右侧海马比左侧小 40%。

用视频遥测脑电技术观察患者一段时间。

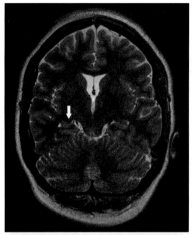

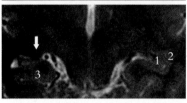

图 5.1　T2 加权 MRI 冠状位扫描（3T）显示右侧海马严重硬化（箭头所示）。结构 1：海马角（CA）1~4，结构 2：下托，结构 3：海马旁回。

⭐ **学习要点**

　　脑电图可测量皮质神经元突触后电位引起的头皮电压变化。国际 10~20 系统电极放量法（图 5.2）对电极位置和命名进行标准化并使其可重复。"10"和"20"是指相邻电极之间的实际距离，指颅骨表面从鼻根部到枕骨隆突距离的 10% 或 20%。字母表示解剖学位置（Fp ＝ 额极，F ＝ 额部，T ＝ 颞部，P ＝ 顶部，O ＝ 枕部，C ＝ 中央区）。右半球电极为偶数，左半球为奇数，中线为 Z（0）。越低的数值越接近内侧，越高的数值越接近外侧。附加电极也是有用的，如楔形电极，可用来记录前中颞叶。

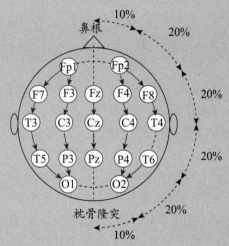

图 5.2　国际 10~20 系统的电极安放位置。图中可见"双香蕉"纵向双极导联组合。

组合表示电极连接和作用的方式。"纵向双极"组合也叫"双香蕉",每个通道代表了相邻电极之间的区别(图 5.3)。无论"平均参考值"曲线如何,所有电极的信号输出都是通过总计值和平均值计算的,并且通常情况下每一个通道的信号参考值都使用信号平均值。

尖波持续 70~200ms,峰值持续不到 70ms 时,提示癫痫样的活动。

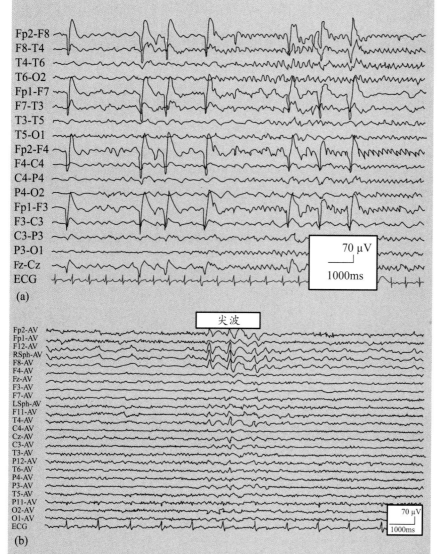

图 5.3 (a)纵向双极"双香蕉"组合脑电图显示癫痫样活动,右额叶和颞区放电,并延伸到左额颞区域。(b)发作间期清醒脑电图平均参考曲线显示了一段最大限度的尖波,右前颞下叶和额叶区域扩展到左额颞区。

Courtesy of Dr B.Diehl, Deparment of Neurophysiology, NHNN, London,UK.

这位左利手患者伴有右侧海马硬化,发作后言语障碍症的功能磁共振成像(fMRI)显示语言范式指向右侧语言优势(图5.4)。

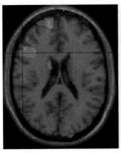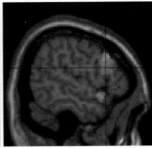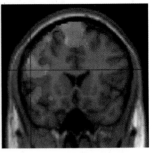

图 5.4 语言功能磁共振成像,语言流畅(橙色)和动词生成(黄色)表明右侧语言优势。(注:该图彩色版请见原著在线版本。)

Courtesy of Dr C. Micallef & Mr J. Stretton Department of Neuroradiology, NHNN, London, UK.

⭐ **学习要点**

已有研究使用 fMRI 在健康人群中调查语言优势半球的发病率。右利手人群中,94% 被认为是左半球语言主导,6% 是双侧语言表达[5]。类似的研究表明,非右利手人群仅仅有 8% 为右侧大脑半球语言主导,78% 为左侧大脑半球语言主导[6]。

语言系统的位置是个体化的,可能受用手习惯影响,颞叶癫痫患者的语言系统可能改变为双侧或转移到对侧[5]。

前颞叶切除术(ATLR)可能影响语言和记忆功能。优势半球 ATLR 可能损害命名和非文字记忆,而非优势半球 ATLR 可能损害视觉记忆。术前评估语言和记忆的偏侧性是至关重要的。术后神经功能障碍的风险应得到患者的知情同意。

在一些中心,韦达试验仍被认为是检查语言和记忆功能的金标准。通过向清醒状态下的患者颈内动脉注射异戊巴比妥钠,可逆性抑制大脑半球,以此评估对侧大脑的功能。有创操作因为固有的风险,一些中心已经用无创操作代替,许多中心都以 fMRI 代替[7-9]。

总而言之,这位 30 岁的左利手女性患者自从 18 岁就有复杂运动性癫痫。MRI 显示右侧海马硬化。发作间期脑电图显示右侧前颞峰值,发作期脑电图显示右侧半球颞部的最大活动。右侧半球癫痫发作的症状包括:

- 癫痫发作时头右偏。
- 左侧强直状态。
- 发作后右手擦鼻。
- 左侧托德麻痹。
- 发作后语言困难,提示右侧半球语言优势。

神经心理学评估符合优势半球皮质功能紊乱,功能磁共振成像显示右半球语言定位。重要的是,患者没有癫痫手术的禁忌证。

多学科癫痫手术规划会议分析了这一数据,结论认为,这些表现与假定的继发于右侧海马硬化的右侧颞叶癫痫病灶一致。标准的右侧 ATLR 治愈癫痫的成功率预计为 60%,另有 20% 的患者发作频率明显改善。应与患者及其家人讨论手术风险-效益并记录,同时以书面形式交予患者。应与患者讨论一般手术风险和优势半球 ATLR 的具体手术风险(表 5.3)。

表 5.3　根据半球优势进行前颞叶切除术(ATLR)的具体手术风险

切除半球	风险
优势侧	语言的障碍,尤其是命名和非文字记忆(20%~30%)
非优势侧	视觉记忆障碍(10%)
双侧	感染(<3%)
	轻偏瘫和语音障碍(<1%)
	视野损失(10%),视野缺失导致驾驶禁令(5%)
	神经心理障碍:情绪障碍,包括情绪不稳、抑郁和焦虑,可能发生在 1/5 的患者。急性精神病很少(1%)发生。

颞叶切除

患者仰卧位,头部置于 Maryfield 头架上,头旋转 90°,颧骨与地面平行。颞侧标记皮肤切口(图 5.5a),制作肌皮瓣(图 5.5 b)。钻两个钻孔,一个在翼点的上方,另一个在颧骨根部上方(图 5.5 c),行颅骨切开术(图 5.5 d)。颅骨切开术位置应该尽可能低,以便于达到中颅窝底部,可引起最低程度的收缩。硬膜以 C 形打开以暴露大脑侧裂。

ATLR 切除外侧皮质,通过识别侧脑室颞角,切除内侧的颞叶结构(杏仁核、海马、海马旁回)。

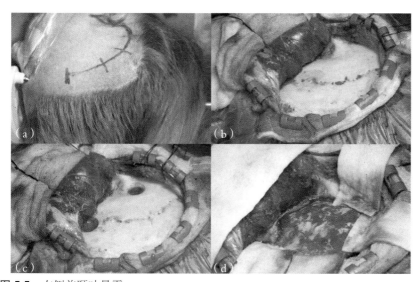

图 5.5　右侧前颞叶暴露。

为了成功切除皮质,首先从颞极沿着颞中回长轴测量 4 cm,并且用双极电凝镊标记后缘皮质。沿颞上回延长约 5mm,在大脑侧裂血管下创建一个"L 形"。L 形蛛网膜可用显微剪刀和 Rhoton 解剖器分离软脑膜来分开。

使用术中导航定位侧脑室下角的位置。到达脑室的方法是沿着中颅窝,识别侧副沟。平行脑沟,垂直颅底切开,在下方进入脑室。这减少了视辐射损伤的风险,特别是 Meyer 袢(脑室的侧面和上方)。小棉片植入脑室的颞下角可防止脑脊液漏和颞极切除后血液流入脑室。

使用钝性钩在颞上回水平从颞角向前分离颞叶主干,颞叶外侧的大脑皮质是可以切除的。

内侧颞叶结构也要切除。使用一个低功率全频超声乳化吸引刀(CUSA)切除钩回和杏仁核。在软脑膜边界切除钩回,可见到第三对脑神经、后交通动脉和小脑幕。前脉络点是一个重要的解剖学标志,因为它代表了脉络丛的最前端,定位了脉络膜前动脉,界定了海马头后部分。

从前脉络点向大脑侧裂画虚线,在前面和侧面可以切除杏仁核。必须注意切除杏仁核时不能太深,避免进入大脑额叶。

使用钝钩轻轻分开脉络丛和海马,暴露海马伞。轻柔地解剖海马底部的蛛网膜,显露位于海马沟内为海马头部供血的海马动脉。电凝血管,切除海马。海马旁回和海马脚最后切除,小心不要破坏底层邻近的大脑脚。关颅并且将标本送检病理。

术后继续服用 AED,没有神经功能障碍,术后随访一年没有癫痫发作。

⊕ 临床提示:前颞叶切除术

- 定位时,颈部必须扩展和屈曲,使脑室接近颞中窝。
- 定位时,应该注意颈部不要过度屈曲,减少臂丛损伤的风险。所有骨性凸起部位必须垫起,以避免压疮。
- 颅骨切开术时,如果乳突气房打开,必须用骨蜡或生物密封胶密封,以防止脑脊液漏或脑膨出。
- Labbe 静脉解剖学上位于优势后颞叶。损伤可能使大脑皮质和皮质下语言区产生静脉性梗死,所以应在静脉前进行切开。
- 软膜下分离颞上回,暴露覆盖岛叶皮质和大脑中动脉分支的蛛网膜。这些标志可以帮助切除颞叶,但必须注意不要穿透蛛网膜层和进入大脑侧裂。
- 使用低频率的 CUSA 来确保不穿透软脑膜到基底池。如果血液进入脑池,可能会引起脑膜炎,导致头痛、神经刺激,延长住院时间。
- Meyer 袢位于侧脑室颞角的侧上方,损伤将导致颞上钩视野缺损。
- 当切除杏仁核时,必须特别注意在其内上方,没有清晰的解剖标志。从前脉络点到岛阈和钩回前上方的蛛网膜做一虚线,在此线下切除杏仁核被认为是安全的。在这条线上方是苍白球和大脑中动脉的分支,经过基底神经节,如果损伤可能导致偏瘫和偏盲。

讨论

据估计,普通人群中癫痫的发病率为 50/100 000[10],且 20% 将发展成为难治性癫痫[11]。英国的一项研究报道,癫痫最常用的外科手术是颞叶海马硬化切除[12]。脑肿瘤是难治性局灶性癫痫患者的普遍表现,大约有 60% 是胚胎发育不良性神经上皮肿瘤和神经节瘤[13]。其他病变包括神经胶质瘤、局灶性皮质发育不良、异位、动静脉畸形、钙化、梗死、肉芽肿(如继发于囊虫病、肺结核)和创伤性颅内损伤。双重病理学存在于高达 30% 的颞叶癫痫患者的手术标本中,最常见的是将海马外侧功能病变报道为皮质发育不良。双重病理学的发病机制还知之甚少[14]。隐源性 TLE 或疑似 TLE,指的是在切除颞叶中未发现病理变化的患者,在所有病例中不足 10%[15]。

> **" 专家点评:海马硬化**
>
> 诊断海马硬化的病理特征是胶质细胞增生和神经元缺失(尤其是锥体神经元),主要在 CA1 区,在 CA3 和 CA4 区也有发现。通常伴随兴奋性苔藓细胞、神经肽 Y 分泌神经元和 GABA 能神经元的缺失[16]。可能伴有同侧杏仁核和内嗅皮层的神经胶质细胞增生和类似神经元缺失(图 5.6)。海马硬化的最新分类表明非典型的组织学类型(尽管发生频率很低)将会有更差的预后。术后 1 年内癫痫未发作(表 5.4)[17]。尽管海马硬化病在 200 多年前就已经提出[18],但其目前仍然是研究的热点,特别是中央区神经元缺失诱发癫痫发作的原因和机制。

表 5.4 典型和非典型海马硬化的特征和术后癫痫消失率

	178 例患者中的比例	神经元缺失	术后 1 年内癫痫未发作(%)
非内侧颞叶硬化(MTS)	19	无	59
MTS 1a(典型)	19	除了 CA2,所有分区都有神经缺失,主要是 CA1 区	72
MTS 1b(典型)	53	所有海马分区	73
MTS 2(非典型)	6	CA1	67
MTS 3(非典型)	4	门区终板硬化	29

Summarized from Blümcke I, Pauli E, Clusmann H et al. A new clinico-pathological classification system for mesial temporal sclerosis. Acta Neuropathol 2007; 113: 235–44. Distributed under the terms of the Creative Commons Attribution License 2.0 [17].

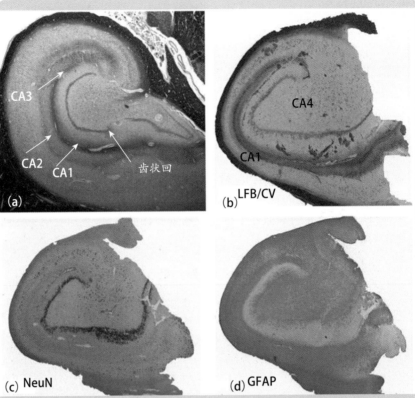

图 5.6　截面图显示（a）健康海马；（b,c,d）典型海马硬化。截面染色：（a）Luxol 髓鞘快速蓝染（LFB）；（b）LFB 和甲苯酚紫（CV）；（c）神经细胞核染色（NeuN）显示主要在 CA1 和 CA4 损失；（d）胶质纤维酸性蛋白（GFAP）显示了 CA4 和 CA1 区弥漫性纤维胶质细胞增生。（注：该图彩色版请见原著在线版本。）

Images courtesy of Dr Thom, Department of Neuropathology, Institute of Neurology, London.

★ **学习要点**

在评估癫痫患者是否进行外科手术时，MDT 和系统检查是必需的。

临床评估

出生和生长发育史、癫痫病史、当前的癫痫发作模式、服用药物史（两种 AED 失败）、并发症预防手术、临床检查 [特别是神经系统、心血管系统、皮肤系统（癫痫综合征的皮肤红斑）的检查及心电图的检查]。

检查

颅脑 MRI、延长的发作间期脑电图、视频脑电图、神经心理学和神经精神病学。

多学科讨论

如果数据符合：需制订手术计划，用 fMRI 来确定语言 / 运动功能、视野，如果手术切除部位接近这些区域。

如果不符合，但是为潜在的手术候选人，应进一步使用成像技术获得颅内脑电图目标（应用深部电极、硬膜下电极和条片状电极）。

必须给患者和其家属一个切合实际的期望，且应使其知晓手术的相关风险，并确保长期的术后随访。

神经生理学

术前延长发作间期和发作期头皮脑电图的目的包括：

- 临床发作的电生理学显示：多达 10% 的候选人癫痫手术术前检查发现有心理性非癫痫发作。

- 临床发作的电生理学的特征，以便确认所有癫痫都起源于相同病灶。

- 如果有由于其他致癫痫区域（如双重病理）导致的不一致性，这将减少癫痫消除的概率。

> **❝ 专家点评**：**如果发现双重致癫痫区域，建议使用侵入性脑电图**
>
> 深部电极是在立体定向 MRI 引导下插入的多个接触线，对于调查深部病灶是非常有用的。其缺点是样本只有小范围的大脑。硬膜下电极和条片状电极可记录来自较大表面皮质区域的信号，并且通过颅骨切开术进行插入。功能脑皮层图电刺激也可以通过这两种类型的电极来执行。

颞叶癫痫的神经影像学

3T 的颅脑 MRI 扫描包括轴位和冠状位的 T1 加权、T2 加权和 FLAIR 成像，能显示之前没有确定的病灶。梯度回波成像被用于检测血管异常。海马体积分析能提供海马硬化的证据。如果成像没有显示癫痫的病因或诊断与脑电图有差别，可以考虑功能成像：正电子发射断层扫描（PET）、单光子发射计算机断层显像（SPECT），同时行脑电图、功能磁共振[20] 和脑磁图描记（MEG）。皮质区域根据大小和位置，其高度是可变的，立体定向未能考虑这个内在可变性。语言区可以通过 fMRI 映射，用语言、记忆、运动和躯体感觉的白质纤维束弥散张量成像[21]。多模态成像标准可帮助制订手术计划，术中 MRI 有助于手术切除。

> **★ 学习要点**
>
> TLE 患者行 ATLR 可能会导致视野缺损（VFD），通常前视辐射区（Meyer袢）损伤会导致对侧上象限区象限盲。尽管癫痫不发作，但患者术后可能存在显著的 VFD 而影响驾驶[22]。
>
> Meyer 袢存在显著的解剖学变异，视辐射区的传导束成像和实时神经导航是主要的辅助手段[23]。

神经心理学评估

使用韦氏成人智力表评估术前神经心理学。智商（IQ）总量表由测试言语智商（包括语言理解能力与工作记忆）及行为智商（包括知觉组织）所获得的分数构成。其结果有助于脑功能障碍的定位——记忆受损提示颞叶受损。比较视觉智商和行为智商有助于定位偏侧性，语言记忆受损偏向优势侧颞叶（通常是左面），而视觉记忆受损偏向非优势半球。fMRI 的记忆模式现在也能提供预测术后认知障碍的信息 [8, 9]。任何术后功能障碍都取决于切除组织的功能和未被切除组织的功能。术前评估有助于预测术后认知降低的风险，可进行适当的术前咨询和术后支持。认知基线于评估是有用的，因为这可能因癫痫发作本身的影响，作为癫痫综合征的一部分，是应用 AED 的参考，而且对于确保患者有足够高的智商获得知情同意非常重要。

神经精神病学评估

TLE 患者的精神病发病率（特别是抑郁、焦虑和精神病）与终身患病率一样，高达 50%。25% 的术后 TLE 患者在前 3 个月都有短暂的情绪障碍，包括情绪不稳、焦虑、抑郁，而有 10% 的患者会持续更久。已报道有 1% 的患者术后新发精神病。术后精神疾病发病的风险因素包括术前精神病史、术前双侧癫痫样放电和缺乏对术后癫痫发作控制 [24]。

颞叶癫痫的手术

Victor Horsley（英国伦敦国立医院神经病学和神经外科）是 19 世纪癫痫手术的先驱之一，其将临床观察与癫痫症状学进行联系，以制订切除手术计划。1924 年，Hans Berger 发明了脑电图，术前和术中的记录可以帮助切除致癫痫发作的区域，即使切除的区域可能看起来大体正常。Wilder Penfield（加拿大蒙特利尔神经研究所）首次发现，对于 TLE 患者来说，颞叶、海马、杏仁核可以安全地切除并且在减少发作频率方面预后良好。20 世纪 50 年代，Murray Falconer（英国伦敦莫兹利医院）开创了全部颞叶切除术。然而，这会导致巨大的功能缺失，尤其是神经心理学缺陷和上象限视野偏盲。旨在减少皮质切除范围的替代技术，包括斯宾塞（Spencer）型技术和选择性杏仁核海马切除术 [25, 26]。斯宾塞技术的开发是为了保护外侧颞叶皮质的功能，以及通过颞叶通道探查内侧颞结构。选择性杏仁核海马切除术可经皮层、经大脑侧和颞下完成，具有完整保留邻近颞叶皮质的优势。各种各样的手术技术是很难相互比较的，因为缺乏规范的术后结果判定准则，并且颞叶切除的最佳大小仍是有争议的，需要进一步研究 [27, 28]。

在 20 世纪 90 年代末，一项加拿大的试验随机选取 80 名药物难治性 TLE 患者，进行手术治疗或者一年的 AED 治疗 [29]。主要的结果是癫痫不发作,但有自我和环境意识损害。Wiebe 等人的研究显示,接受手术的患者中有 58% 的癫痫消除,相比之下药物治疗组有 8% 的患者癫痫消除。同样,英国的一个中心也进行了一项队列研究,患者接受前颞叶切除术或颞侧病变切除,研究表明 537 名患者中大约 60% 在 5 年内癫痫消除(不包括局部癫痫发作)[30]。

一项随机对照试验比较了标准颞叶切除术与放射性伽马刀切除同样病灶的结果。这项放射治疗或开放手术治疗癫痫的研究,主要的假设是放射治疗(不需要住院)与手术切除对于颞叶癫痫患者同样安全有效。这项研究在 2012 年由于患者招募困难而被放弃。

姑息性手术用于医学难治性患者,包括不适合手术切除或切除不能改善症状的患者。这些辅助疗法包括对前丘脑连续脑深部电刺激(DB-SANT;Medtronic Inc.)、间断迷走神经刺激(VNS;Cyberonics Inc.)和反应性神经电刺激(RNS;Neuropace Inc.)。迄今为止,只有迷走神经刺激在欧洲和美国都是许可的。

迷走神经刺激使 1/3 患者的癫痫发作减少了 50% 以上,1/3 的患者减少不到 50%,其余 1/3 没有改善[31]。螺旋形双极电极缠绕在左迷走神经,末端走行于皮下胸肌筋膜外的植入式脉冲发生器(IPG)。刺激参数可以通过使用射频信号的编程装置调整。通常,缓慢增加患者的刺激参数,直到达到最佳个体癫痫控制和副作用耐受。患者也可以通过磁铁(通常以戴手镯的方式)在先兆时触发刺激器,这可以阻止癫痫的发作。

> ☉ **学习要点**
>
> 应刺激左侧迷走神经,因为刺激右侧迷走神经可能会诱发心动过缓或心律失常。
>
> 迷走神经大约有 80% 为传入神经,混杂着一些无髓鞘神经纤维。这些迷走神经纤维在脑干构成孤束核,再向上到达其他结构,如下丘脑、丘脑、皮质。使癫痫发作减少的确切作用机制目前并不清楚。
>
> 干扰和刺激迷走神经可能会导致声音嘶哑、咳嗽、咽喉痛、感觉异常及呼吸困难。

专家总结

- 术中导航系统极大地提高了手术的安全性,可使结构和功能数据在手术中实时反映出来。
- 神经调节是近期飞速发展的学科领域,不同位置的脑深部电刺激(DBS)正在研究,例如丘脑中心核团[32]。癫痫发作预测设备也正在研发中。植入电极将脑电信号传入手持设备,可以预测癫痫可能在之后的几小时内发作，这样我们可以提前给予直流电刺激来预防癫痫发作或预防出现严重的大发作。

- 将电活性药物释放植入物放置到癫痫活动皮质，可以避免药物的全身代谢反应，同时还可以避免药物无法通过血脑屏障的问题。

- 光遗传学工具包括不同的光敏感蛋白，通过载体可以表达到哺乳动物的神经元细胞中，从而有效地控制神经细胞的兴奋性。在海马细胞中表达盐细菌视紫红质抑制物，这种抑制物的动物片制剂最近已经作为常用手段来控制化学信号和电信号诱发的癫痫活动[33]。光遗传学工具已经成为分子水平操控神经网络的独特方法，提供了一种未来治疗癫痫的新策略[34]。

- 从胎儿组织或基因细胞获取干细胞或成熟细胞的细胞移植可以增强突触间抑制，从而减少癫痫发作，保护神经元细胞，这种治疗方法已经在动物模型中进行研究[35]。

点评专家：Andrew McEvoy

译者：崔启韬

参考文献

1. Commission on Classification, International League Against Epilepsy. Proposed provisions of clinical and electroencephalographical classification of epileptic seizures. Epilepsia 1981; 22: 489–501.

2. Berg AT, Berkovic SF, Brodie MJ, et al. Revised terminology and concepts for organization of seizures and epilepsies: report of the ILAE Commission on Classification and Terminology, 2005–2009. Epilepsia 2010; 51: 676–85.

3. Annegers JF, Hauser WA, Shirts SB, et al. Factors prognostic of unprovoked seizures after febrile convulsions. N Engl J Med 1987; 316: 493–8.

4. Brodie MJ, Kwan P. Staged approach to epilepsy management. Neurology 2002; 58: S2–8.

5. Springer JA, Binder JR, Hammeke TA, et al. Language dominance in neurologically normal and epilepsy subjects. A functional MRI study. Brain 1999; 122: 2033–45.

6. Szaflarski JP, Binder JR, Possing ET, et al. Language lateralization in left-handed and ambidextrous people fMRI data. Neurology 2002; 59: 238–44.

7. Arora J, Pugh K, Westerveld M, et al. Language lateralization in epilepsy patients: fMRI validated with the Wada procedure. Epilepsia 2009; 50: 2225–41.

8. Bonelli SB, Powell RHW, Yogarajah M, et al. Imaging memory in temporal lobe epilepsy: predicting the effects of temporal lobe resection. Brain 2010; 133: 1186–99.

9. Bonelli SB, Thompson PJ, Yogarajah M, et al. Imaging language networks before and after anterior temporal lobe resection: results of a longitudinal fMRI study. Epilepsia 2012; 53: 639–50.

10. Sander JWAS. Some aspects of prognosis in the epilepsies: a review. Epilepsia 1993; 34: 1007–16.

11. Hart YM.Shorvon SD. The nature of epilepsy in the general population: I. Characteristics of patients receiving medication for epilepsy. Epilepsy Res 1995; 21: 43–9.

12. Lhatoo SD, Soloman JK, McEvoy AW, et al. A prospective study of the requirement for and the provision of epilepsy surgery in the United Kingdom. Epilepsia 2003; 44: 673–6.

13. Blümcke I. Epilepsy-associated brain tumors. Handb Clin Neurol. 2012; 108: 559–68.

14. Harroud A, Bouthillier A, Weil AG, et al. Temporal lobe epilepsy surgery failures: a review. Epilepsy Res Treatment 2012. Available at: http://dx.doi.org/10.1155/2012/201651

15. Thom M. Hippocampal sclerosis: progress since Sommer. Brain Pathol 2008; 19: 565–72.

16. Thom M, Sisodiya SM, Najm I. Epilepsy. In: S Love, DN Lewis, DW Ellison (eds), Greenfield's neuropathology 8th edn. (pp. 833–87). London: Hodder-Arnold, 2008.

17. Blümcke I, Pauli E, Clusmann H, et al. A new clinico-pathological classification system for mesial temporal sclerosis. Acta Neuropathol 2007; 113: 235–44.

18. Bouchet C, Cazauvieilh C.A. De l' épilepsie considerée dans ses rapports avec aliénation mentale. Recherche sur la natur et le siège de ces maladies. Arch Gén Méd 1825; 9: 510–42.

19. Duncan JS. Selecting patients for epilepsy surgery: synthesis of data. Epilepsy Behav 2011; 20: 230–2.

20. Vulliemoz S, Thornton R, Rodionov R, et al. The spatio-temporal mapping of epileptic networks: combination of EEG-fMRI and EEG source imaging. Neuroimage 2009; 46: 834–43.

21. Duncan JS. Imaging in the surgical treatment of epilepsy. Nat Rev Neurol 2010; 6: 537–50.

22. Yogarajah M.Focke NK, Bonelli S, et al. Defining Meyer's loop—temporal lobe resections, visual field deficits and diffusion tensor tractography. Brain 2009; 132: 1656–68.

23. Winston GP. Epilepsy surgery, vision, and driving: what has surgery taught us and could modern imaging reduce the risk of visual deficits? Epilepsia 2013; 54: 1877–88.

24. Foong J, Flugel D. Psychiatric outcome of surgery for temporal lobe epilepsy and presurgical considerations. Epilepsy Res 2007; 75: 84–96.

25. Harkness W. Temporal lobe resections. Childs Nerv Syst 2006; 22: 936–44.

26. Campero A, Tróccoli G, Martins C, et al. Microsurgical approaches to the medial temporal region: an anatomical study. Neurosurgery 2006; 59: 279–308.

27. Schramm J. Temporal lobe epilepsy surgery and the quest for optimal extent of resection: a review. Epilepsia 2008; 49: 1296–307.

28. Al-Otaibi F, Baeesa SS, Parrent AG, et al. Surgical techniques for the treatment for temporal lobe epilepsy. Epilepsy Res Treat 2012; 2012: 374848.

29. Wiebe S, Blume WT, Girvin JP, et al. A randomized controlled trial of surgery for temporal lobe epilepsy. N Engl J Med 2001; 345: 311–18.

30. De Tisi J, Bell, GS, Peacock JL, et al. The long-term outcome of adult epilepsy surgery, patterns of seizure remission, and relapse: a cohort study. Lancet 2011; 378: 1388–95.

31. Janszky J, Hoppe M, Behne F, et al. Vagus nerve stimulation: predictors of seizure freedom. J Neurol Neurosurg Psychiat 2005; 76: 384–9.

32. Velasco F, Velasco AL, Velasco M, et al. Deep brain stimulation for treatment of the epilepsies: the centromedian thalamic target. Acta Neurochir Suppl. 2007; 97: 337–42.

33. Tønnesen J.Sørensen AT, Deisseroth K, et al. Optogenetic control of epileptiform activity. Proc Natl Acad Sci 2009; 106: 12162–7.

34. Kokaia M.Andersson M.Ledri M. An optogenetic approach to epilepsy. Neuropharmacology 2013; 69: 89–95.

35. Boison D. Cell and gene therapies for refractory epilepsy. Curr Neuropharmacol 2007; 5: 115–25.

6 儿童期腰骶部脂肪瘤的治疗策略

Martin M. Tisdall，Greg James

病史

一个 13 个月大的女孩从一家儿科矫形服务机构转诊到一家三级医院的儿科神经外科中心接受治疗。她在出生时，就已患有腰骶部皮肤损害及双侧足部畸形。目前双脚肌力依然疲弱，并有向内塌陷的趋势。测试表明近端肌肉力量被合理开发，已达到 8 个月可坐，1 岁可爬行。没有迹象表明存在与腰椎病变有关的疼痛。

患儿存在尿滴沥的倾向，并总是尿湿尿布，但并没有发生尿路感染。尿流动力学检查提示神经性膀胱逼尿肌活动减弱，但膀胱体积正常且无膀胱输尿管回流。患儿已经开始间歇性导尿，并有神经源性肠道功能障碍以及需用轻泻剂缓解便秘的一些证据。

检查中发现了一个中线腰骶部脂肪瘤。下肢各主要肌肉群肌肉体积正常。脚处于马蹄足形。肌力检查发现 MRC 5 级伸髋，3 级伸髋，4 级膝关节屈伸，并不存在双侧跖屈与趾伸。双脚周围感觉减弱，下肢反射感觉不能被引出。

> **❝ 专家点评**
>
> 腰骶部脂肪瘤被认为是"隐匿性椎管闭合不全"或隐性脊柱裂分类下的一种，其分类中还包括脊髓裂畸形、皮肤窦道和脂肪终丝。这些皮肤覆盖的病灶可以根据是否存在与不完全成熟神经管暴露有关的皮肤缺陷将开放神经管闭合不全与脊柱裂（脊髓脊膜）病症区分开来。"隐性"这个词是误导，因为在大多数情况下，有覆盖皮肤的异常表现，如脂肪瘤肿胀、血管瘤或多毛肿物。这些被称为椎管闭合不全的表现。发现这些征象应提醒临床医师，即使没有明显的神经症状或迹象，也有脊髓异常的可能。

MRI 检查提示一个复杂的闭合不全畸形，以及一个从 L2 延伸到骶椎管的广泛间变型脂肪瘤（图 6.1）。

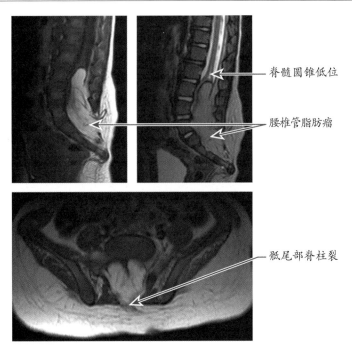

脊髓圆锥低位

腰椎管脂肪瘤

骶尾部脊柱裂

图 6.1　腰骶管矢状位 T1 和 T2 加权及轴位 T1 加权 MRI 可见巨大的腰骶部脂肪瘤，脂肪瘤从 L2 延伸到骶管尾部，累及圆锥和马尾。

　　在这个阶段，脚踝力量的变化似乎与先天性营养缺陷导致的严重运动缺陷有关，而非机械脊髓束缚所致。近端肌肉群体的神经支配部分参与了脂肪瘤形成，并有继续发展的可能。鉴于手术的复杂性、手术切除的固有风险，以及缺乏与脊髓受限加重相关的明确证据，最初的计划是完善影像学检查及临床监测。

　　在随后复查的 16 个月里，她的病情出现恶化，并出现了腰部疼痛的表现，左腿的功能发生退化。检查发现，她曾存在髋部和膝盖反重力运动，但左腿现在比右腿肌力弱。 MRI 表现平稳。由于她现在病情出现进展，因此决定进行手术切除脂肪瘤样病变并进行脊髓栓系松解。

⭐ **学习要点**：**脊髓栓系综合征**

　　脊髓脂肪瘤可能会导致终端脊髓和马尾神经功能障碍 [1-3]。此功能障碍的临床表现可能是：

- **神经**：疼痛、感觉障碍及神经性溃疡。
- **泌尿**：膀胱排空功能受损、尿滴沥、膀胱控制功能失调——神经性膀胱。
- **骨**：足踝畸形、不对称的肌肉萎缩和步态不稳。

　　神经管闭合不全的这些症状有时也被称为"神经矫形综合征"，或是脊髓栓系综合征。后者多用于描述临床综合征而非影像学表现。MRI 上的低位（"栓系"）脊髓可能没有临床后遗症。

在手术中,脂肪瘤的皮下部分最初被用于描述腰骶部筋膜的缺损。然后引出一个椎旁肌反射,并进行广泛的椎板切除术,以确保在脂肪瘤和硬膜之间有足够的操作空间。打开硬脊膜后,确定脊髓后根入髓区(DREZ)与脂肪瘤的关系(图6.2),并采用电生理标测识别功能神经根。然后,在显微镜下沿着脂肪瘤和神经基板之间进行平面解剖(图6.3)。接着,将暴露的神经基板在中线缝合(图6.4),最后,进行硬脑膜成形术,可使用硬脑膜替代品以增加硬膜囊的体积,从而减少未来脊髓受压的风险(图6.5)。

手术后,患儿恢复良好。神经功能未发生改变,但疼痛似有减少。术后两个月MRI提示脂肪瘤已近似全切除。目前对她仍在定期进行影像学随访,以及临床和泌尿系监测。

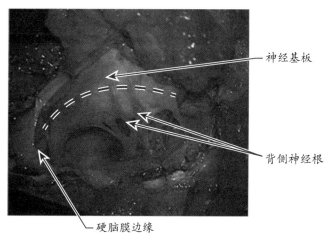

神经基板

背侧神经根

硬脑膜边缘

图6.2　术中切除脂肪瘤后显露背侧神经根和神经基板。

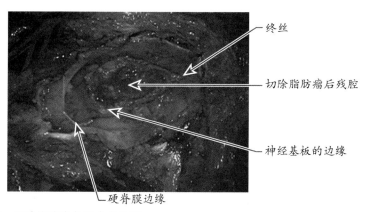

终丝

切除脂肪瘤后残腔

神经基板的边缘

硬脊膜边缘

图6.3　切除脂肪瘤之后术中外观。

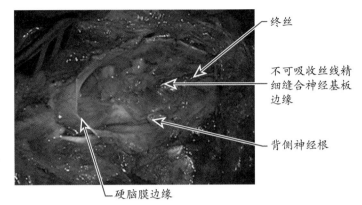

终丝

不可吸收丝线精细缝合神经基板边缘

背侧神经根

硬脑膜边缘

图 6.4　神经基板形成后的术中外观。

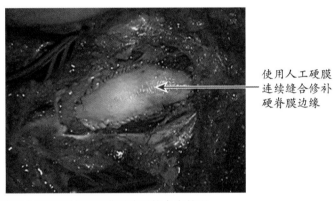

使用人工硬膜连续缝合修补硬脊膜边缘

图 6.5　使用人工硬膜扩展硬膜下腔后的术中外观。

> **❝ 专家点评**
>
> 　　脊髓脂肪瘤的解剖结构很复杂。栓系松解术中实现安全或最低程度神经功能损伤，以及避免术后伤口并发症，是重大的手术挑战。重要的原则包括：
> - **广泛椎骨暴露**：脂肪瘤和硬膜之间的连接可能非常宽，需要广泛暴露硬脊膜缘。
> - **从正常解剖入手**：对病灶吻侧的正常脊髓的识别有助于正常脊髓和脂肪瘤之间的界面定位和早期识别。
> - **识别正常脊髓背侧神经根并沿 DREZ 进入病灶**：脊髓被斜向打开，脂肪瘤基板意味着背侧神经根发生横向移动。
> - **神经根定位图是必不可少的**：对支配括约肌神经的识别是特别重要的。
> - **脂肪瘤切除术**：沿脂肪瘤和神经基板之间的连接进行显微解剖，这样做的目的是为了减少栓塞的风险并最大限度地切除脂肪瘤。
> - **该基板的神经胚形成**：将该基板的边缘缝合在中线上，从而重构该终端脊髓。
> - **进行硬脊膜成形术**：其目的是防止脑脊液漏和实现终端硬膜囊增大。

讨论

直至 21 世纪初神经外科领域一直认为,所有腰骶脂肪瘤均应进行外科手术减瘤和松解栓系以防止神经退化[4]。这一理念是基于不进行手术会不可避免地出现恶化的假设,且认为手术是安全有效的[5-8]。在过去的 10 年中,已有证据开始质疑这些假设。来自巴黎 Necker-Enfants Malades[9] 和伦敦 Great Ormond Street 儿童医院[10] 的小儿神经外科组的数据表明,在没有神经系统或泌尿系统功能退化时,保守治疗与传统的外科技术相比具有类似或更好的结果。

相反,美国 Dachling Pang 领导的研究组报道了通过细致的神经电生理监测、神经基板的重建及硬脑膜成形术对脂肪瘤进行全或近全切除[11, 12]。他们的研究结果表明,这种方法可能优于保守治疗与传统手术技术。

分类

最广泛认可的分类是由 Chapman 提出的[5]。它以脂肪瘤到脊髓附件的解剖位置为基础,将其分为背侧、尾侧和过渡类型。背侧类型只附着于脊髓圆锥的背侧面。尾侧类型附着于脊髓的终端,并涉及圆锥的前端。复杂的过渡类型处于两者之间,并且从脊髓背侧表面向圆锥和马尾延伸。

流行病学与胚胎学

新生儿腰骶部脂肪瘤的发生率约为 1:4000,男女比例为 1:2[13]。其胚胎基础仍不清楚。已经提出了过早分离,包括神经管闭合之前神经和皮肤外胚层的早期分离,可能使发育中的神经结构底层黏附到中胚层,并随后分化成脂肪[14]。虽然这种假设具有一定的价值,并可以解释背侧类型脂肪瘤的解剖结构,但它没有考虑更多的尾端连接的过渡和尾部脂肪瘤的形成。这些亚型有一些附着或低于圆锥的水平。

> **★ 学习要点**
>
> 圆锥和马尾的形成是由于未被完全认识和后发的次级神经胚,其中位于尾芽的多能性细胞在附加到远端脊髓前聚结形成次级神经管。因此,分离没有参与圆锥的形成,那么另一种尾侧和过渡类型脂肪瘤的替代发病机制必须考虑[15-17]。肛门区域和下泌尿道的合并畸形并不少见,并且与尾细胞团发展的局部病症的概念是一致的[18]。

自然史

传统观点认为,腰骶部脂肪瘤若不经治疗会不可避免地导致神经系

> **" 专家点评**
>
> 对于腰骶部脂肪瘤的治疗方法,不同团体主张截然相反的治疗策略。我们只能收集更多的数据来解决这种争论。在这里,我们将研究当前支持这些不同治疗策略的证据,并提出我们目前的治疗方法。

> **" 专家点评**
>
> 神经基板的旋转可引起一侧神经根的缩短,从而导致解剖结构被进一步变形。Pang 等提出混合脂肪瘤作为过渡类型的子类型,该脂肪瘤与马尾的根部相互混合,并延伸到腹侧根部[13]。

统、泌尿系统或骨科退化，这一观点是没有科学依据的，直到现在，该疾病的自然史也一直没有准确的报道。脂肪瘤的病例差异很大，进行相同研究的文献有限，因此缺乏有症状和无症状病例之间的比较研究，并且缺乏非外科手术干预管理的案例评价。那些主张手术治疗的数据显示，在症状出现之前接受治疗的患者，其预后优于在神经功能缺损发生后才接受治疗的患者，而且还指出在老年组中无症状患者的数量减少[8,19]。这两个结论是存在瑕疵的。首先，不能假定无症状患者与有症状患者相比处于相同病程的较早时间点。其次，不可能知道无症状但确实患病且不求医的老年患者的真实数量[20]。手术治疗无症状的儿童是预防性的，所以潜在的手术并发症必须与长期疗效仔细权衡。

> **❝ 专家点评：神经功能缺损的原因**
>
> 　　患有脊髓脂肪瘤的儿童会发生神经功能缺损是毋庸置疑的[1-3]，但恶化背后的机制尚不清楚。脂肪瘤造成的下部脊髓固定会随脊柱生长产生牵拉力。实验证据表明，这些牵拉力可导致脊髓缺血和神经元功能障碍[21]。这种被称为"栓系"的解释，是手术治疗的基础，但也可能参与的其他因素很少受到关注。脊髓脂肪瘤的组织学改变不仅仅是脂肪细胞变得更多。真正的畸形过程是每一个生殖细胞层的组织都已经被脊椎脂肪瘤孤立[22]。特别是在脂肪瘤的复杂过渡形成过程中是可能的，如果没有可能，将会有一些相关的神经发育不全。这可以解释一些患者的先天性神经功能缺损，如在前文病例中所描述的患者。例如，神经发育不良导致的膀胱功能的减退，也许在婴儿时期难以检测，但会随着孩子的成长出现。因此，可能发生的功能衰退也许仅仅是异常脊髓发育随着时间的流逝出现的结果。最后，质量效应也可能有一定的作用。脂肪瘤在椎管内的部分可以很大并造成潜在的脊髓和神经根的压迫[22]。

随着对脊髓脂肪瘤导致神经系统、泌尿系统及骨骼系统退化的相关问题的深入研究，疾病自然史似乎比以前认为得更好，特别是在早期无症状的（高达脂肪瘤的30%）病例中。随着疑似脂肪瘤减灭和脊髓栓系的传统手术方式越来越不能满足人们的要求，Kulkarni 等报道称，对于无症状患者应密切观测其神经系统和泌尿系统功能[9]。对53例无症状脊髓脂肪瘤的平均随访周期超过了4.4年。在此期间，只有25%的患者表现出神经功能缺损。笔者计算得出，先前进行手术治疗的无症状患者的恶化风险为46%，与其相比，在第9年的恶化风险仅为33%。队列随访了10年，恶化风险仍保持在33%。

来自伦敦 Great Ormond Street 儿童医院的团队最近收集了56例无症状患者的相似数据[10]。他们发现恶化的累积风险在第2年和第10年时分别为18%和40%。其中16例患者出现了神经系统症状，并接受了脊髓脂肪瘤的大部分切除，并松解脊髓栓系。在2.5年的术后随访中，9

例患者术前的缺损症状得到改善,而 7 例患者仍存在缺损症状。

> **❝ 专家点评**
>
> 　　许多研究已经阐明了无症状脊髓脂肪瘤常规切除后晚期恶化的风险,并认为 40% 的患者在 8 年内会出现恶化 [12, 23, 24]。这些结果似乎并不比自然病程好,因此,对无症状脂肪瘤进行传统手术的获益是值得怀疑的,尤其是初次手术不仅会引起并发症,而且还可能会由于再栓系增加二次损伤的风险。

　　Pang 等人发表的手术结果提出一种更彻底的、更有价值的手术方法。他们主张,通过细致的神经生理图像指导脂肪瘤的全切或近全切除,并进行神经基板的重建和广泛硬脊膜成形术。据他们报道,16 年内 82.8% 的患者无进展存活,如果仅考虑无症状病例则是 98.4% [11, 12]。这些结果不仅远远优于以前的报道,也比自然病程更好。

　　显然,如果这些结果可以在其他中心再现,它将预示着一个重大的进步。然而,该技术在很大程度上依赖于神经电生理监测,这不是所有的中心都能够提供的。此外,它对技术的要求很苛刻,并且出现神经或泌尿系统并发症的潜在风险很高,此外还有与伤口相关并发症的风险,如脑脊液漏或假性脑脊膜膨出 [1, 8]。由于这种情况的发生率较低,可能需要相当长的时间来发展所需的手术技能。

　　鉴于大部分无症状病例不会恶化,Great Ormond Street 医院研究组曾试图对患者进行危险分级。他们发现,在无症状的情况下,女性、过渡型脂肪瘤和脊髓空洞存在的恶化风险更大 [10]。

趋向管理评估法则

　　初步评估包括临床病史、肌力检查、MRI 和包括膀胱功能评价的泌尿评估等。

　　根据该评估,患者被分为无症状和有症状(如出现闭合不全)两种。有症状的患者进一步细分,有固定功能障碍的(如先天脚踝或脚畸形)被称为"症状静止",有新发或恶化症状的被称为"症状进展"。对于由 Pang[11, 12] 描述的后一组有症状进展的(例如新发疼痛或新发膀胱症状的儿童)需要进行根治性手术干预 [11, 12]。对于无症状患者来说,神经和泌尿系统的密切监测需实行 6 个月,直到可以自控,监测减少到每年 1 次。在任何阶段,一旦出现新变化,如患儿出现症状的进展,就要进行相应处理。对于具有固定症状(症状静止)的患儿,我们的现行政策是将其视为无症状,这是一个有争议的患者群。任何进展的迹象都指导我们进行根治性手术。

　　进一步的数据收集将支持对该治疗方法的评估,并对 Pang 等人 [11, 12] 实验数据的重现提供有价值的信息。

专家总结

　　如何更好地管理这些患者？无症状脂肪瘤的常规局部减灭似乎并不比该疾病的自然进展更好，但保守治疗也存在恶化的显著风险。如果Pang[11, 12]得出的结果被其他研究组重现，那么这种根治性手术治疗方式有可能成为所有脊髓脂肪瘤的标准治疗，但我们目前尚缺乏数据来完全支持这一点。对于新诊断的脊髓脂肪瘤患者，我们认为重要的是识别该疾病良性进展中的许多无症状的患者，并为那些恶化的患者进行有效的长期治疗（图6.6）。

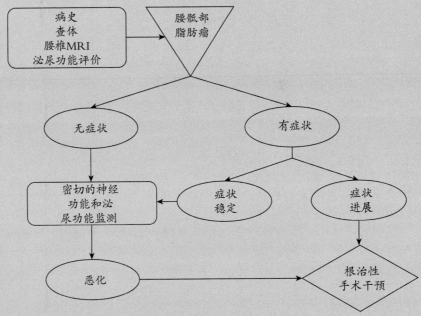

图6.6* 脊髓脂肪瘤病情变化管理流程图。
Taken from Wykes V, Desai D, Thompson DN. Asymptomatic lumbosacral lipomas—a natural history study. Childs Nerv Syst, 2012; epub ahead of print.

点评专家：Dominic N. P. Thompson

译者：张青

参考文献

1. Pierre-Kahn A, Zerah M, Renier D, *et al.* Congenital lumbosacral lipomas. Child's Nervous System 1997; **13**: 298–334.
2. Gourineni P, Dias L, Blanco R, Muppavarapu S. Orthopaedic deformities associated with lumbosacral spinal lipomas. Journal of Pediatric Orthopaedics 2009; **29**: 932–6.

3. Kang J-K., Lee K-S., Jeun S-S., Lee I-W., Kim M-C. Role of surgery for maintaining urological function and prevention of retethering in the treatment of lipomeningomyelocele: experience recorded in 75 lipomeningomyelocele patients. Child's Nervous System 2003; **19**: 23–9.

4. Bassett RC. The neurologic deficit associated with lipomas of the cauda equina. Annals of Surgery 1950; **131**: 109–16.

5. Chapman PH. Congenital intraspinal lipomas: anatomic considerations and surgical treatment. Child's Brain 1982; **9**: 37–47.

6. Hoffman HJ, Taecholarn C, Hendrick EB, Humphreys RP. Management of lipomyelomeningoceles. Experience at the Hospital for Sick Children, Toronto. Journal of Neurosurgery 1985; **62**: 1–8.

7. McLone DG, Naidich TP. Laser resection of fifty spinal lipomas. Neurosurgery 1986; **18**: 611–15.

8. La Marca F, Grant JA, Tomita T, et al. Spinal lipomas in children: outcome of 270 procedures. Pediatric Neurosurgery 1997; **26**: 8–16.

9. Kulkarni AV, Pierre-Kahn A, Zerah M. Conservative management of asymptomatic spinal lipomas of the conus. Neurosurgery 2004; **54**: 868–73.

10. Wykes V, Desai D, Thompson DN. Asymptomatic lumbosacral lipomas—a natural history study. Child's Nervous System, 2012; 28 (10): 1731–9.

11. Pang D, Zovickian J, Oviedo A. Long-term outcome of total and near-total resection of spinal cord lipomas and radical reconstruction of the neural placode: Part I-surgical technique. Neurosurgery 2009; **65**: 511–28.

12. Pang D, Zovickian J, Oviedo A. Long-term outcome of total and near-total resection of spinal cord lipomas and radical reconstruction of the neural placode, part II: outcome analysis and preoperative profiling. Neurosurgery 2010; **66**: 253–72.

13. Finn MA, Walker ML. Spinal lipomas: clinical spectrum, embryology, and treatment. Neurosurgery Focus 2007; **23**: E10.

14. Naidich TP, McLone DG, Mutluer S. A new understanding of dorsal dysraphism with lipoma (lipomyeloschisis): radiologic evaluation and surgical correction. AJR American Journal of Roentgenology 1983; **140**: 1065–78.

15. Copp AJ, Brook FA. Does lumbosacral spina bifida arise by failure of neural folding or by defective canalisation? Journal of Medical Genetics 1989; **26**: 160–6.

16. Müller F, O'Rahilly R. The primitive streak, the caudal eminence and related structures in staged human embryos. Cells Tissues Organs 2004; **177**: 2–20.

17. Saitsu H, Yamada S, Uwabe C, Ishibashi M, Shiota K. Development of the posterior neural tube in human embryos. Anatomy and Embryology 2004; **209**: 107–17.

18. Qi BQ, Beasley SW, Arsic D. Abnormalities of the vertebral column and ribs associated with anorectal malformations. Pediatric Surgery International 2004; **20**: 529–33.

19. Oi S, Nomura S, Nagasaka M, et al. Embryopathogenetic surgicoanatomical classification of dysraphism and surgical outcome of spinal lipoma: a nationwide multicenter cooperative study in Japan. Journal of Neurosurgery: Pediatrics 2009; **3**: 412–19.

20. Dorward NL, Scatliff JH, Hayward RD. Congenital lumbosacral lipomas: pitfalls in analysing the results of prophylactic surgery. Child's Nervous System 2002; **18**: 326–32.

21. Tani S, Yamada S, Knighton RS. Extensibility of the lumbar and sacral cord. Pathophysiology of the tethered spinal cord in cats. Journal of Neurosurgery 1987; **66**: 116–23.

22. Hirsch JF, Pierre-Kahn A. Lumbosacral lipomas with spina bifida. Child's Nervous System 1988; **4**: 354–60.

23. Xenos C, Sgouros S, Walsh R, Hockley A. Spinal lipomas in children. Pediatric Neurosurgery 2000; **32**: 295–307.

24. Colak A, Pollack IF, Albright AL. Recurrent tethering: a common long-term problem after lipomyelomeningocele repair. Pediatric Neurosurgery 1998; **29**: 184–90.

7 特发性颅内压增高

David Sayer

病史

20 岁,女性,因渐进性头痛 6 个月伴视觉障碍就诊于当地急诊部门（A&E）。头痛呈弥漫性胀痛,平躺、大笑和咳嗽时加重。患者自述头痛时伴视力模糊。她的身体质量指数（BMI）为 32。没有头痛的家族史,育有一个孩子,而且没有血栓形成的危险因素。

既往史不详,未进行规律药物治疗。神经系统检查无异常,但眼底检查发现双侧视盘水肿。

头部 CT 平扫未见异常。腰椎穿刺开放压力为 50cmH$_2$O,脑脊液排出 50mL 后压力降至 18cmH$_2$O。脑脊液蛋白质含量为 0.25g/ L,葡萄糖含量为 3.6mmol/L（均正常）。患者腰椎穿刺后诉头痛,但几个小时后逐渐平稳。接下来的几周中她的头痛和视力障碍得到改善。医生建议她减肥,但并未实现。

> **" 专家点评:特发性颅内压增高（IIH）的基础检查与管理**
>
> IIH 的自然病程是可变的。它可以是自限性、间歇性,或渐进性的。每个类别的患者约占 1/3[1]。最严重的并发症是视力丧失,并可以在高达 25%的患者中发生[2]。

✪ 学习要点:脑脊液成分和压力（表 7.1）

表 7.1　脑脊液成分和压力

脑脊液成分	正常值
脑脊液压力	5~15mmHg（7~20cmH$_2$O）
蛋白质	0.15~0.45g/L
葡萄糖	3.3~4.4mmol/L
白细胞计数（WCC）	0~5 × 10^6/L
红细胞计数（RCC）	0~10 × 10^6/L

神经科诊断为特发性颅内压增高（IIH）。在接下来的 12 个月中,患者进行了反复的腰穿,并给予乙酰唑胺每日 250mg,每周逐步增加药量

250mg,最大剂量达到 1000mg/d。不幸的是,尽管乙酰唑胺缓解了她的一些症状,但由于肠胃不适和无法忍受的疲劳等副作用而不得不中断用药。为了治疗,每次腰穿后,患者都遭受了数周的低压性头痛。其后是一个平静期,然后她的症状逐渐恢复。

> ☆ **学习要点:特发性颅内压增高的诊断标准**
>
> 特发性颅内压增高诊断标准——改良 Dandy 标准[3]:
> - 颅内压(ICP)增高的症状及体征。
> - 除单侧或双侧第六神经麻痹外不存在局灶性神经系统体征。
> - CSF 开放压力 >25cmH$_2$0,且没有细胞学或化学异常。
> - 正常神经影像学检查排除脑静脉血栓形成。

> ☆ **学习要点:乙酰唑胺**
>
> 乙酰唑胺被认为是降低 CSF 产生速率的碳酸酐酶的抑制剂。CSF 为血浆的超滤液,在脉络丛分泌产生。这个过程是能量依赖的,并且需要碳酸酐酶。这种酶可将二氧化碳和水转化为碳酸。乙酰唑胺通过抑制这种酶进行作用。这个反应发生在脉络丛上皮细胞[4]。乙酰唑胺作为磺酰胺类衍生物的潜在副作用是血液疾病,如白细胞减少、感染和皮疹等。其他副作用有恶心呕吐、头痛、乏力,以及味觉障碍和胃肠功能紊乱等[5]。

此时,她接受了神经外科的意见。MRI 扫描显示了视神经鞘复合体两侧的充血和扩张(图 7.1)。左顶叶的小损伤被认为是不相关的海绵状血管瘤。CT 静脉造影展示了腰穿前后的横窦静态狭窄(图 7.2)。此时,开放压力是 40cmH$_2$O,脑脊液排出 32mL 后,脑脊液压力为 12cmH$_2$O。

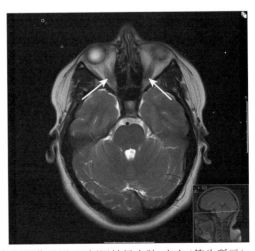

图 7.1 MRI T2 加权图像显示,双侧视神经水肿、充血(箭头所示)。

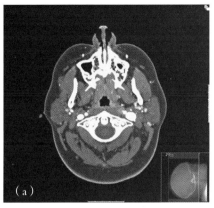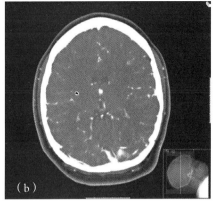

图 7.2　CTA（延迟静脉期）显示双侧颈内静脉解剖不对称（a），以及横窦狭窄（b）。

鉴于患者腰穿后的显著头痛症状，有人建议如果可能，起初就应尽可能避免腰部腹膜分流或心室腹膜分流。然而，她被建议进行静脉窦支架和横窦静脉的压力测量，但她拒绝了这种治疗，并选择进行分流的治疗。此时，她需要大约每 3 个月进行一次腰穿来控制她的症状。

她进行了无阀腰腹腔分流术。在术后恢复期，她经受了低压性头痛，并在随后的 1 周逐渐缓解。接下来的几周内她的全部症状逐渐好转，但颅内高压的症状随后复发。进一步的腰穿显示脑脊液压力为 32cmH$_2$O。眼科评估显示右眼视力 6/5 和左眼视力 6/9，视盘水肿伴双眼盲区轻度扩大，与术前持平。

经过详细的讨论，她在反复腰穿且病情平稳后的基础上，接受了 VP 分流，腰腹腔分流术后症状完全缓解。此时，她怀孕了并推迟了治疗。分娩后，患者的症状有所改善，并达到可接受的水平，她决定停止分流。

讨论

特发性颅内压增高也被称为良性颅内压增高（尽管没有良性病程）和假性脑瘤。该综合征的临床和影像学特点为：ICP 增高，没有脑室扩张或颅内占位性病变，但有视盘水肿 [6]。90％的病例发生在 20~44 岁的肥胖女性，比例为 3.5/ 100 000[7]。

最常见的症状是头疼。这往往是由于脑静脉压力增加和某些动作，例如咳嗽、打喷嚏和用力排便而加剧的非特定性的全头痛。还会伴有偏头痛的相关症状，如光敏性、恶心和呕吐 [1]。视觉障碍也很常见，可以表现为模糊不清或一过性黑蒙。这些可以是体位性的。其他症状包括复视、视野缺损及搏动性耳鸣。局灶性神经疾病很罕见，如发生可能提示存在其他原因。视盘水肿是这种疾病的诊断标志，尽管它有时发生在某些无症状的患者中。应进行诊断性腰穿并且脑脊液开放压力应高于 25cmH$_2$O [7]。脑脊液分析也应正常。

> ⊙ **学习要点：特发性颅内压增高眼科症状**
> ● 双侧视盘水肿。
> ● 视力降低。
> ● 盲区扩大。
> ● 第六颅神经麻痹。

在病例中,头部 CT 平扫可排除脑积水并确保腰椎穿刺的安全性。通常还进行 MRI 增强扫描,来排除器质性病变或脑膜浸润,这可能会引起颅内压升高。其他的影像学检查应包括脊柱 MRI,来排除如 Chiari 畸形等异常;静脉窦的 CT 造影、磁共振造影或磁共振血管造影,来排除静脉窦血栓或发现窦狭窄,此时可能会发现治疗目标 [1]。

IIH 主要是排除性诊断。详细的病史和检查有助于排除引起头痛的其他潜在原因。上述成像有助于排除肿瘤,并确保脑室大小正常。腰椎穿刺证实压力升高,脑脊液分析进一步排除其他的次要原因。通常在疾病初始进行药物治疗。视力恶化有更高的侵略性并应进行早期治疗。一旦治疗开始,应定期查看患者并随着病情稳定和改善而逐渐减少乙酰唑胺的用量。然而治疗常常困难且周期较长。

应建议患者减肥并将策略落实到位,来帮助患者实现这一目标,如有需要可进行减肥手术 [8]。妊娠可能加重症状,患者一定要认识到这一点的影响,特别是对视力的影响 [1]。

❝ 专家点评:保守治疗措施的有效性

关于控制头痛,常见的镇痛处方通常是无效的,并可能导致"滥用止痛药"头痛。可以如上所述添加乙酰唑胺,尽管其存在副作用的问题。其他有效的药物包括托吡酯 [9](有弱碳酸酐酶抑制剂作用)、类固醇和奥曲肽(胰岛素样生长因子抑制剂)[10]。然而,保守治疗的主体仍然是治疗性腰椎穿刺。

必须强调的是,尽管保守或药物治疗对许多患者是有效的,但是一旦发生视力恶化,那么必须马上进行其他治疗,最主要的是脑脊液分流。即使反复腰穿可以得到令人满意的缓解,但那是不可取的,此时更应考虑分流。腰大池 - 腹腔(LP)或脑室 - 腹腔(VP)分流都可以使用,这取决于外科医师或患者的偏好。

⊕ 临床提示:LP 分流——有阀或无阀?

最近,LP 分流可以用阀门来调节 CSF 的压力或进行流量控制。毫无疑问,采用直立的姿势会增加腰池 CSF 的压力并增加进入腹膜腔的流量:这可成为低压性头痛的发展和医源性 Chiari 畸形(慢性后脑症)的基础。然而,LP 阀的发展,特别是流量调整和压力调整仍处于起步阶段,并且需要进一步的研究。

> ⭐ **学习要点**：颅内静脉窦支架置入术 [12]
>
> 横窦狭窄可以是局灶性或弥漫性的。狭窄的性质由 MR 静脉造影,特别是自动触发椭圆中心排序(ATECO 序列)技术确定,这种技术提供了极佳的解剖细节。植入支架需在全身麻醉下进行。支架植入前需要肝素抗凝并给予氯吡格雷,之后需持续使用阿司匹林和氯吡格雷几个月来防止血栓形成。增加血液在横窦的流动来减轻静脉高压,从而减轻症状。

专家总结

由于本病的复杂性,往往需要多学科的联合治疗,为进行 CSF 的减压需转诊到眼科进行远离视神经的视神经鞘开窗术 [13],这对视力恶化有显著的改善。

如果存在横窦狭窄,支架是另一种选择 [14],这是一种新的有前景的治疗方法。另一个治疗方法是双侧颞下开颅 [15]。

总之,对于 IIH,我们还知之甚少。患有此病的患者常常病程迁延,并有严重功能损失的风险。各种治疗方案表明,不存在对所有患者都起作用的单一治疗方法,具体的治疗方式需要由患者的反应而定。

点评专家：Raghu Vindindlacheruvu

译者：张青

参考文献

1. Winn H. Youman's neurological surgery, 6th edn. Amsterdam: Elsevier.
2. Krajewski KJ, Gurwood AS. Idiopathic intracranial hypertension: pseudotumor cerebri. Optometry 2002; 73(9): 546–52.
3. Biousse V, Bruce B, Newman N. Update on the pathophysiology and management of idiopathic intracranial hypertension. Journal of Neurology, Neurosurgery & Psychiatry 2012; **83**: 488–94.
4. Brown PD, Davies SL, Speake T, et al. Molecular mechanisms of cerebrospinal fluid production. Neuroscience 2004; 129(4): 957–70.
5. Joint Formulary Committee. British national formulary, 62nd edn. London: Pharmaceutical Press.
6. Durcan FJ, Corbett JJ, Wall M. The incidence of pseudotumor cerebri. Population studies in Iowa and Louisiana. Archives of Neurology 1988; 45: 875–7.
7. Friedman DI, Jacobson DM. Diagnostic criteria for idiopathic intracranial hypertension. Neurology 2002; 59: 1492e5.
8. Ko MW, Chang SC, Ridha MA, et al. Weight gain and recurrence in idiopathic intracranial hypertension: a case-control study. Neurology 2011; 76: 1564e7.
9. Celebisoy N, Gokcay F, Sirin H, et al. Treatment of idiopathic intracranial hypertension: topiramate vs acetazolamide, an open-label study. Acta Neurologica Scandinavica 2007; 116: 322e7.

10. Deftereos SN, Panagopoulos G, Georgonikou D, et al. Treatment of idiopathic intracranial hypertension: is there a place for octreotide? Cephalalgia 2011; 31: 1679e80.

11. Yadav YR, Prihar V, Agarwal M, et al. Lumbar periotenal shunting in idiopathic intracranial hypertension. Turkish Neurosurgery 2012, 22(1): 21-6.

12. Ahmed RM, Wilkinson M, Parker GD, et al. Transverse sinus stenting for idiopathic intracranial hypertension: a review of 52 patients and of model predications. AJNR American Journal of Neuroradiology 2011; 32(8): 1408-14.

13. Thambisetty M, Lavin PJ, Newman NJ, et al. Fulminant idiopathic intracranial hypertension. Neurology 2007; 68: 229e32.

14. Ahmed R, Friedman DI, Halmagyi GM. Stenting of the transverse sinuses in idiopathic intracranial hypertension. Journal of Neuroophthalmology 2011; 31: 374e80.

15. Werndle MC, Newling-Ward E, Rich P, et al. Patient controlled intracranial pressure for treating idiopathic intracranial hypertension. Proceedings of the 2012 Spring Meeting of the Society of British Neurological Surgeons. British Journal of Neurosurgery 2012; 26(2): 132-74.

8 第三脑室胶样囊肿

Robin Bhatia

病史

41 岁,男性,右利手,因进展性头痛 2 周就诊于当地急诊部门。疼痛遍及整个头部,性质为钝性,并且在晨醒时加重;入院前 2 天出现呕吐和一过性黑矇的症状。

询问患者时发现,该患者在过去的 5 个月内曾多次发生间断性头痛,但无法明确引起头痛的特定活动或头痛发生时的具体时间点,而且患者并没有就诊进行过任何治疗。

患者无既往病史。家族史包括患者姐姐在 5 年以前曾因相同的症状就诊于本院,并进行了胶样囊肿切除。经检验,患者神经功能正常。眼底镜检查发现弗瑞森 1 期双侧视盘水肿。

> **⊙ 学习要点:视盘水肿分期**
>
> 　　拉尔斯·弗瑞森提出了一种基于通过观察轴浆流动紊乱的眼科体征将视盘水肿分期的方案 [1]。该方案在不同的观察者间表现出良好的重复性。
>
> 　　0 期代表正常视盘;1 期,视盘鼻缘模糊;2 期,鼻缘及颞盘边缘模糊;3 期,升高的边界使主要的视网膜血管段模糊;4 期,视杯闭塞;5 期,整个神经乳头向前膨胀。每个阶段都存在充血(苍白)、出血或棉絮状斑点。

患者的脑 CT 成像显示在第三脑室前上部有 8mm×8mm×10mm 高密度占位病变。MRI 显示一 T2 高信号强度的病变区,而病变中心呈低信号强度,在 T1 成像上信号强度相反,如图 8.1 所示。在注射对比剂后病灶区没有增强。

鉴于他的症状和影像学表现,我们决定对患者进行病灶切除术。入院 5 天后我们对患者进行右额叶开颅术并通过经皮层经脑室途径到达胶样囊肿病变部位(图 8.2)。抽出囊肿内容物后,分块逐一切除囊肿壁,直到完全清除。在术后为患者进行同侧脑室外引流(EVD)操作。

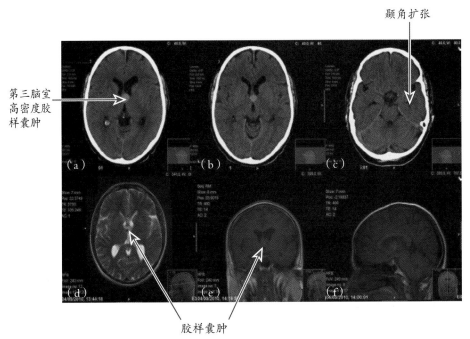

图 8.1　上层图像：平扫非增强 CT 可见第三脑室前部高密度胶样囊肿，轻度脑积水（图 c 中侧脑室颞角扩张）。下层图像：T2 加权 MR 影像可见第三脑室高信号团块，中部低信号（d），T1 加权冠状位和矢状位信号强度刚好相反（e 和 f）。

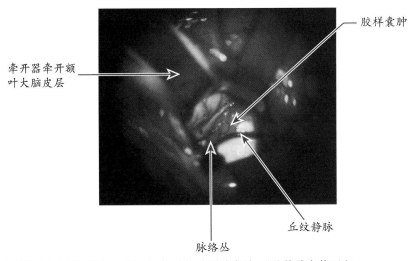

图 8.2*　显微镜下经额叶皮层入路切除胶样囊肿，脉络丛覆盖囊肿，丘纹静脉在其下方。

Image reprinted with permission from Medscape Drugs & Diseases (http://emedicine.medscape.com/), 2014. Available at: http://emedicine.medscape.com/article/249401-overview

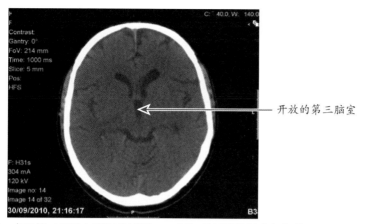

开放的第三脑室

图 8.3　术后第二天轴向平扫非增强 CT 成像，显示囊肿被全部切除。

组织学检验在有纤毛的假复层上皮中发现有轻度透明样变的囊肿碎片且囊肿壁存在慢性炎症反应。第二个样本由无定形囊肿内容物组成，由此可将疾病诊断为无恶变证据的第三脑室内胶质样囊肿。

手术后患者恢复良好，头痛缓解，手术后的 CT 成像显示囊肿全部切除（图 8.3）。患者没有新的神经功能缺损。EVD 在术后 3 天被移除。

3 个月后随访发现，患者没有再次出现症状且没有任何神经功能缺损表现，患者已经回到全职工作岗位。

讨论

胶样囊肿是 1858 年首次由 Wallmann 描述的良性颅内囊肿[2]。以前，胶样囊肿是世界卫生组织对中枢神经系统肿瘤分类中的一部分，包括在"囊肿及瘤样病变"内。

神经病理学家至今还在对胶样囊肿的起源争论不休。它们可能起源于脑旁体的神经外胚层元件或者可能起源于在中枢神经系统发育早期迁移进大脑中帆的内胚层元件[3,4]。有利于后者的免疫组化分析研究发现，囊肿膜上存在几种不同的细胞类型，包括有纤毛和无纤毛细胞、基底细胞、杯状细胞和鳞状上皮细胞[5]。囊肿内含有黏液状和凝胶状物质，其经高碘酸希夫染色（PAS）和阿尔新蓝染色后显示阳性结果。

胶样囊肿在人群中的真实发病率因存在有症状和无症状之分而变得十分复杂。在那些接受 MR 成像的人群中，0/1000 和 1/3672 的扫描结果可偶然发现胶样囊肿[6, 7]；尸检研究显示在大约每 1000 例尸检中就会检出 1 例胶样囊肿[8, 9]。De Witt Hamer 报道称，在荷兰估计有症状胶样囊肿的发病率为每年 $1/10^6$ 人[10]，而 Hernesniemi 报道称在芬兰为每年 $3/10^6$ 人[11]。

胶样囊肿可呈现多种症状。在回顾 13 个胶样囊肿病例系列后 Hellwig 报道称其最常见的症状是：头痛（76%），其次是呕吐（24%）、视觉功能衰竭(21%)、共济失调(12%),以及记忆缺陷(10%)[12]。

典型的成像特点是在第三脑室顶部的高密度病变,伴或不伴脑积水,但MR可对囊肿内容物的性质有更进一步的描述(通常在T2加权像呈高信号而在T1加权像呈低信号)。而当囊肿立体定位穿刺术是最好的处理手段时,MR就变得极为重要,因为MR的显像特点与囊肿内容物的黏度有关。

有许多病例报告有详细的胶样囊肿的家族史。例如,Nader-Sepahi报道称一位母亲和她两位女儿都患有胶样囊肿[13];Joshi报道称某一个家庭中有两姐妹都确诊为胶样囊肿并且其他两位家庭成员都发生猝死(原因未证实)[14];Akins报道一位父亲和儿子都患有胶样囊肿[15]。在2004年,Partington回顾了有关胶样囊肿家族性发生的文献资料,并且根据10个家族的资料假定了一个可能的胶样囊肿常染色体显性遗传模式[16]。

胶样囊肿与猝死有关,但这种关联的强度是有争议的。囊肿的尺寸可能是这方面的一个重要因素。Appuzzo指出,所有直径大于1cm的囊肿均应手术切除[17]。两个猝死患者的尸检案例显示尺寸为1.5~1.7cm和1~1.5cm的胶样囊肿就是其猝死原因[18,19]。Buttner在对98个病例的综述中描写到,胶样囊肿导致猝死的病例中其直径范围从0.8cm到>4cm[20]。

文献告诉我们,对无症状的胶样囊肿可以进行连续的观察[21]。但是有症状的胶样囊肿具有较高的概率(33%)发生危及生命的进展[10]。

✅ 理论基础

有两个重要文献描述了胶样囊肿的自然史。它们都是回顾性病例系列,因此代表 NHS C 级证据。

Pollock 等观察了 68 例无症状胶样囊肿患者,他们的平均随访周期为 79 个月;平均年龄为 57 岁,平均囊肿大小为 8mm(8~14mm)。有趣的是,19 例(28%)"无症状"患者最初都表现为头痛,但这种症状在进一步的神经评估后被认为是与囊肿无关的。有随访时间范围内没有猝死的病例,但一位患者发展为脑积水,一位患者在一系列成像下证实了囊肿的增大。总的来说,8% 的患者在最长 10 年的随访内出现了症状。Pollock 从这个研究得出的结论是,可对确诊为无症状胶样囊肿的患者进行长期观察和神经影像学系列检查,这是安全的治疗方式[21]。

De Witt Hamer 等回顾性分析了 78 例病史超过 4 年的有症状胶样囊肿患者。他们发现,有 25 例(32%)患者在那段时间症状发生急性恶化,包括 4 例(12%)患者猝死。病程持续时间较短(逐渐增强的症状)和脑积水是急性恶化的两种危险因素。这个病例系列的结论是,强烈提倡对有症状胶样囊肿的患者进行神经外科干预[22]。

对于胶样囊肿的处理方法至今仍存在很大争议。有双边脑室腹腔分流史的患者不宜进行开颅手术。但立体定向穿刺术有很高的复发率[22],并且受不同的"胶质"黏度限制,有时会导致穿刺术无法进行。

切除胶样囊肿的三种主要神经外科手术通路包括经皮层 / 脑室途径、经大脑纵裂胼胝体途径和经皮层内镜下或内镜辅助途径。

经胼胝体入路可避免经皮层入路术后并发癫痫。然而,经胼胝体入路可增加静脉梗死、胼周动脉损伤、穹窿损伤引起的记忆缺陷(改进的远外侧入路可避免[23])和截断综合征的风险。

利用内镜可允许的最小入路途径进行囊肿的处理。然而,囊肿残留是内镜手术后常见的问题。对于几种囊肿残留处理方法的优越程度进行比较研究。Horn 等回顾性比较了内镜治疗的 28 例患者与经胼胝体入路手术治疗的 27 例患者。在术前相关的脑积水发生率两组是相似的。虽然感染率在经胼胝体入路手术组患者(19%)比内镜手术组患者(0%)的发生率要高,且经胼胝体入路手术组平均住院时间比内镜手术组多了一天,但囊肿残留在内镜组的发生率为 47%,而经胼胝体入路手术组只有 6%[24]。

临床提示:胶样囊肿的手术入路

作为一般规则,立体定向胶样囊肿穿刺术及双边 VP 分流插入术被认为是二线治疗的选择。而是否选择经大脑纵裂胼胝体入路或经皮层脑室入路进行囊肿切除,在很大程度上,基于是否存在脑积水(存在时后者更加适用)。在特别情况下,可以选用内镜经皮层入路。

" 专家点评

由胶样囊肿导致脑积水的应急管理往往是进行双边脑室外引流,并在需要时进行双边 VP 分流。这种方法可能引起脑室的塌陷并使经额叶经脑室手术入路更加困难。

✅ 学习要点:囊肿残留的处理

特别是在内镜手术后,囊壁切除不完整会导致在一段时间内可观察到残余囊肿。实际的囊肿残壁导致囊肿症状的复发率在 5%~10% 之间,且随访的影像学特征经常与原始胶样囊肿不一致。

⊕ **临床提示：胶样囊肿切除后常见并发症**

经皮层经脑室入路可并发癫痫及脑脊液漏。经大脑纵裂胼胝体入路会增加皮层静脉梗死、对侧下肢无力和截断综合征产生的风险（虽然可通过限制胼胝体离断距离到1cm来达到最小的发生率）。内镜手术可导致高概率的囊肿残留，以及穹窿损伤导致的记忆力减退，并且对操作者的要求极高不易于掌握。

专家总结

对于这个位于大脑最深处且有时会危及患者生命的囊肿，显微神经外科彻底改变了其处理方式。神经外科医师必须运用自己的实践经验，判断上面描述的哪种治疗方式及是否需要内镜使患者达到最好的疗效。没有第四脑室扩张的侧脑室脑积水，可使第三脑室进一步扩张。胶样囊肿的大小和症状发展之间的联系，以及手术干预指征没有在文献中明确地定义。

点评专家：Ian Sabin

译者：吴建奇

参考文献

1. Frisen L Swelling of the optic nerve head: a staging scheme Journal of Neurology, Neurosurgery and Psychiatry 1982; 45: 13–18.
2. Wallmann H. Eine colloidcyste im dritten Hirnventrikel und ein Lipom im plexus Choroides. Virchows Archiv Pathology and Anatomy 1858; 14: 385.
3. Nagaraju S1, O'Donovan DG, Cross J, et al. Colloid cyst of the third cerebral ventricle with an embryological remnant consistent with paraphysis cerebri in an adult human. Clinical Neuropathology 2010; 29 (3): 121–6.
4. Ho KL, Garcia JH. Colloid cysts of the third ventricle: ultrastructural features are compatible with endodermal derivation. Acta Neuropathologica 1992; 83 (6): 605–12.
5. Parwani AV, Fatani IY, Burger PC, et al. Colloid cyst of the third ventricle: cytomorphologic features on stereotactic fine-needle aspiration. Diagnostic Cytopathology 2002; 27 (1): 27–31.
6. Katzman GL, Dagher AP, Patronas NJ. Incidental findings on brain magnetic resonance imaging from 1000 asymptomatic volunteers. Journal of the American Medical Association 1999; 282: 36–9.
7. Yue NC1, Longstreth WT Jr, Elster AD, et al. Clinically serious abnormalities found incidentally at MR imaging of the brain: data from the Cardiovascular Health Study Radiology 1997; 202: 41–6.
8. Keiding D, Gregersen M, Charles AV. Intracranial tumors and angiomatous malformations in autopsy material of a medicolegal service. Ugeskrift for Laeger 1987; 149: 3002–15.
9. DiMaio SM, DiMaio VJ, Kirkpatrick JB. Sudden, unexpected deaths due to primary intracranial neoplasms. American Journal of Forensic Medical Pathology 1980; 1: 29–45.

10. de Witt Hamer PC, Verstegen MJ, De Haan RJ, et al. High risk of acute deterioration in patients harboring symptomatic colloid cysts of the third ventricle. Journal of Neurosurgery 2002; 96: 1041–5.

11. Hernesniemi J, Leivo S. Management outcome in third ventricular colloid cysts in a defined population: a series of 40 patients treated mainly by transcallosal microsurgery. Surgical Neurology 1996; 45: 2–14.

12. Hellwig D, Bauer BL, Schulte M, et al. Neuroendoscopic treatment for colloid cysts of the third ventricle: the experience of a decade. Neurosurgery 2003; 52 (3): 525–33.

13. Nader-Sepahi A, Hamlyn PJ. Familial colloid cysts of the third ventricle: case report Neurosurgery 2000; 46 (3): 751–3.

14. Joshi SM, Gnanalingham KK, Mohaghegh P, et al. A case of familial third ventricular colloid cyst. Emergency Medicine Journal 2005; 22 (12): 909–10.

15. Akins PT, Roberts R, Coxe WS, et al. Familial colloid cyst of the third ventricle: case report and review of associated conditions. Neurosurgery 1996; 38 (2): 392–5.

16. Partington MW, Bookalil AJ. Familial colloid cysts of the third ventricle. Clinical Genetics 2004; 66 (5): 473–5.

17. Apuzzo MLJ. Surgery of the third ventricle 2nd edn. Baltimore: Williams & Wilkins, 1998.

18. Brun A, Egund N. The pathogenesis of cerebral symptoms in colloid cysts of the third ventricle: a clinical and pathoanatomical study. Acta Neurologica Scandinavica 1973; 49 (4): 525–35.

19. Ryder JW, Kleinschmidt-DeMasters BK, Keller TS. Sudden deterioration and death in patients with benign tumors of the third ventricle area. Journal of Neurosurgery 1986; 64 (2): 216–23.

20. Büttner A, Winkler PA, Eisenmenger W, et al. Colloid cysts of the third ventricle with fatal outcome: a report of two cases and review of the literature. International Journal of Legal Medicine 1997; 110: 260–6.

21. Mathiesen T, Grane P, Lindquist C, et al. High recurrence rate following aspiration of colloid cysts in the third ventricle. Journal of Neurosurgery 1993; 78: 748–52.

22. Hernesniemi J, Romani R, Dashti R, et al. Microsurgical treatment of third ventricular colloid cysts by interhemispheric far lateral transcallosal approach—experience of 134 patients. Surgical Neurology 2008; 69: 447–56.

23. Pollock BE, Huston J 3rd. Natural history of asymptomatic colloid cysts of the third ventricle. Journal of Neurosurgery 1999; 91: 364–9.

24. Horn EM, Feiz-Erfan I, Bristol RE, et al. Treatment options for third ventricular colloid cysts: comparison of open microsurgical versus endoscopic resection. Neurosurgery 2007; 60 (4): 613–20.

病例

双侧前庭神经鞘瘤：
2型神经纤维瘤病的挑战

Patrick Grover

病史

一名17岁的女性因左侧耳聋1年、进行性平衡功能障碍、广泛头痛及左侧面部和舌的麻木感就诊于她的全科医师。她曾接受过针对左侧中耳炎和外耳炎的治疗，并接受了冲洗耳道等治疗。既往病史包括儿童时期患过脑膜炎，但没有留下任何永久性的神经功能缺陷。患者没有家族史或社会史。

经检查发现，患者的腹部有很多浅褐色斑点，且患者的手肘、膝盖、小腿也发现多个结节性息肉。患者有双侧感觉性听力障碍，左侧更加严重。患者左侧面部 V2 和 V3 分布区的轻触觉和针刺觉敏感性降低。左眼角膜反射消失。悬雍垂及舌偏向左侧，右侧舌肌萎缩，与舌咽神经和舌下神经病变时的症状一致。没有面神经功能障碍。小脑检查发现左侧轻微辨距不良。

MRI 表现为双侧均匀强化的桥小脑角大面积病损及内耳道扩张（图9.1）。左侧病灶大小测量为 37mm×27mm×25mm 且明显压迫脑桥和延髓。右侧病灶较小，为 23mm×14mm×11mm。我们还在右侧嗅沟和靠近右侧的颞骨岩部发现了另外两个小髓外增强病灶。没有相关的脑积水。听力测试证实了左侧较重的双侧感觉神经性耳聋。

这些发现与双侧前庭神经鞘瘤和幕上脑膜瘤导致的症状一致，我们将其诊断为 2 型神经纤维瘤病（NF2）。该患者的症状和体征主要定位于左侧较大的桥小脑角病变，我们通过左侧乙状窦后开颅术和枕骨下方手术入路途径减小了该病变区。患者开始使用地塞米松（4mg qds po/ iv）。术后，患者的左耳听力丧失，但没有其他额外的颅神经功能障碍。她随后出现脑积水，为此插入了脑室-腹腔分流，之后恢复良好。

切除部分的病理外观为颗粒状的棕褐色（灰色）组织。组织学显示多个非典型特征的梭形细胞交错束，组织学特征表示该病变为 WHO Ⅰ级神经鞘瘤（表9.1）。

> **★ 学习要点：2 型神经纤维瘤病的诊断标准**
>
> Manchester 标准在诊断神经纤维瘤病中运用最广泛[1]。他们描述的 2 型神经纤维瘤病（NF2）的相关病变包括脑膜瘤、神经胶质瘤、神经鞘瘤、神经纤维瘤或后囊混浊。确诊需要下列中的一项：
> ● 双侧前庭神经瘤。
> ● 一级亲属患有 NF2 和单侧前庭神经鞘瘤或两个 NF2 相关病变。
> ● 单侧听神经瘤和两个 NF2 相关病变。
> ● 多发脑膜瘤和单侧听神经瘤或两个 NF2 相关病变。

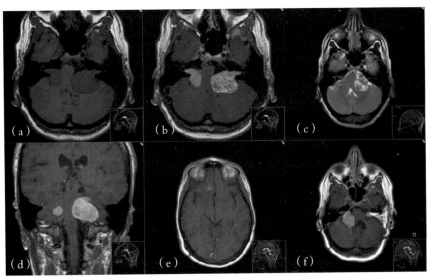

图 9.1　MRI 图像证实术前和术后的双侧前庭神经鞘瘤并发颅内脑膜瘤的表象。（a）轴位 T1 加权 MRI。（b）T1 加权钆强化图像。（c）T2 加权图像。（d）矢状位 T1 加权钆强化图像。（e）T1 加权钆强化图像证实嗅神经沟脑膜瘤。（f）经过两次手术切除左侧肿瘤后的 T1 加权钆强化图像。

从她 6 个月后的随访 MRI 图像中不幸地发现了左侧肿瘤的进展迹象，所以我们对患者进行了经迷路入路更进一步的次全切除术（图 9.1）。术后 3 个月及 11 个月的 MRI 扫描显示右侧肿瘤及左侧残余肿瘤表现稳定。术后患者症状没有进一步发展并且患者右耳的听力得到保留，只在 2000Hz 中度损失 55 分贝和在高频率中损失 30~40dB（图 9.2）。患者左耳听力完全丧失。尽管其他家庭成员没有出现神经纤维瘤病的临床症状或体征，该患者家属目前仍在接受基因检测。

表 9.1*　2007 年世界卫生组织（WHO）分类指南的中枢和周围神经鞘瘤的组织病理学分类 [30]

分类	组织学变异分型	描述
施万细胞瘤（神经鞘瘤）	细胞型、丛状型、黑色素性	有完整包膜的神经鞘瘤，由高分化施万细胞组成
神经纤维瘤	丛状型	包膜不完整的梭状神经鞘瘤，由高分化施万细胞、周围神经细胞、神经纤维胶质细胞组成
神经束膜瘤	良性、恶性	周围神经细胞瘤，既可在神经内生长也可以在软组织内生长
恶性外周神经鞘膜瘤（MPNST）	上皮样、黑色素性、MPNST 伴腺性分化、MPNST 伴间叶细胞分化	由梭形细胞组成的恶性、侵袭性周围神经鞘瘤，细胞增殖有丝分裂活跃，细胞核深染，肿瘤内可见坏死细胞

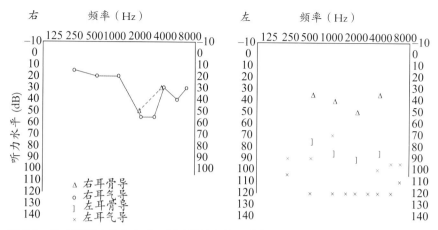

图 9.2　手术后听力检查表明双侧感觉神经性耳聋伴左侧听力丧失。

讨论

前庭神经鞘瘤是良性肿瘤，且被认为主要起源于前庭神经。其在全球发病率估计为每百万人有 2~20 例，约占颅内肿瘤的 5%~10%[2]。它发生于桥小脑角并约占发生在此位置肿瘤的 90%[3]。外界猜测其发病率的增加可能是由于移动电话的辐射，曾有多个关于此方面的课题研究，但大部分没有发现它们之间的任何关联[4]。不过，近期多国家对使用对讲机进行了病例对照研究，表明经过 10 年的使用后，同侧肿瘤的发病率增加[5]。他们将 678 例前庭神经鞘瘤与 3553 例对照组进行了回顾性比较，以面试的形式确定参与者的手机使用资料。发生前庭神经鞘瘤的总体风险没有增加（OR 0.9，95% CI 0.7~1.1），但与手机使用同侧的头部在 10 年后发生肿瘤的风险以统计学来说将变得更大（OR 1.8，95% CI 1.1~3.1）。

前庭神经鞘瘤起源于前庭神经鞘膜的少突胶质细胞和施万细胞之间的连接处，被称为 Obersteiner-Redlich 区域，距离脑干约 8~12mm。它的特点是梭形细胞在 Antoni A 型区域紧密排列成束，而在 Antoni B 型区域则排列比较松散。双侧前庭神经鞘瘤是 NF2 的特异性病症，是由在染色体 22q 发现的神经纤维瘤蛋白 2 基因突变导致的。这个肿瘤抑制蛋白酶的编码基因，也称为施万膜蛋白，具有细胞增殖和细胞黏附的作用[6]。纤维瘤蛋白 2 的突变在散在发生的前庭神经鞘瘤中所占比例也很大[7]。

几乎所有患者都表现为单侧听力损失伴或不伴耳鸣。2/3 的患者会出现平衡紊乱，且头痛同样常见。将近 1/3 的患者可出现三叉神经受累导致的面部麻木症状，而有关其他颅神经受损的症状罕见。在检查中，感觉性听力障碍几乎是所有患者普遍存在的症状。约 1/3 的患者会分别出现眼球震颤、面部感觉减退和角膜反射异常的症状。偶尔可以检测到面部表情肌无力和动眼神经麻痹。大型肿瘤（>3cm）可产生脑干受压、后组颅神经损害、共济失调，或由于第四脑室梗阻引起的非交通性脑积水导致

> **★ 学习要点：2 型神经纤维瘤病遗传学特点**
>
> NF2 为常染色体显性遗传，在遗传性病例中拥有较高的外显率，且几乎所有受累者在 60 岁前将会出现临床表现[8]。然而，50% 以上的病例是散发的，其中，大约 1/3 出现嵌合体问题——只有一部分细胞携带突变基因，这种情况一般在受孕后出现[8]。这些患者只出现较轻的临床表现并且将变异遗传给后代的概率小于 50%。

颅内压升高的症状和体征 [9, 10]。

⊕ **临床提示**：前庭神经鞘瘤的颅神经检查

   存在单侧听力丧失和平衡紊乱症状的疾病鉴别诊断仍然有很多种，所以彻
底的颅神经检查是至关重要的。虽然该病与第Ⅷ脑神经有密切的联系（图 9.3），
但第Ⅶ脑神经受到压迫的情况在临床上要少得多。尽管只在少于 20％的病例中
观察到三叉神经受累的症状和体征，但在临床中三叉神经受损的情况略微更常
见一些 [10]。角膜反射消失是一个特别重要的标志，因为它往往预示着面部感觉
减退 [9]。

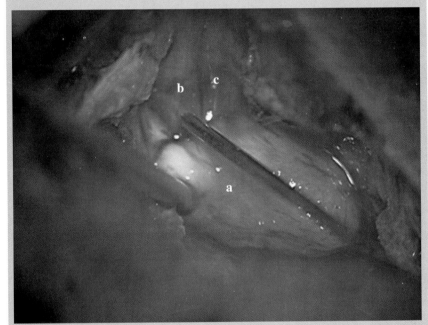

图 9.3 前庭神经鞘瘤和脑神经的关系。a. 前庭神经鞘瘤；b. 面神经（Ⅶ）；c. 前
庭蜗神经（Ⅷ）。

   对临床怀疑前庭神经鞘瘤的患者最佳的检查选择是 MRI[12, 13]。我们
的建议是，应对任何出现单侧感觉神经性听力丧失症状的患者进行 MRI
扫描 [13]。MRI 的空间分辨率如今可使用非增强薄切片 T2 加权和 T2* 加
权的成像，对发现桥小脑角病变的灵敏度接近 100％且有 90％~100％的特
异性 [12, 14]。如果没有同意采用专用内耳道（IAM）视图，对比扫描也只能
增加敏感度且通常是不必要的。

   听觉脑干诱发电位反应波形异常对发现大小超过 1 cm 的肿瘤意义
较大，但该试验结果是没有特异性的，现在因 MRI 的应用更加广泛，该实
验已很少执行 [15]。 CT 对比造影会漏掉接近 10％的病例，但对骨解剖的
显像是有用的。听力测试在一系列听力检查中是有一定价值的，但作为

诊断工具，只在检测听力丧失方面优于扫描。语音识别相对于纯音听阈存在不成比例的损害。

> ✪ **学习要点**
>
> 　　美国科学院耳鼻咽喉－头颈外科（AAO-HNS）听力分级在前庭神经鞘瘤评估中应用最广泛（表 9.2）[16]
>
> 　　**表 9.2　美国科学院耳鼻咽喉－头颈外科（AAO-HNS）听力分级**
>
> | 分级 | 纯音听阈（dB） | 语言识别率（%） |
> | --- | --- | --- |
> | A | ≤ 30 | ≥ 70 |
> | B | 30.1~50 | ≥ 50 |
> | C | > 50 | ≥ 50 |
> | D | 任何水平 | < 50 |

　　对前庭神经鞘瘤可进行保守治疗、手术或放疗。已有综合治疗成功的报道，如次全切减瘤术后用伽马刀治疗大型前庭神经鞘瘤 [17]。Smouha 等（2005 年）对保守治疗的 1345 个病例进行了荟萃分析，他们的平均随访期为 3.2 年 [18]。平均生长速率是 1.9mm/y，进展病例占 43%，57% 的病例没有生长或发生退化。347 例可获得相关数据的患者中有 51% 的患者丧失了听力。选择出哪些是不适于立即进行干预的人群是非常重要的。例如，432 例在美国芝加哥西北大学耳鼻喉科诊断为前庭神经鞘瘤的患者中，有 53 人首先接受的是保守治疗 [19]。这些患者往往是老年人（平均年龄 = 62）且肿瘤较小（平均大小 =11.8mm）[18]。同样重要的是要注意这些肿瘤可能表现为非线性增长，可能在一定时期后（可能是许多年）出现增大但没有明显的生长。

　　由于缺乏预测临床进展的指标，选择那些适合接受保守治疗的患者难度很大。在 Smouha 等的 meta 分析中，有 20% 的患者保守治疗失败，随后进一步接受了手术或放疗。1 年的平均增长率已经被证明，可以预测保守治疗患者最终是否需要进行手术或放疗的干预，但在临床中还没有被常规地应用 [20,21]。

> **专家点评：保守治疗的适宜性**
>
> 　　适合保守治疗的患者，是在与外科医师的合作下，在衡量风险和益处的基础上，患者完全知情后才能决定的。病变范围较小并且听力还有所保留的患者，可能不希望接受在短期有很大风险，甚至导致他们听力丧失的治疗手段，而选择接受在未来有更大的可能性出现听力丧失和其他并发症的治疗方式。老年患者和那些有多种并发症的患者，出现围术期并发症的风险更高，可能导致不利因素超过手术的潜在受益。

> **专家点评**
>
> 　　对 NF2 中前庭神经鞘瘤干预的临床适应证包括：
> - 大于 3cm。
> - 在一系列成像中证实扩大 2~3cm。
> - 增长 1~2cm，伴有较差的听力。对那些具有良好听力的患者可进行听力保留手术并在需要时进行耳蜗神经植入。

> **专家点评：脑脊液漏**
>
> 　　脑脊液漏是常见的、棘手的且拥有很高发病率的前庭神经鞘瘤手术并发症。脑脊液漏在经迷路入路手术的发病率最高。该发病率可以通过细致缝合硬脑膜（不能在经迷路入路手术中实行）、术中脂肪和筋膜嫁接、利用纤维蛋白胶及术后的腰椎 CSF 引流来降低到最小。

　　肿瘤可通过三种手术入路切除。两个最常用的入路是乙状窦后经内耳道入路和经迷路入路，而中颅窝入路的运用不太普遍。乙状窦后经内耳道入路可到达几乎所有的肿瘤并有可能保留患者听力（图 9.4）[22]。然而，手术需要压缩小脑并可能碰触到面神经，有可能导致较高的面神经麻痹率。

　　经迷路手术入路会损失术侧前庭和耳蜗的功能，但具有可早期识别面神经的主要颅外手术的优势。预计用这种技术可使小型肿瘤及大型肿瘤的保留率分别超过 90% 和 50%[23]。中颅窝手术入路的大部分在硬膜外并且也可保留听力，但只局限于小管内肿瘤，并有高风险会损伤膝状神经节导致面部神经麻痹[24]。重要的是要认识到这些数据是从体检中心的病例系列获得的，代表性较强。例如手术后听力的保留率，通常不像在文献中引用的那么高。此外，所有手术程序都存在脑脊液漏的风险，其发生率在总病例的 10%~20% 之间，且具有很小的死亡风险（<1%）。

　　立体定向放射手术和分次放疗被越来越多地用于治疗小前庭神经鞘瘤。一项对美国明尼苏达州梅奥诊所治疗的 82 例患者的非随机前瞻

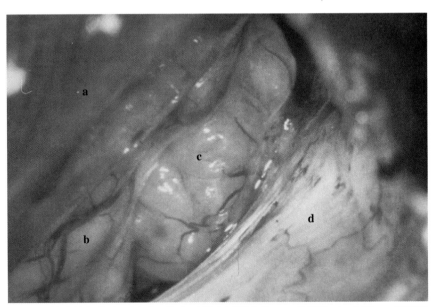

图 9.4　前庭神经鞘瘤可通过乙状窦后经内耳道入路。a. 牵缩肌；b. 小脑；c. 前庭神经鞘瘤；d. 颞骨。

性研究中，将伽玛刀立体定向放射手术治疗的 42 例患者与显微外科手术治疗的 36 例肿瘤的大小和临床特点相似的患者进行了对比 [25]。在平均42 个月的随访中，96% 的伽马刀组患者保留了面神经功能，手术组为75%；而 63% 的伽马刀组患者保留了可用听力，但手术组只有 5%。在 3个月和 12 个月的随访时，手术组患者也存在明显较差的身体功能和疼痛。

　　这些数据表明立体定位放射治疗的副作用明显更小，但应注意的是因为伽马刀仅自 1985 年以来才以其目前的形式加以应用且在过去的 20年间剂量一直在不断地减少，所以其缺乏长期肿瘤控制的证据。此外，有人担忧关于辐射诱发的肿瘤或恶性转化，这也只能通过长期随访后才可能被发现。目前，散发肿瘤的风险似乎是在 1∶5000~1∶10 000 的区间，但该风险在不太稳定的 NF2 肿瘤中可能会大得多。包括直线加速器（LINAC）[26] 和射波刀 [27] 的多形式放射治疗已经在听神经瘤展现出了疗效，而且为伽马刀单次治疗进行了最长时间的随访。分期或分级方案应用低辐射剂量进行多次照射，可降低周围结构的损伤率 [28]。从我们 12 年的分级放疗经验中得知，对疾病的控制率大于 90%，并存在 3% 的颅神经损伤风险及 50% 的可用听力丧失风险。

专家总结

　　针对该肿瘤的治疗将越来越依赖于微创方式，包括聚焦辐射技术和分子化疗药物。放射治疗对 NF2 相关神经鞘瘤没有太大的疗效，这将给予疾病管理方面极大的挑战性。有关专家们正在进行贝伐单抗（VEGF抑制剂）和拉帕替尼（一种酪氨酸激酶抑制剂）治疗 NF2 的临床试验 [29]。

点评专家：Robert Bradford

译者：王鑫

参考文献

1. Evans DG, Baser ME, O'Reilly B, et al. Management of the patient and family with neurofibromatosis 2: a consensus conference statement. British Journal of Neurosurgery 2005; 19 (1): 5–12.

2. Tos M, Stangerup SE, Caye-Thomasen P, et al. What is the real incidence of vestibular schwannoma? Archives of Otolaryngology—Head and Neck Surgery 2004; 130 (2): 216–20.

3. Brackmann DE, Bartels LJ. Rare tumors of the cerebellopontine angle. Otolaryngology—Head and Neck Surgery 1980; 88 (5): 555–9.

4. Han YY, Kano H, Davis DL, et al. Cell phone use and acoustic neuroma: the need for standardized questionnaires and access to industry data. Surgical Neurology 2009; 72 (3): 216–22 ; discussion 222.

5. INTERPHONE Study Group. Acoustic neuroma risk in relation to mobile telephone use: results of the INTERPHONE international case-control study. Cancer Epidemiology 2011; 35 (5): 453–64.

6. Sughrue ME, Yeung AH, Rutkowski MJ, et al. Molecular biology of familial and sporadic vestibular schwannomas: implications for novel therapeutics. Journal of Neurosurgery 2011; 114 (2): 359–66.

7. Irving RM, Moffat DA, Hardy DG, et al. Somatic NF2 gene mutations in familial and non-familial vestibular schwannoma. Human Molecular Genetics 1994; 3 (2): 347–50.

8. Evans DG, Sainio M, Baser ME. Neurofibromatosis type 2. Journal of Medical Genetics 2000; 37 (12): 897–904.

9. Harner SG, Laws ER, Jr. Clinical findings in patients with acoustic neurinoma. Mayo Clinic Proceedings 1983; 58 (11): 721–8.

10. Matthies C, Samii M. Management of 1000 vestibular schwannomas (acoustic neuromas): clinical presentation. Neurosurgery 1997; 40 (1): 1–9; discussion 9–10.

11. Evans DG, Birch JM, Ramsden RT. Paediatric presentation of type 2 neurofibromatosis. Archives of Diseases of Childhood 1999; 81 (6): 496–9.

12. Fortnum H, O'Neill C, Taylor R, et al. The role of magnetic resonance imaging in the identification of suspected acoustic neuroma: a systematic review of clinical and cost effectiveness and natural history. Health Technology Assessment 2009; 13 (18): iii–iv, ix–xi, 1–154.

13. Wright A, Bradford R. Management of acoustic neuroma. British Medical Journal 1995; 311 (7013): 1141–4.

14. Soulie D, Cordoliani YS, Vignaud J, et al. MR imaging of acoustic neuroma with high resolution fast spin echo T2-weighted sequence. European Journal of Radiology 1997; 24 (1): 61–5.

15. Schmidt RJ, Sataloff RT, Newman J, et al. The sensitivity of auditory brainstem response testing for the diagnosis of acoustic neuromas. Archives of Otolaryngology—Head and Neck Surgery 2001; 127 (1): 19–22.

16. Monsell EM. New and revised reporting guidelines from the Committee on Hearing and Equilibrium. American Academy of Otolaryngology-Head and Neck Surgery Foundation, Inc. Otolaryngology—Head and Neck Surgery 1995; 113 (3): 176–8.

17. van de Langenberg R, Hanssens PE, Verheul JB, et al. Management of large vestibular schwannoma. Part II. Primary gamma knife surgery: radiological and clinical aspects. Journal of Neurosurgery 2011; 115 (5): 885–93.

18. Smouha EE, Yoo M, Mohr K, et al. Conservative management of acoustic neuroma: a meta-analysis and proposed treatment algorithm. Laryngoscope 2005; 115 (3): 450–4.

19. Wiet RJ, Zappia JJ, Hecht CS, et al. Conservative management of patients with small acoustic tumors. Laryngoscope 1995; 105 (8 Pt 1): 795–800.

20. Deen HG, Ebersold MJ, Harner SG, et al. Conservative management of acoustic neuroma: an outcome study. Neurosurgery 1996; 39 (2): 260–4; discussion 264–6.

21. Sughrue ME, Kane AJ, Kaur R, et al. A prospective study of hearing preservation in untreated vestibular schwannomas. Journal of Neurosurgery 2011; 114 (2): 381–5.

22. Gormley WB, Sekhar LN, Wright DC, et al. Acoustic neuromas: results of current surgical management. Neurosurgery 1997; 41 (1): 50–8; discussion 58–60.

23. Sterkers JM, Morrison GA, Sterkers O, et al. Preservation of facial, cochlear, and other nerve functions in acoustic neuroma treatment. Otolaryngology—Head and Neck Surgery 1994; 110 (2): 146–55.

24. Shelton C, Brackmann DE, House WF, et al. Middle fossa acoustic tumor surgery: results in 106 cases. Laryngoscope 1989; 99 (4): 405–8.

25. Pollock BE, Driscoll CL, Foote RL, et al. Patient outcomes after vestibular schwannoma management: a prospective comparison of microsurgical resection and stereotactic radiosurgery. Neurosurgery 2006; 59 (1): 77–85.

26. Friedman WA. Linear accelerator radiosurgery for vestibular schwannomas. Progress in Neurological Surgery 2008; 21: 228–37.

27. Chang SD, Gibbs IC, Sakamoto GT, et al. Staged stereotactic irradiation for acoustic neuroma. Neurosurgery 2005; 56 (6): 1254–61 ; discussion 1261–3.

28. Williams JA. Fractionated stereotactic radiotherapy for acoustic neuromas. International Journal of Radiation Oncology • Biology • Physics 2002; 54 (2): 500–4.

29. Chang, S.D., et al. Staged stereotactic irradiation for acoustic neuroma. Neurosurgery, 2005. 56 (6): 1254–61 ; discussion 1261–3.

30. Perry A LD, Scheithauer BW, Budka H, et al. World Health Organization Classification of Tumours of the Central Nervous System, 4th edn. Lyon: IARC, 2007.

10 重型颅脑损伤的多模式监测

Adel Helmy

病史

23 岁,女性,右利手,因道路交通事故送入急诊部门。患者是车上唯一的乘客,事故勘察表明,由于车辆失控,司机以 60~70mph 的速度与树木相撞。乘客侧车体显著撞击变形导致解救时间延长 1 小时。医疗急救人员对患者进行格拉斯哥评分为 E1 V1 M4(6/15),双侧瞳孔减小(3mm),对光反射存在反应。随即对患者进行插管和通气,并迅速转运到最近的创伤中心。

> ⭐ **学习要点:格拉斯哥昏迷评分**
>
> 20 世纪 70 年代,GCS 作为客观评估昏迷的指标由蒂斯代尔和詹妮特开发[1]。GCS 评分包括三个不同的部分,即睁眼(1~4)、语言(1~5)和肢体活动(1~6)。此评分被一直沿用,并在全球得到公认。尽管 GCS 因不同非专家观察者评估的差异一直被批评[2],但它仍然是评估损伤严重程度和预测创伤性脑损伤(TBI)两个层面的重要工具[3]。

该患者应用高级创伤生命支持(ATLS)进行治疗。复查没有发现进一步的颅外损伤。患者在受伤 90 分钟后抵达急诊部门,给予辅助通气(PO$_2$=17kPa,PCO$_2$=4.7kPa),血流动力学稳定,脉率 85 次 / 分,血压 130/85mmHg(1mmHg=0.133kPa)。然而,重新评估时,发现双侧瞳孔放大并固定。

> ⭐ **学习要点：创伤性脑损伤后过度换气**
>
> 　　重症监护中治疗过度换气可引起 ICP 降低。二氧化碳是血管紧张的重要决定因素。过度通气会造成血管收缩，减少动脉血量，ICP 也随之降低。然而，血管收缩会减少脑血流，所以需要在 ICP 降低和局部缺血的风险之间做出折中[4]。出于这个原因，不建议在神经重症监护病房以外对脑氧合进行监测（如脑组织或颈静脉血氧定量法）[5]。尽管如此，那些可疑 ICP 升高的患者，PCO_2 仍应保持在正常范围的低值（4.5~5.0kPa）。

　　患者行插管并给予 20% 甘露醇 200mL 静脉注射。然后进行了 CT 扫描。图 10.1 显示了脑部 CT 扫描具有代表性的水平面。CT 提示左侧急性硬膜下薄层血肿、脑肿胀，但无颅底或颅骨骨折的证据。没有发现其他颅外或脊髓损伤。

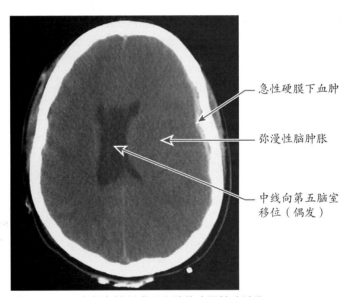

急性硬膜下血肿

弥漫性脑肿胀

中线向第五脑室移位（偶发）

图 10.1　脑部 CT 显示左侧急性硬膜下血肿伴弥漫性脑肿胀。

> ❝ **专家点评：颅底骨折**
>
> 　　颅底骨折可以提供导致颅骨骨折力大小的旁证。他们有时被忽视，并与多种并发症有关。脑脊液漏可通过降低颅内脑脊液量来减轻颅内压的升高；但是，它们与患脑膜炎的风险增加有关。预防性应用抗生素不能发挥作用，但最近的 NICE 指南建议应用肺炎球菌疫苗（纽莫法）来治疗所有患者[6]。大多数脑脊液漏会在几天内自愈，不需手术干预。
>
> 　　随着横穿颈内动脉管的颅底骨折中岩部颈内动脉损伤（以及横突孔骨折中椎动脉的损伤）越来越被人们认知，我们现在建议在这些情况下行 CT 血管造影。虽然抗凝治疗可能加重重型 TBI 的风险，但如果有内膜剥离的标志，血管内介入仍是一个选项。

颈椎、胸部、腹部和骨盆的 CT 扫描没有提示其他损伤。患者被立即转移到手术室进行硬膜下血肿的左侧开颅手术。开颅时发现大脑水肿，因此骨瓣还没有还纳。在右额叶前冠状缝插入 ICP、脑组织供氧和微透析（用来监测大脑化学物质）的显示器，随后患者被送回重症监护病房。

最初的 ICP 是 18mmHg，但在之后的 6 小时内逐渐升至 20~25mmHg，此时要求升级 ICP 的控制措施，其中包括亚低温至 35℃。脑灌注压（CPP）需保持在目标范围内（60~65mmHg）。采取上述治疗 24 小时后的 MRI 扫描（加权图像）示于图 10.2。

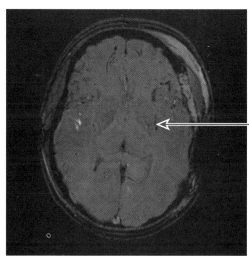

弥漫性轴索损伤的影像学证据

图 10.2　特定的 MR 序列（梯度回波磁敏感成像）对血信号特殊敏感，可以被用来明确 CT 和普通 MRI 无法确诊的微小出血。上图广泛的低信号区是脑损伤的区域，这种损伤通常称为弥漫性轴索损伤。严格意义上讲，弥漫性轴索损伤是尸体解剖时发现了萎缩的轴突球的证据而做出的组织学诊断。

大约在开颅 60 小时后，尽管 ICP 得到了适当的控制，但是乳酸 / 丙酮酸（L / P）比例仍急剧增加到 25 以上（图 10.3）。L / P 比是对细胞的氧化还原状态的量度，并反映了组织内无氧代谢的程度：超过阈值 25 被认为大脑局部缺血 [7]。复查头部 CT 扫描未提示进一步的颅内病变，但由于脑组织氧含量下降（未显示），所以决定使用非保守的 ICP 控制措施。

大约在开颅 70 小时后，ICP 急剧增加到 40mmHg 以上，针对 ICP 的控制措施进一步升级，包括低温治疗至 33℃，以 4kPa 的 CO_2 进行过度换气，以及用 5% 高渗盐水反复推注，直到血清钠急剧增加到 160mmol/ L，且血清渗透压达到 320mmol/ L。在过度换气过程中，脑组织氧分压不得低于 15mmHg。如 ICP 仍难以控制，进一步的措施是插入 EVD（图 10.4）。图 10.5 显示的 ICM+ 反映了所涉及患者的脉冲反应指数（PRx）。图 10.6 显示了 PRx 与 5mmHg 脑灌注压的曲线图。

> ★ **学习要点:脉冲反应指数**
>
> PRx 为平均动脉压（MAP）和 ICP 的变动相关系数,该变化区间为 -1 到 +1 之间。尽管 MAP 不断变化,正常的自动调节可保持恒定的脑灌注血流量。这是通过 MAP 升高时脑血管收缩来实现的。此收缩通常会降低 ICP,所以 MAP 和 ICP 应呈负相关。在这种情况下,正常的大脑 PRx 应该是负数。外伤性脑损伤时自动调节可能被削弱或消失,例如,MAP 增加导致脑血管的被动扩张、动脉血液增多和 ICP 升高。在这种情况下,PRx 的数值将呈正值[8]。

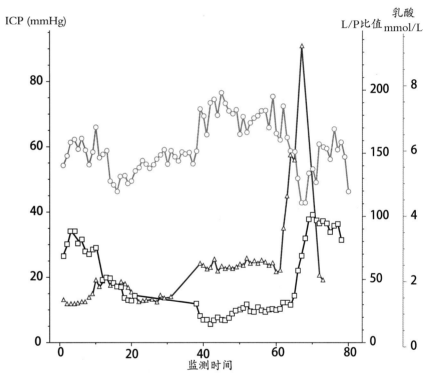

图 10.3 ICP（左轴）和 L/P 比值（右轴）随时间推移的分布图。L/P 比值在大约 60 小时时从 20~25 跳跃上升至 60~80,这明显比 ICP 早发现,ICP 在大约 70 小时才上升至 40mmHg。

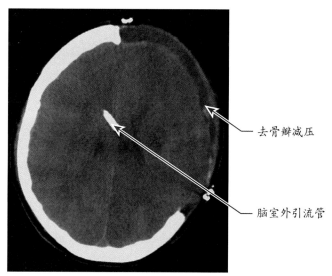

去骨瓣减压

脑室外引流管

图 10.4　术后头部 CT 显示左侧去骨瓣减压，右侧侧脑室外引流。

With thanks to Dr Karol Budohoski and Dr Marek Czosynka for providing these images.

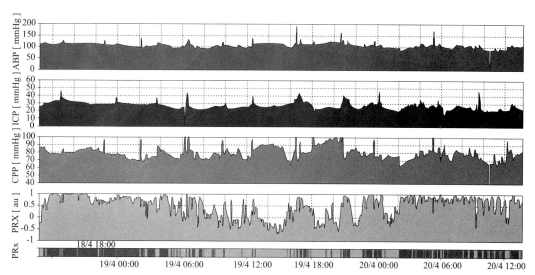

图 10.5　监护仪输出的动脉血压（ABP）、ICP、CPP 及 PRx 波形图。PRx 被认为是 ABP 和 ICP 的变化相关系数。

With thanks to Dr Karol Budohoski and Dr Marek Czosynka for providing these images.

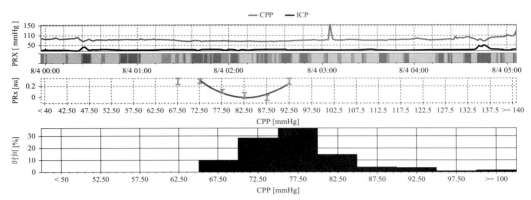

图 10.6   监护仪输出的数据。第一个图显示的是 PRx 波形。中间的图是平均 PRx 值对应的 CPP 曲线图,可见 CPP 在 82.5~87.5mmHg 区间时,PRx 为最小值,在这个 CPP 水平,大脑血管的自身流量调节是最有效的。有学者认为,这一水平的 CPP 是最理想的状态,可以保证有充足的代谢底物运送到损伤的脑部。最下方的图片显示的是患者 CPP 的时间百分比。

> **❝ 专家点评:优化脑灌注压**
>
> 　　脑外伤基金会提出了 CPP 的目标范围——现行指南建议的范围是 50~70mmHg。PRx 提供了达到目标 CPP 的两种个体化方法。首先,如果 PRx 为负且 ICP 难以控制,可以增加 MAP 以控制 ICP。其次,一些研究者提出通过控制 CPP 来使 PRx 为负可能是有益的,因为它提供了足够的灌注压,使得大脑能够根据其自身的需要进行调节。

　　这位患者适用较高的 CPP 目标值(75mmHg),从而控制 ICP 低于 20mmHg。再经过一个 24 小时后,ICP 开始持续下降到 15~20mmHg 的范围内,并尝试将 CO_2 含量从 4kPa 提高到 4.5kPa。这导致 ICP 迅速增加到 30mmHg,因此在接下来的 24 小时 PCO_2 恢复到 4kPa。此时再次进行增加 CO_2 的试验,并良好耐受。这使得复温进一步升温到 35℃,然后至 37℃。

> **⊕ 临床提示:颅内压控制逐步降低**
>
> 　　ICP 升高患者往往具有较差的颅内顺应性,例如,颅内容积的微小变化也会导致 ICP 的巨大变化。通过 CO_2 的含量降低 ICP 的控制措施对于检测颅内顺应性及患者是否耐受这种逐步降低的方式是一种有效的方法。我们能够快速、轻松地改变每分钟 CO_2 通气量,这比其他逐步降低 ICP 的控制措施要好,如体温复温。复温需要几个小时,如果导致 ICP 上升,还会需要几个小时来重新恢复。这可能导致 ICP 控制不良数小时,并可能引发进一步继发性损伤。

　　在接下来的 48 小时,所有的 ICP 控制措施均被撤除。停止镇静后,患者 GCS 评分为：E2，V：气管插管；M5。患者接受了气管切开术，并在接下来的 2 周情况继续改善，GCS 评分为：E4，V：气管切开术；M6。复查头部 CT 扫描（图 10.7）显示，非手术侧大面积硬膜下积液。由于皮瓣软且患者出现临床改善，所以决定进行早期颅骨修补术和水囊瘤钻孔引流。图 10.8 显示了颅骨修补术后 3 天的硬膜下积液的 CT 影像。

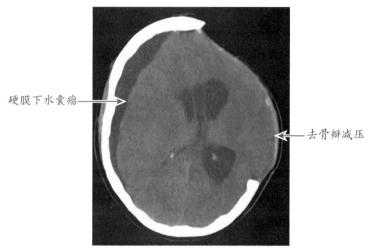

硬膜下水囊瘤

去骨瓣减压

图 10.7　头部 CT 显示去骨瓣减压窗对侧硬膜下水囊瘤。

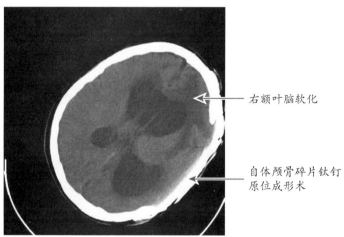

右额叶脑软化

自体颅骨碎片钛钉原位成形术

图 10.8　颅骨修补术后头部 CT 扫描图像。虽然硬膜下积液已经吸收，脑室扩张仍然存在，这可能是脑萎缩后继发产生的。右侧额叶的低密度区就是脑软化区。

患者在受伤后 6 个月仍然临床状态不佳，格拉斯哥评分为 3（重度残疾）。患者已经开始进行神经康复治疗。

1. CT 扫描（脑窗和骨窗）。

2. MRI 扫描（磁敏感加权图像 / 梯度回波）。

3. LP 比值和 ICP。

4. EVD 原位的 CT 图像。

5. ICM+ 的 PRx 痕迹。

6. ICM+ 的 CPP 优化模型。

7. 硬膜下水囊瘤的 CT 扫描。

8. 颅骨成形术后的 CT 扫描。

讨论

　　TBI 是导致英国 40 岁以下人群死亡的最常见原因。尽管重型颅脑损伤已经呈长期减少的趋势,这主要与道路安全措施的广泛普及相关,如安全带和自行车头盔的使用,但对于重型颅脑损伤,我们仍然需要付出沉重的经济和社会代价。对神经外科医师和神经重症监护医师来说,重型颅脑损伤的治疗有很多的挑战。由于 ICP 重症监护管理治疗指南的制定 [9],患者预后与历史对照相比已经有了长足的进步 [10]。然而,没有 ICP 监测的 1 类证据。在发达国家,没有在严重 TBI 患者身上进行试验的伦理基础,不能随机对患者进行 ICP 治疗和非 ICP 治疗。TBI 中昏迷的患者（GCS ≤ 8）建议进行 ICP 的随机测量（根据脑外伤基金会指南）,那些 CT 扫描中有显著颅内病变的更易恶化,并且某些患者因长期镇静或颅外损伤所致的瘫痪,会妨碍临床神经功能监测。

> **❝ 专家点评:预后模型**
>
> 　　两个大型临床数据库曾为 TBI 预后提供了多变量预测模型:CRASH-3 和 IMPACT[11]。这些模型使用入院特征来预测死亡率和预后不良。虽然这些预后模型因为临床方面的原因,在临床试验中必须小心使用,但这仍然对风险分层至关重要 [12]。最重要的是,预后模型使用人口数据来进行人口统计,但这些不能准确地应用于特定的患者。此外,此模型也仅采纳了入院时的特征。这既没有考虑到患者的临床进展,也没有考虑到临床干预的影响。在实践中,通常由患者的临床进展来决定是否继续干预,而不是由这种预后模型来决定。

　　对 TBI 患者进行去骨瓣减压术早已被认为是用于降低 ICP 的方法 [13]。其围绕的中心问题是 ICP 的减少和患者因毁灭性伤害的潜在死亡率。最近公布的 DECRA 研究 [14] 探讨了早期去骨瓣能否通过快速控制 ICP 和预防 ICP 升高引起的病理生理后果来改善患者的预后。该研究随机对 155 例入院 72 小时内出现 ICP 急剧升高的患者进行去骨瓣减压术或药物治疗。结果表明,去骨瓣减压组出现预后不良的危险增加（去骨瓣减压组 70%,标准治疗组 42%;比值比为 2.21）,这与死亡率的增加有相似的结果（去骨瓣减压组 19%,药物治疗组 18%）。根据这一重要的研究提出了若干问题,其中包括:

- 患者早期随机相对较低的 ICP（15 分钟 ICP>20mmHg）。

- 两个研究组之间的失衡,例如,去骨瓣减压术组中越来越多的患者出现瞳孔散大固定(去骨瓣减压组 27%,药物治疗组 12%)。
- 只有很小比例的患者能够通过随机的试验(3478 例中只有 155 例)。

尽管如此,这项研究突出了去骨瓣减压术不应该对每一个患者使用的问题,因为它可能不利于 TBI 患者的预后。

在这种特殊情况下,根据损伤的机制,由于脑水肿或进一步水肿的感知风险,并没有还纳骨瓣。脑水肿后患者是否有权利对去骨瓣进行选择是一个有争议的问题,目前仍没有明确的证据基础存在。

> **❝ 专家点评:去骨瓣减压术的使用和风险**
>
> 去骨瓣减压术对 ICP 的改善存在许多潜在的风险。它会导致一些问题,如 CSF 动力学异常(如在这个病例中看到的),以及去骨瓣周围出现皮层静脉扭曲的较大风险[15]、环钻综合征、推迟恢复颅骨轮廓(颅骨成形术)。还存在某些去骨瓣减压术的患者不想接受某些治疗程序而进行药物治疗的风险。这可能减小了 DECRA 研究组在此过程中所带来的好处。不幸的是,在这项研究中随机引发了许多患者双目瞳孔放大固定,这也使得研究难以解释。
>
> 随机评价去骨瓣减压术对颅内高压控制的研究(RESCUEicp)(www.rescue-icp.com),特别随机研究了进行去骨瓣减压术的 ICP 药物难治患者或需进一步进行药物治疗(包括巴比妥昏迷)的患者。这项研究仍在招募,将针对去骨瓣减压术是否对 ICP 难以控制的患者有效进行研究。

> **✚ 临床提示:去骨瓣减压术**
>
> 去骨瓣减压术有几种手术方式,包括单侧骨瓣(额颞)、保留矢状窦骨桥的双侧额颞骨瓣("桶柄状")和双额部骨瓣。明显的肿物或中线移位建议选择单侧骨瓣,而弥漫性脑肿胀建议选择双侧额骨瓣。无论使用何种方法,去骨瓣的大小直接与颅内容积增加、脑疝引起皮层血管扭曲的风险和疝出大脑边缘有关。出于这个原因,较宽的骨瓣(直径 >12cm)效果更好。打开硬脑膜与大脑穿刺及双侧额部矢状窦减压一样有利于减轻大脑的进一步水肿。速即纱®(美国强生公司下的爱惜康公司)或薄硬脑膜替代物有利于在以后的颅骨成形术中在暴露的大脑上形成头皮解剖的另一层。

MRI 成像没有在脑外伤的治疗中常规使用,但它可以被用来证明弥漫性损伤,认为此与放射学中弥漫性轴索损伤(DAI)的区域有关,这在 CT 成像中不可见。弥漫性脑损伤中最敏感的 MRI 序列是那些血液的增强,如梯度回波和磁敏感加权成像产生的信号。

与 ICP 监测一样,先进的监控技术包括脑组织氧合和微透析监测已被应用。使用脑组织氧探头,建议在某个区域将 PbO_2 15mmHg 作为脑缺血的阈值。微透析是使用内衬半透膜的柔性探头进入脑实质,并持续以生理溶液灌注脑细胞外液体环境的技术。大脑内的物质如葡萄糖、乳酸盐和丙酮酸盐,可以扩散进入导管,并可在床边测定被回收的灌注液。L/P比值是有氧或无氧代谢的标志,阈值 25 表示进行无氧代谢 [7]。

这两种监测技术的观察性研究表明,即使是在多变量分析中,脑组织氧合 [16] 和微透析参数 [7] 的紊乱也与 TBI 预后有关。不过,目前尚不清楚何种干预最适合处理这些参数,以及他们是否能够改善预后。此外,因为这些是局灶性监视器,对于这些数据应如何用于指导整个大脑的治疗存在争议。在这种情况下,L/P 比值紊乱是 ICP 急剧升高和脑组织肿胀的预警信号。

> ❝ **专家点评:先进的监测技术**
> 虽然这些监测器在许多科室已经使用,但更需要专家整合来自这些监测器的信息并为患者制订个性化的 ICP 和 CPP 目标。从这些监测器得到的数据必须根据患者的临床状态和神经影像监测器的位置进行进一步的评估,使这些数据能在以患者治疗意向为基础的临床治疗中起作用。还有其他几种监测器,如脑血流监测器和近红外光谱检测。这些监测器目前多用于热门的临床研究领域。

> ❝ **专家点评:颅骨成形术的时间**
> 早期颅骨成形术可减少因颅骨切除带来的并发症。例如,环钻综合征和脑脊液动力学异常。但是与此同时,对于那些住院时间长正在进行降级抗感染治疗或存在隐秘性多重耐药菌感染的患者,术后感染风险增加了。大多数患者在术后 6 个月完成颅骨成形术,而且颅骨修补可以加强康复治疗的功能恢复效果。但是,目前并没有确切的可量化的证据证明颅骨修补可以改善预后。

去骨瓣减压术后,脑脊液动力学改变,会导致脑室或硬膜下积液(在大脑凸面或纵裂)。这些 CT 扫描上的改变是代表了患者的脑积水康复还是由于 ICP 动态变化造成的被动附带现象尚不清楚。在这种情况下,早期颅骨成形术可以改善患者的硬膜下积液,恢复患者正常的脑脊液流动。

对于脑外伤的患者来说,如果没有预防性使用抗癫痫药物,那么其发生癫痫的风险会长期存大且不会降低 [17]。然而,患者在头部损伤后,若有创伤后癫痫发作的风险,那么可能会对其生活质量和社会经济地位产生深远的潜在影响。对于患有癫痫的患者和存在癫痫发作风险的患者来说,他们的生活能力,例如驾驶和就业,将被这种风险所限制。确定哪些患者有可能发生癫痫仍然是 TBI 治疗中最令人头痛的问题之一。 Jennett 等人 [18] 在迟发型创伤后癫痫发作的开创性研究中指出了以下风险因素,包括凹陷性颅骨骨折、颅内血肿、早期癫痫(1 周以内)和患者发生过超过 24 小时的创伤后癫痫(PTA)等。 Annegers 等 [19] 已经根据患者损伤的严重程度来评价损伤后 5 年出现癫痫发作的风险为 10%。最近,Christensen 等人 [20] 表示该种风险甚至会在损伤 10 年后增加。这些研究有助于对人均风险方面的预测,但目前还无法准确预测个体患者的风险。对于在英国的驾驶员,特别是有客车和卡车驾驶许可证的驾驶员而言,这种风险必须小于每年 2%。

专家总结

　　保持水肿大脑的含氧血液的灌注有助于降低 TBI 相关的发病率和死亡率。多模态脑监测的目的是量化 TBI 之后被打乱的颅内参数并指导手术室和重症监护病房的治疗，以减少继发性脑损伤的发生。去骨瓣减压术有助于降低 ICP，但需要进一步的研究来确定此种治疗如何改变 TBI 的长期预后。总的目标是尽量减少年轻重型 TBI 患者的长期残疾率。

点评专家：Peter J. Hutchinson

译者：张域

参考文献

1. Teasdale G, Jennett B. Assessment of coma and impaired consciousness. A practical scale. Lancet 1974; 2: 81–4.
2. Crossman J, Bankes M, Bhan A, Crockard HA. The Glasgow Coma Score: reliable evidence? Injury 1998; 29: 435–7.
3. MRC CRASH Trial Collaborators. Predicting outcome after traumatic brain injury: practical prognostic models based on large cohort of international patients. British Medical Journal 2008; 336: 425–9.
4. Coles JP, Fryer TD, Coleman MR, et al. Hyperventilation following head injury: effect on ischemic burden and cerebral oxidative metabolism. Critical Care Medicine 2007; 35: 568–78.
5. Bratton SL, Chestnut RM, Ghajar J, et al. Guidelines for the management of severe traumatic brain injury. XIV. Hyperventilation. Journal of Neurotrauma 2007; 24 (Suppl. 1): S87–90.
6. NationalInstitute for Health and Clinical Excellence, Head injury: Triage, assessment, investigation and early management of head injury in infants, children and adults. NICE guideline CG56, 2007. Available at: http://www.nice.org.uk/guidance/cg56
7. Timofeev I, Carpenter KL, Nortje J, et al. Cerebral extracellular chemistry and outcome following traumatic brain injury: a microdialysis study of 223 patients. Brain 2011; 134: 484–94.
8. Sorrentino E., Diedler J., Kaprowicz M., et al. Critical thresholds for cerebrovascular reactivity after traumatic brain injury. Neurocritical Care 2012; 16: 258–66.
9. Helmy A, Vizcaychipi M, Gupta AK. Traumatic brain injury: intensive care management. British Journal of Anaesthesia 2007; 99: 32–42.
10. Patel HC, Bouamra O, Woodford M, et al. Trends in head injury outcome from 1989 to 2003 and the effect of neurosurgical care: an observational study. Lancet 2005; 366: 1538–44.
11. Steyerberg EW, Mushkudiani N, Perel P, Butcher I, et al. Predicting outcome after traumatic brain injury: development and international validation of prognostic scores based on admission characteristics. PLoS Medicine 2008; 5: e165; discussion e165.
12. Helmy A, Timofeev I, Palmer CR, et al. Hierarchical log linear analysis of admission blood parameters and clinical outcome following traumatic brain injury. Acta Neurochirurgia (Wien) 2010; 152: 953–7.
13. Kocher T. Hirnerschütterung, hirndruck und chirurgische eingriffe bei hirnkrankheiten. In: H Nothnagel (ed.) Specielle pathologie und therapie, Vol. 9 (pp. 1–457). Vienna: Hölder, 1901.

14. Cooper DJ, Rosenfeld JV, Murray L, et al. Decompressive craniectomy in diffuse traumatic brain injury. New England Journal of Medicine 2011; 364: 1493–502.

15. Stiver SI. Complications of decompressive craniectomy for traumatic brain injury. Neurosurgery Focu S 2009; 26: E7.

16. van den Brink WA, van Santbrink H, Steyerberg EW, et al. Brain oxygen tension in severe head injury. Neurosurgery 2000; 46: 868–76; discussion 876–8.

17. Temkin NR, Dikmen SS, Anderson GD, et al. Valproate therapy for prevention of post-traumatic seizures: a randomized trial. Journal of Neurosurgery 1999; 91: 593–600.

18. Jennett B, Teather D, Bennie S. Epilepsy after head injury. Residual risk after varying fit-free intervals since injury. Lancet 1973; 2: 652–3.

19. Annegers JF, Hauser WA, Coan SP, et al. A population-based study of seizures after traumatic brain injuries. New England Journal of Medicine 1998; 338: 20–24.

20. Christensen J, Pedersen MG, Pedersen CB, et al. Long-term risk of epilepsy after traumatic brain injury in children and young adults: a population-based cohort study. Lancet 2009; 373: 1105–10.

病例 11 颅内脓肿

Ciaran Scott Hill

病史

20 岁,男性,右利手,因右侧耳痛伴流出脓臭性液体 4 周而送入急诊。他从童年时期就开始间歇性地出现过耳流出分泌物,但是在几年前已经愈合了。全科医师针对患者目前的症状进行了 1 周的抗生素治疗,但没有任何疗效。随后患者出现全身不适、姿势性头痛、间歇性的水平位眩晕、头晕,感觉天旋地转一般。没有出现脑膜炎症状。没有出现头痛、颈部强直和畏光。没有其他的病史。

查体发现在右侧乳突出现红斑和破溃,右侧外耳道被脓性分泌物填塞,耳郭被向前推挤。

这名患者进行了耳鼻喉手术并把标本送入实验室进行显微镜检查、细胞培养和药敏试验。图 11.1 是这名患者的 CT 扫描成像。

这名患者被诊断为乳突炎,并紧急进行了乳突切开探查术。然而,第二天患者出现右侧肢体轻度偏瘫的与神经外科相关的症状。复查脑窗 CT(图 11.2)发现右侧小脑出现低密度影,第三脑室出现轻度的脑积水,且第四脑室被挤压。

怀疑此病为脑炎,进行了 MR 的 T1、T2 和 T2 FLAIR 扫描(图 11.3)。此外,还做了 T1 增强扫描(图 11.4)、弥散加权成像(DWI)(图 11.5)、磁共振静脉血管成像(MRV)(图 11.6)。

> **❝ 专家点评**
>
> 在小于 50% 的病例中会出现三种典型临床症状:头痛、高温、神经功能缺失。当没有观察到明显的感染源时,必须要注意广泛的脓毒性进展。

> **❝ 专家点评**
>
> 在文献中,对于激素的使用还存在争议,有的研究中支持使用激素,而有的则坚决反对使用激素。
>
> 颅内脓肿患者的主要发病率和死亡率是因为出现颅脑水肿。当影像学表现出颅脑水肿时,应用抗炎及地塞米松激素治疗,这常常是患者管理中关键的一部分,但是长期应用应该慎重。
>
> 病情迅速变化的患者需要立即送入当地综合性医院进行紧急治疗,在转运之前给予患者广谱抗生素,并在血培养之后进行地塞米松激素治疗。

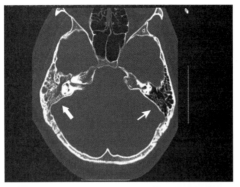

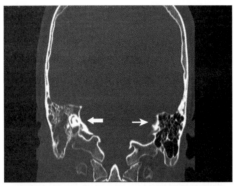

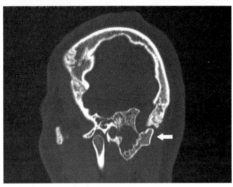

图 11.1　CT 扫描骨窗显示右侧乳突气房低密度影、周围骨质膨胀及骨质硬化（白色粗箭头所示）。而左侧乳突充气良好，表现正常（白色细箭头所示）。

> ❝ **专家点评**
>
> 　　皮质血栓性静脉炎是大脑白质脓肿患者大脑皮层神经功能缺失的主要原因。这可能会造成某些静脉的阻塞，如 Labbé 静脉，或者皮层炎症扩散。深静脉系统阻塞相对少见。

　　图像显示了小脑和右侧乳突的脓肿为耳源性。MRV 显示明显的静脉窦和较大的静脉血管，没有横窦血栓征象（图 11.6）。从外耳道获得的病原标本，培养得出 β 溶血性链球菌及假单胞菌，给予患者静脉注射头孢曲松 2g，每日 2 次，以及克林霉素 600mg，每日 1 次。

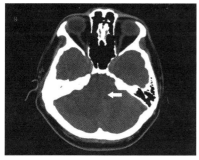

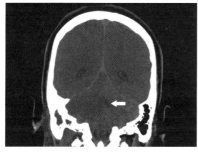

图 11.2　非增强 CT 扫描显示出右侧小脑不清晰的低密度影（白色箭头所示）。

⭐ **学习要点：脑脓肿的形成过程**

　　Britt 等（病理学家）和 Osborn 等（放射科专家）明确了脑脓肿的形成过程（表 11.1）[1,2]。

表 11.1*　脑脓肿的形成过程

阶段	时间	镜下特点	MRI T1 像	MRI T1 增强像
早期脑炎	0~3 天	急性炎症反应出现多形核白细胞。出现成纤维细胞和新生血管	较弱的低信号或等信号病变	不均匀增强
晚期脑炎	4~9 天	坏死。巨噬细胞浸润。新生血管及相关的血管源性水肿。成纤维细胞胶原沉积	中心低信号,周围等信号或高信号	明显不均匀边缘增强
早期脓肿	10~13 天	进行性中心坏死,胶原沉积。周围胶质细胞增生	中心比脑脊液信号高,周围比白质信号高	界限清楚的薄壁脓肿
晚期脓肿	大于 14 天	炎症细胞减少。星型胶质细胞包绕多层胶质蛋白	脓肿壁变厚,空腔塌陷	脓肿壁变厚,空腔塌陷。脓肿腔外皮质变厚,腔内皮质变薄

Samandouras G. *The Neurosurgeon's Handbook*. 2011. Oxford University Press.

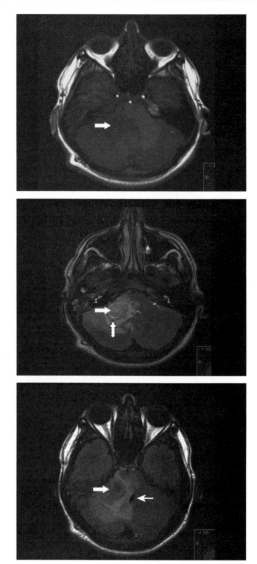

图 11.3　MR T1、T2 及 T2 FLAIR 图像,从上到下,显示出右侧桥小脑角(CPA)包括右侧小脑及相应的脑干出现病变(白色粗箭头所示)。病变周围的水肿影响小脑,特别是小脑蚓部、脑桥和中脑(白色细箭头所示)。典型的 T2 低信号边缘使用磁敏感成像可见成熟脓肿的伪影(虚箭头所示)。

在这个病例中,影像学特点和临床表现与晚期脓肿相同。

⊕ **临床提示**

　　神经外科医师认为类似的病例通常为迟发性脑脓肿。当怀疑感染性脑炎时,病原微生物学家需要脑脊液分析来诊断。这不应该提倡,因为它不仅在占位效应下是危险的,其诊断率也很低。脑脓肿时脑脊液化验结果常显示葡萄糖正常、蛋白升高,以及 WCC 升高($1\sim1000/mm^3$)以淋巴细胞为主。

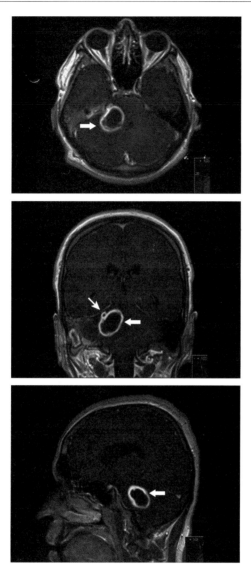

图 11.4　MRI T1 成像在钆造影剂增强后出现一个光滑的、界限分明的右侧小脑处 3cm×3cm×2.5cm 的带薄壁的环形增强（白色粗箭头所示）。周围低信号区为水肿。在冠状位（中图）可以看到在原来环形增强上出现一个小的等增强环（白色细箭头所示）。在右侧乳突也发现了环形增强（1.8cm×1.5cm）。在右侧小脑幕上可以看到不明显增强。

　　这名患者被紧急送入医院进行脓肿吸引术。在没有图像引导神经导航的情况下，利用 Dany 管进行右侧桥小脑角穿刺。第一次脓肿被成功吸出，但是第二次却抽出血液。血肿难以控制，所以决定将颅骨钻孔引流改为小的后颅窝开颅手术。血肿最终被控制住，之后手术医师认为开颅手术可以较为稳妥地切除脓肿。之后，脓肿被成功地切除，术后复查头部CT 如图 11.7。

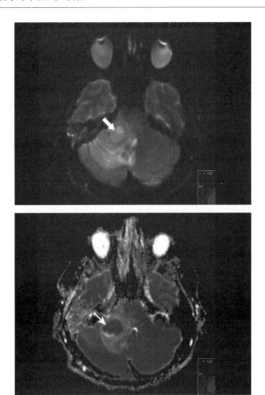

图 11.5 弥散加权 MRI 图像显示出右侧 CPA 的高信号病变伴扩散受限（白色粗箭头）。这被下方的 ADC 图所证实，显示出中央区低信号（白色细箭头）。

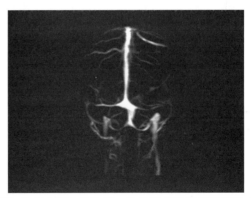

图 11.6 MRV 图像，没有出现血栓栓塞。此名患者双侧横窦纤细，发育不全，但是乙状窦直径正常。有一处解剖变异，上矢状窦分出两个分支直接汇入颈内静脉。

　　术后此名患者右侧眼球外展受限，但是其他眼部活动没有受到影响。右侧面神经 V1~V3 分布区域面部感觉完全缺失，咀嚼肌麻痹。此患者右侧 House-Brackmann 评分为 5 级下运动神经元面瘫。这些结果主要和展神经、三叉神经和面神经受损有关。

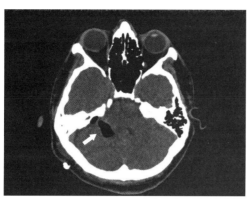

图 11.7　增强轴位 CT 显示出脓肿完全切除,术中有少量气体进入。

❝ 专家点评

这个病例显示出在颅脑脓肿,甚至是较大的或浅表的病变进行徒手穿刺是有风险的。

图像引导系统,不管是无框的还是有框的,都对病变位置定位很有帮助,在脓肿中央进行穿刺是最理想的,这样可以最大程度切除病变并达到最小损伤程度。

图像引导系统的另一个好处就是可以准确定位手术入路,手持探头,即使是最轻微的手部活动,也可能无意或不必要地扩张手术入路,从而损伤神经组织。

当脓肿与脑功能区相邻时,应该进行脓肿切除术。尽管进行了反复穿刺及抗生素治疗,但是影像学并无改变,且患者的临床症状改善不明显。

脓肿壁较硬且与脑组织粘连紧密,不像转移癌病灶较软,也不像脑膜瘤一般有脑膜边界。

手术切除也不能保证根除脓肿,因为在脓肿完全切除术后出现过复发的现象。

尽管不是常规操作,但可以用立体定向的方法植入 Ommoya 囊,并反复进行抽吸,以及进行抗生素局部释放。

> ⭐ **学习要点**：House-Brackmann **分级**
>
> 表 11.2 所示的是 House-Brackmann 面神经减弱的分级。
>
> **表 11.2　House-Brackmann 分级**
>
> | 分级 | 面部神经减弱的描述 | 评分 | 自主功能所占百分比（%） |
> |---|---|---|---|
> | 1 | 没有异常 | 8/8 | 100 |
> | 2 | 轻度异常 | 7/8 | 76/99 |
> | 3 | 闭眼费力 | 5~6/8 | 51~75 |
> | 4 | 闭眼极度费力 | 3~4/8 | 26~50 |
> | 5 | 严重面瘫 | 1~2/8 | 1~25 |
> | 6 | 完全面瘫 | 0/8 | 0 |
>
> 　　此评分系统通过测量优势方向眉毛上方正中位置的运动和该侧嘴角的运动来进行评分。眼部运动分为 0~4 级，每移动 0.25cm 评分系统升 1 级。嘴部运动同样为 0~4 级，每移动 0.25cm 评分系统升 1 级。最高得分为 8 分。不考虑面神经的感觉以及副交感神经支配。Lazarini 等利用图表的形式进行描述 [5]。

　　2 天后，此患者进行了乳突切开术及中耳整复术。含有气体的乳突腔充满了肉芽组织，钻入正常的骨组织中。打开骨性结构以对面神经进行减压。2 周之内，患者的颅脑神经症状明显缓解，只有咀嚼功能还稍差，面部感觉神经正常，极轻度复视，面神经无力 House-Brackmann 评分 3 级。术中脓汁涂片及无菌培养，并进行外周静脉穿刺中心静脉置管（PICC），再给予患者静脉抗生素治疗 6 周。

讨论

　　早在 100 年前，William Macewen 已经成功开展后颅窝手术。最早的操作方法是，通过环锯术打开颞乳突骨，从而对小脑脓肿进行引流 [6, 7]。Macewen 是第一位利用电钻，结合手术显微镜和吸引冲洗器进行复杂颅底手术的外科医师。德国耳科专家 Hermann Schwartze 推广了乳突切开术，而 William F. House 对其进行了改良并形成了现在的模式。

　　慢性化脓性中耳炎会导致中耳长期感染。早期阶段治疗比较容易，不需要进行鼓膜切开术，利用抗生素即可治疗，如果治疗延误或是治疗无效，则会发生严重的并发症。大多数颅内并发症的发生是由于慢性耳源性炎症。与神经外科相关的主要并发症可能是髓外（如硬膜下的积脓）或髓内（如脑脓肿）的病变。脑脓肿是一个包括脑实质在内的颅脑化脓的过程。至少 50% 的成人脑脓肿都是由耳源性引起的 [9]。可能引起脑脓肿的原因如表 11.3 所示。

表 11.3　G. Samandouras 神经外科医师手册脑脓肿病原学分类

原发感染	病原微生物
前额窦	需氧菌和厌氧链球菌（米氏链球菌、拟杆菌、嗜血杆菌、肠杆菌、金黄色葡萄球菌）
中耳 / 乳突	需氧菌和厌氧菌（脆弱类杆菌、肠杆菌、铜绿假单胞菌）
血行传播	多种微生物拟杆菌、链球菌
穿透性创伤	金黄色葡萄球菌、梭菌、杆菌、肠杆菌

> ➕ **临床提示**
> 中耳感染比较容引起颞叶脓肿，最好联合耳鼻喉（ENT）科进行手术治疗。岩锥切除术或乳突切开术是必需的，理想情况下，应在脓肿引流的相同手术期间进行。

　　起源于耳部的广泛连续感染涉及脑，被认为是引起小脑脓肿的关键原因，这一点已在超过 93% 的病例中发现 [10]。颅内的手术入路有多种方式。

　　脑脓肿主要由耳源性感染引起，对比还存在争议。耳源性感染传入脑组织与神经外科、ENT 和病原微生物均有关联。治疗包括单纯药物治疗、单次或多次脓肿引流、脓肿切除术和联合 ENT 手术治疗。

> ✔ **理论基础**
> **手术方式**
> 　　慢性化脓性中耳炎引起的颅内并发症一般首先进行颅内疾病的治疗（脓肿引流或者脓肿切除），然后再通过乳突切开术进行耳源性疾病的治疗。1948 年，Joe Pennybacker 对 18 例耳源性小脑脓肿的病例进行了报道。值得注意的是，他发现在没有抗生素的年代，9 例患者中只有 2 例存活，而在使用青霉素后，9 例患者中有 8 例存活，这强调了抗生素治疗的重要性 [13]（4 级证据）。1981 年，中国的杨树源对治疗超过 20 年的 400 例脑脓肿（115 例小脑脓肿）进行了报道，没有 CT 影像学资料。他们发现，单纯进行脓肿引流的死亡率和进行脓肿切除的死亡率没有差别（4 级证据）。2011 年，南非德班的一项超过 20 年的对 973 例脑脓肿（38.6% 为耳源性感染所致）进行的回顾性研究建议，应对脓肿进行引流并根除感染来源。这项研究因为缺少对比研究而受限 [14]。Ratnaike 等对脓肿吸引和脓肿切除术相关的 78 年的文献进行了回顾性研究，他们认为脓肿吸引更占优势，因为应用脓肿吸引组的患者死亡率为 6.6%，而脓肿切除术组患者的死亡率为 12.7% [15]。然而，最后结论的有效性存在争议，因为脓肿位置、病因学或辅助治疗并未阐述清楚。目前，关于细菌性脑脓肿治疗的共识是，手术方式的类型对于决定脑脓肿的预后可能并不是关键性的，而治疗时机，包括手术的时机对于最终的预后才是更加决定性的因素 [16]（5 级证据）。

> ⭐ **学习要点：中耳感染颅内的路径**
> ● 直接通过破损鼓室盖骨质蔓延（颞骨菲薄使得鼓室盖与中颅窝分离）或通过特劳特曼三角（乙状窦、岩上窦和颅骨的夹角区域）。
> ● 逆行性血栓性静脉炎可以通过导静脉进入颅骨，从而进入静脉窦，最终到达脑部软组织 [11,12]。

联合手术（神经外科手术和 ENT 手术）

耳源性脑脓肿的位置是固定不变的。在 26 例治疗超过 15 年的耳源性感染病例中，所有的病例均发现病变部位与颞骨岩部相邻。在没有 CT 影像的年代，病变位置的一致性有助于引流的进行。最近，出现了一种简单的手术方法，就是通过一个单一的切口对脓肿和乳突感染进行手术[17]。Morwani 和 Jayashankar 认为单一的、经乳突入路的切口对于治疗耳源性颅内脓肿是一种安全的手术方式[18]（4 级证据）。他们对 61 例进行经乳突脓肿引流和同时进行乳突切开鼓室成形术（根据病理学特点管道壁上或者下）的患者进行了回顾性研究，随访了最少 24 个月。这些病例的死亡率为 3%，并发症率为 6%（脑脊液漏或脑膜炎），脓肿复发率为 3%。他们认为这是种安全和有效的治疗方式。Singh 和 Maharaj 同样也支持这一观点，他们发现合并手术治疗或 12 小时内分别实施手术治疗的死亡率更低（13% 对 36%）[19]（4 级证据）。Kurien 等也同样支持开颅术和乳突切开术，他们对 36 例患者进行了研究，发现这是一种安全的手术方式[20]（4 级证据）。早期进行手术干预是非常重要的，而且可以获得很好的预后，经颞叶引流脓肿可以根治原发的乳突疾病，同时可以治疗颅内并发症[11,21]。

非手术治疗

Wanna 等建议在耳源性颅内脓肿 6 周内，最初使用非手术治疗方法，应用广谱抗生素（万古霉素、头孢曲松钠和甲硝唑）进行治疗，同时短期内的静脉注射激素疗法也是安全和有效的（4 级证据）[12]。他们对脓肿发生占位性病变的患者保留手术干预，因为这种情况下，即使治疗，治疗效果也会很差。如果脓肿破裂入脑室，他们也认为可以进行神经外科手术干预，因为这是一个公认的预后差的标志，会有高达 80% 的死亡率。除非需要神经外科干预，一旦确定颅内感染，就应进行乳突切开术，如果可能的话，可以合并手术治疗。这也说明部分患者也许可以避免行乳突切开术。在独立的研究中，Kenna 等和 Dagan 等用日常耳道洗涤和抗生素静脉注射对乳突炎进行治疗[22,23]。这种治疗方法没有被广泛接受，而且 Wanna 等建议应谨慎使用这种治疗方法，因为会引起严重的乳突炎潜在并发症，包括静脉窦血栓和脓肿的进一步发展。Wanna 等对 10 例慢性化脓性中耳炎引起颅内并发症的患者（4 例颞脓肿，1 例小脑脓肿，4 例矢状窦静脉血栓和 1 例硬膜下积脓）进行了连续研究，结果发现，死亡率为 0%，并且没有复发。平均住院周期为 6.4 天。尽管缺乏确凿的证据，如果在脑炎阶段进行单独的药物治疗，且病变小于 2.5cm，GCS > 12，同时已经检测出特定的微生物，那么治疗的成功率会更高（5 级证据）[16,24]。有其他的研究者发现了更高的死亡率，Hsiao 等报道了 31 例进行非手术治疗的脑脓肿患者的总病死率为 48%。他们发现，这些患者中 GCS 的评分低是预后差的一个关键标志（4 级证据）[25]。

最佳的抗生素疗法还没有确定，但是一个"神经外科感染"的研究组对 2000 例患者进行了回顾性分析，他们建议氨苄西林、甲硝唑和头孢他啶（或庆大霉素）应作为经验性治疗的一线药物（5 级证据）[26]。

专家总结

迄今为止,还没有针对颅内脓肿不同治疗方法的双盲、随机对照试验,也没有任何针对现有证据的 *meta* 分析。针对耳源性的后颅窝脑脓肿的治疗方式,临床上仍处于平衡状态。然而,在脓肿早期或者晚期发现后颅窝脓肿,实施立体定向穿刺并减少微生物载量似乎是多学科联合治疗中最合理的方式。

点评专家:George Samandouras

译者:张域

参考文献

1. Britt RH, Enzmann DR, Yeager AS. Neuropathological and computerized tomographic findings in experimental brain abscess. Journal of Neurosurgery 1981; 55(4): 590–603.

2. Osborn AG, Salzman KL, Barkovich AJ. Diagnostic imaging: brain. Salt Lake City: Amirsys, 2004.

3. Shen H, Huo Z, Liu L, et al. Stereotatic implantation of Ommaya reservoir in the management of brain abscesses. British Journal of Neurosurgery. 2011; 25(5): 1–5.

4. House JW, Brackmann DE. Facial nerve grading system. Otolaryngology—head and neck surgery 1985; 93(2): 146–7.

5. Lazarini P, Mitre E, Takatu E, et al. Graphic visual adaptation of House-Brackmann facial nerve grading for peripheral facial palsy. Clinical Otolaryngology 2006; 31(3): 192–7.

6. Canale DJ. William Macewen and the treatment of brain abscesses: revisited after one hundred years. Journal of Neurosurgery 1996; 84(1): 133–42.

7. Macewen SW. Pyogenic infective diseases of the brain and spinal cord. Basingstoke: Macmillan, 1893.

8. Sunder S, Jackler RK, Blevins NH. Virtuosity with the Mallet and Gouge: the brilliant triumph of the 'modern' mastoid operation. Otolaryngologic Clinics of North America. 2006; 39(6): 1191.

9. Syal R, Singh H, Duggal K. Otogenic brain abscess: management by otologist. Journal of Laryngology & Otology 2006; 120(10): 837–41.

10. Hsu CW, Lu CH, Chuang MJ, et al. Cerebellar bacterial brain abscess: report of eight cases. Acta Neurologica Taiwanica 2011; 20(1): 47–52.

11. Alaani A, Coulson C, McDermott AL, et al. Transtemporal approach to otogenic brain abscesses. Acta Otolaryngologica 2010; 130(11): 1214–19.

12. Wanna GB, Dharamsi LM, Moss JR, et al. Contemporary management of intracranial complications of otitis media. Otology & Neurotology 2010; 31(1): 111.

13. Pennybacker J. Cerebellar abscess: treatment by excision with the aid of antibiotics. Journal of Neurology, Neurosurgery, and Psychiatry 1948; 11(1): 1.

14. Nathoo N, Nadvi S.S., Narotam PK, & van Dellen JR. Brain abscess: management and outcome analysis of a computed tomography era experience with 973 patients. World neurosurgery. 2011; 75(5): 716–726.

15. Ratnaike TE, Das S, Gregson BA, et al. A review of brain abscess surgical treatment,78 years: aspiration versus excision. World Neurosurgery 2011; 76(5): 431–6.

16. Arlotti M, Grossi P, Pea F, et al. Consensus document on controversial issues for the treatment of infections of the central nervous system: bacterial brain abscesses. International Journal of Infectious Diseases 2010; 14: S79–92.

17. Penido NDO, Borin A, Iha LCN, et al. Intracranial complications of otitis media: 15 years of experience in 33 patients. Otolaryngology-Head and Neck Surgery. 2005; 132(1): 37–42.

18. Morwani K, Jayashankar N. Single stage, transmastoid approach for otogenic intracranial abscess. Journal of Laryngology and Otology 2009; 123(11): 1216.

19. Singh B, Maharaj TJ. Radical mastoidectomy: its place in otitic intracranial complications. The Journal of Laryngology & Otology 1993; 107(12): 1113–18.

20. Kurien M, Job A, Mathew J, et al. Otogenic intracranial abscess: concurrent craniotomy and mastoidectomy—changing trends in a developing country. Archives of Otolaryngology—Head and Neck Surgery 1998; 124(12): 1353.

21. Hippargekar P, Shinde A. Trans-mastoid needle aspiration for otogenic brain abscesses. Journal of Laryngology & Otology 2003; 117(5): 422–3.

22. Kenna MA, Bluestone CD, Reilly JS, et al. Medical management of chronic suppurative otitis media without cholesteatoma in children. Laryngoscope 1986; 96(2): 146–51.

23. Dagan R, Fliss DM, Einhorn M, et al. Outpatient management of chronic suppurative otitis media without cholesteatoma in children. Pediatric Infectious Disease Journal 1992; 11(7): 542–546.

24. Erdofüan E, Cansever T. Pyogenic brain abscess. Neurosurgery Focus 2008; 24(6): E2.

25. Hsiao SY, Chang WN, Lin WC, et al. The experiences of nonoperative treatment in patients with bacterial brain abscess. Clinical Microbiology and Infection 2011; 17(4): 615–20.

26. De Louvois EB, Bayston R, Lees PD, et al. The rational use of antibiotics in the treatment of brain abscess. British Journal of Neurosurgery 2000; 14(6): 525–30.

27. Kocherry XG, Hegde T, Sastry KVR, et al. Efficacy of stereotactic aspiration in deep-seated and eloquent-region intracranial pyogenic abscesses. Neurosurgical Focus 2008; 24(6): 13.

28. Senft C, Seifert V, Hermann E, et al. Surgical treatment of cerebral abscess with the use of a mobile ultralow-field MRI. Neurosurgical Review 2009; 32(1): 77–85.

12 脑深部电刺激缓解
帕金森病

Jonathan A. Hyam

病史

70 岁男性患者,患特发性帕金森病(PD)16 年,就诊于功能神经外科。患者的主要症状为僵直、动作迟缓、运动困难,导致残疾和日常活动受限,如不能洗漱、切菜、写字,以及在无人监督的情况下无法安全使用电器等。患者无意识障碍、感知功能障碍、思考障碍及智力障碍。

> ### ✪ 学习要点:帕金森病的治疗药物
>
> 左旋多巴治疗帕金森病是 20 世纪 60 年代帕金森病治疗的一项重大突破 [1]。由于其可导致运动相关并发症,其他通过作用于多巴胺系统及非多巴胺系统治疗帕金森病的药物相继被发明。对于早期帕金森病,并无单一首选药,推荐使用左旋多巴、多巴胺能激动剂及单胺氧化酶 B 抑制剂 [2]。表 12.1 为目前常用的帕金森病治疗药物 [3]。

表12.1 帕金森病常用药物

类型	举例	副作用
多巴胺	左旋多巴胺、美多巴、信尼麦(左旋多巴胺 + 脱羧酶抑制剂)	运动波动、运动障碍
多巴胺能激动剂	溴隐亭、阿扑吗啡、普拉克索	幻觉、嗜睡、易冲动(如赌博、性欲亢进)
抗胆碱药	苯海索	中枢 / 外周自主神经障碍
单胺氧化酶抑制剂	司来吉兰	睡眠障碍、轻度头痛
儿茶酚胺 – 氧 – 甲基转移酶抑制剂	恩他卡朋	多巴诱导的运动障碍
谷氨酸拮抗剂;多巴胺再摄取阻滞剂	金刚烷胺	幻觉、压抑

> ### ❝ 专家点评
>
> 帕金森病的治疗方法有很多,脑深部电刺激(DBS)只是众多治疗方法中的一种,而且并不总是最好的选择。很多帕金森病的患者病情复杂,应该启用多学科治疗组对其病情进行评估,包括神经内科医师、神经外科医师、专科护士、神经心理学家和其他医疗保健专业人员。

自诊断日起,患者的口服药物包括美多巴(包括左旋多巴和左旋多巴脱羧酶抑制剂,后者药物效应为降低左旋多巴在脑外的分解率)、司来吉兰(一种单胺氧化酶抑制剂)、培高利特(一种多巴胺能激动剂),并配有阿扑吗啡泵(一种多巴胺能激动剂)。然而,在诊断帕金森病6年后,发现药物治疗导致患者运动困难。将其用药调整为信尼麦和阿扑吗啡后,每天药物作用的时间约为25%,其余75%的时间呈药物无效状态,除药物本身引起的动作迟缓、僵直外,还存在其他运动障碍症状。

查体无手臂震颤。患者活动迟缓,运动困难,尤其是右侧肢体,出现双侧齿轮样强直。脑神经及外周神经检查无其他异常,显微图谱可证实。帕金森病统一评分量表(UPDRS)显示为:第一部分,5/16;第二部分,药物有效期3/56,药物无效期25/56;第三部分,药物有效期15/104,药物无效期43/104。通过谈话或点位检测的方法评估其神经心理状态,未见明显病理性改变。脑MRI显示正常。

> ★ **学习要点:帕金森病统一评分量表**
>
> UPDRS可用来监测帕金森病的严重程度及疾病进程,通过将几个现存量表整合为一,建立更有效、灵活的帕金森病患者评估手段。UPDRS被神经科医生广泛应用,在试验中的全球应用率为87%,在临床实践中应用率为70%[4]。运动障碍协会将UPDRS作为一项较完备的评估帕金森病患者运动功能的方法,尽管有一些条款评分者之间信度和评分者内信度不是很高[4]。它可分为四类:
>
> Ⅰ:精神状态、行为、情绪。
> Ⅱ:日常生活活动。
> Ⅲ:运动系统检查。
> Ⅳ:治疗后并发症。
>
> 改良后的 Hoehn & Yahr 分级 和 Schwab & 英格兰 ADL 量表如下(表12.2)。
>
> 表12.2　帕金森病统一评分量表
>
> | 分类 | 疾病方面 | 包含因素 |
> | --- | --- | --- |
> | Ⅰ | 精神状态、行为、情绪 | 智力、思考障碍、压抑 |
> | Ⅱ | 日常生活活动 * | 跌倒、穿衣、吞咽、卫生、使用器具等 |
> | Ⅲ | 运动系统检查 | 震颤、姿势、僵直、语言、步态、运动迟缓 |
> | Ⅳ | 治疗后并发症 | 运动障碍、药物有效期 / 无效期变化、姿态性低血压 |
> | Ⅴ | 改良后的 Hoehn & Yahr 分级 | 疾病严重程度、单侧 / 双侧、独立性 |
> | Ⅵ | Schwab & 英格兰 ADL 量表 | 独立 / 非独立、沐浴、吞咽、膀胱 / 肠道功能 |
>
> *表示患者进行了帕金森病治疗中药物有效期和药物无效期的测试。Modified from Fahn et al.[5]

当对该患者的手术目的进行讨论时,一致认为改善运动迟缓、运动困难及僵直等症状是最重要的。

术前行 MRI 立体定向技术确定皮质下核电刺激靶点(图 12.1)。在手术的起始阶段,患者在局部麻醉下行头颅立体定位和 CT 定位,但 CT 对空间伪影的敏感度较 MRI 差。在患者的影像资料上确定丘脑下核,并借助颅脑图谱,确定和绘制靶点坐标。将患者带到手术室,并在局部麻醉下行双边开颅术。直径 1.8mm 的射频电流通过靶区,由于脑室侵袭可使射频电流异位,故可用以监测脑室的侵袭程度。然后加入 DBS 电流(图 12.2a),医生在电刺激相应部位的过程中客观评估患者对侧肢体的僵直

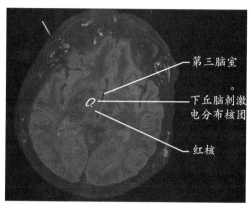

图 12.1　重建的三维脑 MRI 轴向剖面,神经导航工作站计划将脑深部刺激电极放置在丘脑底核的位置(圆圈)。

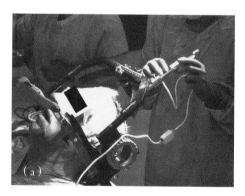

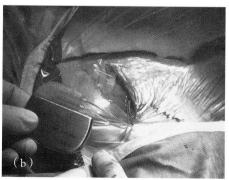

图 12.2　(a)使用头部立体框架进行脑深部电极植入。(b)于锁骨下植入脉冲发射器。

度,以检测电刺激是否产生治疗效应。对侧重复上述步骤。结果显示,射频电流通过靶区可改善对侧肢体的僵直程度,与刺激无关,这种现象称为"打击现象",其机理可能是通过机械干预或者靶点核团的微小病变产生的临时性治疗效应。虽然证实了靶点确实有一定的治疗效应,但是它同时也不利于长期临床检查中的电流微调。

术后使用头部框架行 CT 立体定位,并应用可以确定电流在丘脑下核团接触部位的定位仪。进入手术室后,在全身麻醉下,将接电流的延长导线穿过耳后,插在锁骨下窝的位置。植入脉冲发射器于锁骨下窝,与延长导线相连,并使其处于关闭状态(图 12.2b)。患者被唤醒,且其无神经功能退化。起搏器未处于活动状态。此时出现的单侧肢体僵直及运动障碍等症状的改善是由于术中打击效应的原因。手术两周后,以 1.5V、90ms、130Hz 的电流进行刺激,待患者由手术打击状态恢复为稳定状态再行刺激,其目的在于消除混杂因素的影响。

术后 6 个月,UPDRS 显示为:第一部分,1/16;第二部分,药物有效期 8/56,药物无效期 24/56;第三部分,药物有效期 8/104,药物无效期 34/104。

结果提示 UPDRS 的第三部分在僵直度、运动障碍、运动迟缓等方面的分数相比之前有了较明显的提高。患者情绪、意识等无退化改变。

讨论

帕金森病是一种神经退行性疾病,在某种程度上由于黑质(致密部)多巴胺能神经元减少所致。其结果可导致皮质、苍白球内部(GPi)及 STN 之间的神经震荡和同步化活动受到破坏。帕金森病的三个主要典型临床症状为肌肉僵直、震颤和运动迟缓,步态和姿势不稳也比较常见 [6]。对于帕金森病患者的手术部位的选择呈现周期性。过去对帕金森病的治疗主要是外科手术切除(如大脑脚切除术),并结合大剂量多巴胺能药物治疗。然而,研究表明,多巴胺能激动剂可造成运动障碍等副作用,甚至出现严重的社会功能丧失。这样,手术(通常是进行 DBS 手术)就再一次成为治疗帕金森病的主要手段,一方面可改善帕金森病本身的典型症状,另一方面可治疗药物副作用。

患者选择

DBS 手术预后不佳最常见的原因为:患者选择不佳、电流手术操作不佳及点刺激疗程不充分 [7]。实施 DBS 手术的帕金森病患者,最佳的特征应为特发性帕金森病,对左旋多巴应答良好,尤其是在药物有效阶段。概括来说,DBS 手术适应于那些患有顽固性震颤的患者及为了减轻药物治疗引发的副作用(如运动障碍)的患者,主要适用于年龄相对不是太大并且心理、生理上可耐受手术及长期电刺激的门诊患者,不适用于患有精神性疾病如抑郁、急性精神病及痴呆的患者 [7]。因此,DBS 团队应由神经专

> **❝ 专家点评**
> DBS 手术中,患者的选择是最重要的方面之一。一位好的手术候选人要对左旋多巴应答良好,同时具有严重的药物治疗副作用(运动障碍),或者药物有效期 / 无效期的波动占主导作用。震颤也可以治疗成功。大约 10% 的帕金森病患者适合实施 DBS 手术治疗。

科医师、心理医师 / 精神病医师及神经外科手术医师组成。多学科干预是管理帕金森病患者的有效策略,此外,对于帕金森病患者的个体化治疗,找出患者最严重的临床症状很关键,它可用来判断非手术治疗是否仍然有效、确定深部脑刺激的靶点及评估 DBS 手术带来临床效应的可能性。

定位

通过 DBS 靶向手术治疗,一系列症状得以改善(见"学习要点:帕金森病症状及相关大脑深部电刺激靶点"),因此对于个体化患者治疗靶点的选择显得尤为重要。2006 年 NICE 指南提到了 DBS 对帕金森病患者的治疗作用,尤其是对 STN、GPi 及丘脑等部位的刺激具有更显著的治疗效应[27]。

丘脑底核

帕金森病患者的典型症状,运动迟缓、肌肉僵直、震颤及药物带来的运动障碍等副作用,在经过对 STN 的 DBS 治疗后均可得到不同程度的改善。灵长类动物模型的结果显示,STN 可作为治疗帕金森病患者的靶点[8, 9]。由于对于 STN 部位的 DBS 治疗可明显改善帕金森病症状,加之药物治疗可带来运动障碍加重的副作用,因此药物治疗可相应减少。Krack 等指出,对于 STN 的 DBS 治疗可有效改善帕金森病的运动症状,提高患者日常生活活动能力,以及减少药物需求[10]。帕金森病多学科研究中心做了一项试验,随机将 366 名帕金森患者分为立即手术治疗结合最佳药物治疗组及最佳药物单独治疗组[11]。因为只有 4 名患者接受了对 GPi 的刺激,因此,这项关于对 STN 部位 DBS 手术的试验相对来说比较可靠。该研究中心对受试者进行了 1 年的随访调查,并对受试者进行临床评估和生活质量评估,发现 DBS 手术相对单一药物治疗具有更明显的临床治疗效应。多项结果提示 DBS 对帕金森病患者的运动能力及日常生活活动有一定的提高作用,如 PDQ-39 调查问卷、总的 UPDRS 评分,特别是第四部分中时间、运动障碍严重程度、药物无效期的改变,以及对多巴胺能激动剂的需求减少了 1/3 。研究中心发现,19% 的患者出现了手术相关的不良事件,1 例患者死亡,无自杀事件[11]。

对于 STN 部位的 DBS 手术引发的不良反应,如精神和认知障碍,可能是因为丘脑下部本身引起的,反映了 STN 在相关性和边缘环路中的重要作用[12]。尽管有人仍怀疑 DBS 手术可以降低患者的认知敏感度,但研究中心通过对患者进行痴呆等级评分(DRS - Ⅱ)发现并无明显的认知能力下降[13]。详细的神经心理学检查发现,术后患者的语言功能会有一定程度的下降,表现为语言流畅度和词汇量的下降[11]。关于情绪和认知能力的下降,在其他的一些研究中虽然也得到证实,但发生率仅为 1%~2%[14]。

苍白球内侧部

GPi 早就被认为是减轻帕金森病患者运动障碍症状的重要靶点,其对于运动迟缓和僵直的改善作用也日渐得到发现。在多学科研究中心的一项随机对照试验中，合作研究项目中的 468 个研究组显示，对于 STN 及 GPi 的 DBS 治疗相比单一的药物治疗更加有效，体现在诸多方面，如延长了药物有效期无运动障碍的时间、提高运动功能及改善生活质量[15]。对 STN 及 GPi 进行随机刺激，24 个月后对其进行 UPDRS 第三部分的评分以评估运动功能，结果发现刺激两部位具有几乎等价的效果[16]。虽然 STN 的刺激与 GPi 的刺激相比，对多巴胺能激动剂的需求更少，但其导致的患者情绪及视觉运动处理速度的降低也更为显著。其他一些研究也表明，对于 GPi 的刺激，发生认知和情绪障碍要少于对 STN 的刺激[17, 18, 19]。对于苍白球的刺激是治疗帕金森病患者运动迟缓、僵直及运动障碍的一项重要选择，并且很适用于本病例。

丘脑

在 20 世纪 50 年代 Irving Cooper 一个意外的发现后，改善震颤症状一直以来被认为是功能神经外科的一项手术目标[20, 21]。对于丘脑或者 STN 的 DBS 治疗可用于治疗震颤，丘脑的 DBS 治疗适用于以震颤为主要症状而其他帕金森病典型症状及药物副作用并不明显的患者[7]。在丘脑中，丘脑腹侧中间核（VIM）是最常见的靶点部位，但由于丘脑腹外侧核（VOP）与之联系密切，也可作为选择之一[22]。由于困扰本例患者的主要症状并非是震颤，故不适合应用丘脑刺激。

脚桥核

长期以来，DBS 治疗和多巴胺能激动剂对于姿势不稳及冰冻步态的治疗效果不佳，然而，对灵长类动物的研究发现[23, 24, 25]，脚桥核（PPN）作为处于中脑与脑桥连接部位的网状核团，可作为崭新的治疗靶点（Jenkinson 等，2006；26）。研究发现，对于 PPN 的刺激可有效改善重度帕金森病患者的步态、姿势与平衡[27, 28, 29]。由于这些不是本患者的主要症状，故 PPN 刺激也不适用于本患者的治疗。

✚ 临床提示：帕金森病 DBS 治疗指征和患者选择

患者的选择至关重要，因为只有一小部分患者比较适用于 DBS 治疗。通过 DBS 能带来良好预后的患者人群应满足三类因素：疾病本身因素及对左旋多巴等药物的反应、精神和心理因素、手术相关因素。

帕金森病特点
- 特发性。
- 对左旋多巴应答好。
- 运动障碍。
- 难治性震颤。

精神疾病因素
- 无痴呆。

- 无明显压抑。
- 无急性精神错乱。
- 认知水平良好。
  手术相关因素
- 年龄不是过大。
- 能耐受神经系统手术。

★ **学习要点：帕金森病症状及相关大脑深部电刺激靶点**

根据刺激靶点的不同，DBS 可改善一系列帕金森病症状。

确定最主要的症状对帕金森病的个体化治疗尤为重要，而且也可以尽可能地使 DBS 手术获益（表 12.3）。某些靶点可以使更多的症状获益 [2,16,27]。

表 12.3　帕金森病症状及相关大脑深部电刺激靶点

症状	靶点
震颤	丘脑、STN
运动迟缓、僵直	STN、GPi
运动障碍	STN、GPi
姿势不稳、冰冻步态	PPN

✛ **临床提示：精确植入深部大脑刺激电极**

为使深部大脑刺激电极植入更加精确，可采用以下几种方法，具体如何使用根据病例不同而异。

神经影像学

MRI 可很好地显示皮质下结构以确定靶点，CT 具有较准确的空间定位，但其对空间伪影的敏感度不如 MRI，可将两种手段结合起来以得到更准确的判断。

术中神经性评估

在患者清醒状态下进行刺激检测和临床评估可对刺激的临床效应和不良反应提供较迅速的反馈，并且帮助确定最佳刺激深度，麻醉的作用尤为重要。不适用于那些在清醒状态下不能耐受手术的患者，如运动性症状较为严重的患者。

微电位记录

通过多个微电极对靶点核团的细胞团进行监测，可为刺激的临床效应提供反馈。其缺点是操作时间过长，以及由于多电极传递的操作有引发颅内出血的风险 [30]。

毁损手术

毁损手术，而不是长期地植入电极，是临床医生和患者可以考虑的一项重要替代措施。深部大脑消融手术的历史要早于 DBS 手术，尽管消融术并不适用于所有帕金森病患者。苍白球切开术、丘脑切开术具有与 DBS 手术相似的治疗效果 [31, 32]，丘脑底部切开术的治疗效应也已有报道 [17, 33]，因此，这些方法均可作为帕金森病患者的治疗选择。DBS 花费较昂贵，因为涉及价格不菲的硬件、起搏器及后续治疗、电池更换手术等。毁损手术的优点在于它属于一次性手术，不需要后续的随访治疗，并且不需要硬件设备。因此，选择何种手术，决定因素包括患者的耐受能力、能否接受紧密的随访、是否同意接受后续的电池更换手术以维持刺激、患者的认知水平、期望值、可承受的神经性风险及双侧躯体症状（双侧丘脑切开术由于其较高的致言语、吞咽障碍风险，感染风险及经济因素很难被患者接受）。毁损手术是一项不可逆、不可调控的治疗方式。DBS 电刺激手术的优势在于，当出现不良反应时，可随时关闭，并且随着时间的推移，患者耐受能力和疾病状态的改变，可根据患者的实际需要进行刺激参数微调。

专家总结

　　未来可能有电极植入改进技术和其他生理治疗手段两种主要发展方向，两种治疗的发展空间是平等的。例如，电场塑形学和其他模式（如光遗传学）的发展不断改进着电极设计技术。另一方面，干细胞技术、病毒载体技术和生长因子注入技术近期取得了突破性进展，这些技术有望重塑"正常"脑组织。

点评专家：Alexander L. Green，Tipu Z. Aziz

译者：李龙

参考文献

1. Cotzias GC, Papavasiliou PS, Gellene R. L-dopa in Parkinson's syndrome. New England Journal Medicine 1969; 281(5): 272.
2. National Institute for Health and Clinical Excellence (NICE). Parkinson's diseases: diagnosis and management in primary and secondary care, NICE Clinical Guideline 35. London: NICE, 2006. Available at: http://www.nice.org.uk/nicemedia/live/10984/30088/30088.pdf.
3. Kalinderi K, Fidani L, Castor Z, et al. Pharmacological treatment and the prospect of pharmacogenetics in Parkinson's disease. International Journal of Clinical Practice 2011; 65(12): 1289-94.
4. Movement Disorder Society Task Force on Rating Scales for Parkinson's Disease. The Unified Parkinson's Disease Rating Scale (UPDRS): status and recommendations. Movement Disorders 2003; 18(7): 738-50.

5. Fahn S, Elton RL, Members of the UPDRS Development Committee. Unified Parkinson's Disease Rating Scale. In: S Fahn, CD Marsden, DB Calne, et al. (eds), Recent developments in Parkinson's disease vol. 2 (pp. 153–64). Florham Park, NJ: Macmillan Health Care Information 1987.

6. Williams D, Tijssen M, van Bruggen G, et al. Dopamine-dependent changes in the functional connectivity between basal ganglia and cerebral cortex in humans. Brain 2002; 125: 1558–69.

7. Volkmann J. Selecting appropriate Parkinson's patients for deep brain stimulation. In:P Bain, T Aziz, X Liu, et al. (eds), Deep brain stimulation (pp. 75–83). Oxford: Oxford University Press, 2009.

8. Aziz TZ, Peggs D, Sambrook MA, et al. Lesion of the subthalamic nucleus for the alleviation of 1-methyl-4-phenyl-1,2,3,6-tetrahydropyridine (MPTP)-induced parkinsonism in the primate. Movement Disorders 1991; 6: 288–92.

9. Bergman H, Wichmann T, Delong MR. Reversal of experimental parkinsonism by lesion of the subthalamic nucleus. Science 1990; 249: 1436–8.

10. Krack P, Batir A, Van Blercom N, et al. Five year follow-up of bilateral stimulation of the subthalamic nucleus in advanced Parkinson's disease. New England Journal of Medicine 2003; 349: 1925–34.

11. Williams A, Gill S, Varma T, et al., on behalf of the Parkinson's disease Surgical Collaborative Group. Deep brain stimulation plus best medical therapy versus medical therapy alone for advanced Parkinson's disease (PD SURG trial): a randomized, open-label trial. Lancet Neurology 2010; 9 (6): 581–91.

12. Hamani C, Saint-Cyr SA, Fraser J, et al. The subthalamic nucleus in the context of movement disorders. Brain 2004; 127: 4–20.

13. Rodriguez-Oroz MC. Deep brain stimulation for advanced Parkinson's disease. Lancet Neurology 2010; 9(6): 558–9.

14. Woods SP, Fields JA, Troster AI. Neuropsychological sequelae of subthalamic nucleus deep brain stimulation in Parkinson's disease: a critical review. Neuropsychology Reviews 2002; 12: 111–26.

15. Weaver FM, Follett K, Stern M, et al. Bilateral deep brain stimulation vs best medical therapy for patients with advanced Parkinson disease: a randomized controlled trial. Journal of the American Medical Association 2009; 301(1): 63–73.

16. Follett KA, Weaver FM, Stern M, et al. Pallidal versus subthalamic deep-brain stimulation for Parkinson's disease. New England Journal of Medicine 2010; 362(22): 2077–91.

17. Walter BL, Vitek JL. Surgical treatment for Parkinson's disease. Lancet Neurology 2004; 3: 719–28.

18. Volkmann J, Alert N, Voges J, et al. Safety and efficacy of pallidal or subthalamic nucleus stimulation in advance PD. Neurology 2001; 56: 548–51.

19. Rodriguez-Oroz MC, Obeso JA, Lang AE, et al. Bilateral deep brain stimulation in Parkinson's disease: a multicentre study with 4 years follow-up. Brain 2005; 128: 2240–9.

20. Cooper IS. Effect of anterior choroidal artery ligation on involuntary movements and rigidity. Transactions of the American Neurological Association 1953; 3(78th meeting): 6–7.

21. Das K, Benzil DL, Rovit RL, et al. Irving S. Cooper (1922–1985): a pioneer in functional neurosurgery. Journal of Neurosurgery 1998; 89(5): 865–73.

22. Hyam J, Owen SLF, Kringelbach ML, et al. Contrasting connectivity of the ventralis intermedius and ventralis oralis posterior nuclei of the motor thalamus demonstrated by probabilistic tractography. Neurosurgery 2012; 70(1): 162–9.

23. Jenkinson N, Nandi D, Miall RC, et al. Pedunculopontine nucleus stimulation improves akinesia in a Parkinsonian monkey. NeuroReport 2004; 15: 2621–4.

24. Jenkinson N, Nandi D, Oram R, et al. Pedunculopontine nucleus electric stimulation alleviates akinesia independently of dopa-minergic mechanisms. NeuroReport 2006; 17: 639–41.

25. Nandi D, Aziz TZ, Giladi N, et al. Reversal of akinesia in experimental parkinsonism by GABA antagonist microinjections in the pedunculopontine nucleus. Brain 2002; 125(11): 2418–30.

26. Zrinzo L, Zrinzo LV, Tisch S, et al. Stereotactic localization of the human pedunculopontine nucleus: atlas-based coordinates and validation of a magnetic resonance imaging protocol for direct localization. Brain 2008; 131(6): 1588–98.

27. Plaha P, Gill SS. Bilateral deep brain stimulation of the pedunculopontine nucleus for Parkinson's disease. NeuroReport 2005; 16: 1883–7.

28. Moro E, Hamani C, Poon YY, et al. Unilateral pedunculopontine stimulation improves falls in Parkinson's disease. Brain 2010; 133(1): 215–24.

29. Thevathasan W, Coyne TJ, Hyam JA, et al. Pedunculopontine nucleus stimulation improves gait freezing in Parkinson's disease. Neurosurgery 2011; 69: 1248–54.

30. Zrinzo L, Foltynie T, Limousine P, et al. Reducing hemorrhagic complications in functional neurosurgery: a large case series and systematic literature review. Journal of Neurosurgery 2012; 116(1): 84–94.

31. Bittar RG, Hyam J, Nandi D, et al. Thalamotomy versus thalamic stimulation for multiple sclerosis tremor. Journal of Clinical Neuroscience 2005; 12(6): 638–42.

32. Gross RE. What happened to posteroventral pallidotomy for Parkinson's disease and dystonia? Neurotherapeutics 2008; 5: 281–93.

33. Alvarez L, Macias R, Lopez G, et al. Bilateral dorsal subthalamotomy in Parkinson's disease (PD): initial response and evolution after 2 years. Movement Disorders 2002; 17(Suppl. 5): S95.

34. Alusi SH, Aziz TZ, Glickman S, et al. Stereotactic lesional surgery for the treatment of tremor in multiple sclerosis: a prospective case-controlled study. Brain 2001; 124(8): 1576–89.

35. Samra K, Waltz JM, Riklan M, et al. Relief of intention tremor by thalamic surgery. Journal of Neurology Neurosurgery and Psychiatry 1970; 33(1): 7–15.

13 内镜下生长激素型垂体大腺瘤切除术

Alessandro Paluzzi

病史

61 岁男性,主诉两年前开始出现疲乏、勃起障碍、肢端肥大(鞋的尺寸从 9 号变为 11 号)等症状,并出现视力障碍影响驾驶。他的妻子陈述他夜里打鼾,并且发现他的鼻子与下颌增大,以致面部与几年前的照片对比出现明显改变。

既往史除患高血压外无其他异常。

> ★ **学习要点:肢端肥大症的症状和体征**
>
> 肢端肥大的改变常常是诊断的主要体征,手脚肥大,手指、脚趾增生肥厚。鼻部增宽,颧骨和额头突出,有时前额部隆起。突颌、上颌扩大、牙齿缝隙增大及巨舌都很常见。
>
> 除了面部的畸形和体态改变以外,肢端肥大症可以并发一系列的全身性症状,如高血压、扩张性心肌病、糖尿病、睡眠呼吸暂停综合征和结肠癌。这些并发症是导致肢端肥大症患者死亡的相关风险因素 [1]。针对每种特定并发症的治疗能够显著改善患者的一般预后 [2]。而且,巨舌、上下颌骨咬合不正及这一系列并发增加了垂体瘤切除手术术前麻醉的风险。

检查发现,该患者具有肢端肥大症的特点。血压在应用赖诺普利或氢氯噻嗪的情况下为 170/102mmHg,随机血糖为 8.3mmol/L(正常值为 3.9~5.5mmol/L)。视野检查发现明显的双眼颞侧视野偏盲,并进一步应用 Humphrey 视野检查法得以证实(图 13.2e)。

内分泌检测显示:随机生长激素(GH)水平为 58ng/mL(正常值为 0~5ng/mL),IGF-1 水平为 667ng/mL(正常值为 71~290ng/mL)。其他内分泌检测还提示伴有甲状腺功能减退,其游离 T4 水平为 0.48ng/dL(正常值为 0.8~1.8ng/dL),TSH 水平为 0.520μIU/mL(正常值为 0.300~5000μIU/mL)。患者仍表现有低促性腺素性功能减退症,其 LH 水平为 0.3mIU/mL(正常值为 1~5.6mIU/mL),FSH 水平为 1.5mIU/mL(正常值为 1.5~14.3mIU/mL），睾酮水平 <1ng/dL（正常值为 250~1100ng/dL）。他的皮质醇水平低至 1μg/dL（正常值为 7~25μg/dL），ACTH 水平为 15pg/mL（正常值为 9~46pg/mL）。

影像学上，MRI T1 加权像对比显示蝶鞍区较大病变，伴有蝶鞍上部明显扩张，该大腺瘤测量值为 3.3cm × 2.6cm × 3.7cm（图 13.1）。肿瘤向外侧扩张累及海绵窦侧壁及颈内动脉，提示有较高的海绵窦侵袭的可能性（Knosp 分级 III 级）（图 13.1a,c,e）。

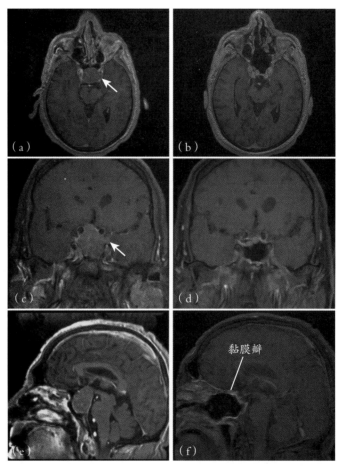

图 13.1 垂体大腺瘤术前和术后（12 个月）MR T1 增强核磁影像。（a，b）轴位像，箭头所指是部分肿瘤侵入左侧海绵窦。（c，d）冠状位，（c）图是术前 MR T1 增强影像显示腺瘤左外侧缘超出左侧颈内动脉外侧界，根据 Knosp 分型，肿瘤侵入左侧海绵窦。（e，f）矢状位，（f）图是术后影像环形增强组织，从蝶骨到鼻中隔及鼻软骨，是用来重建颅底的黏膜瓣影像。

⭐ **学习要点**：Knosp **分型**

　　1991 年，Engelbert Knosp 提出了影像学分型，用来评估垂体瘤侵袭海绵窦的程度。他分析了 25 例垂体瘤患者的术前 MRI 影像，这些患者术中证实肿瘤侵袭海绵窦。Knosp 根据患者术前 MRI 冠状位 T1 增强像，按照垂体瘤外侧边缘与颈内动脉的关系，将垂体瘤分为五型。0 级表示正常情况，4 级表示颈内动脉被肿瘤完全包裹。根据 Knosp 分型，分型为 3 级和 4 级的病例，术中均证实肿瘤侵犯海绵窦；分型为 2 级的病例有 1 类术中肿瘤没有得到证实；分型 1 级和 0 级的病例，术中肿瘤均未侵袭海绵窦。

　　鉴于近期由于生长激素型腺瘤导致的视力减退、肢端肥大等症状，医生建议对该患者进行手术干预。该患者同意行经鼻蝶扩大入路（EEA）垂体大腺瘤切除术。

　　术中可见蝶鞍区明显扩张，暴露蝶鞍和双侧海绵窦的骨性结构后（图 13.2a），应用"双角度吸引技术"进行肿瘤切除（图 13.2b），可见肿瘤侵袭左侧海绵窦内侧壁及中间室，瘤体的这部分肿瘤在 45°角内镜操作下得以全部切除。术中找到垂体下动脉并电凝（图 13.2c）。为防止在一开始肿瘤切除时，蛛网膜经膨大的横膈膜形成疝，肿瘤的蝶鞍上部分在最后被处理，同样是应用 45°角内镜（图 13.2d）。术中可见双侧垂体上动脉并得以保护，最终完成了肿瘤全切术，破损的硬膜用鼻中隔黏膜 – 软骨膜瓣膜修补（图 13.1f）。

　　术后患者恢复良好，视力在术后即得到改善，术后两周及 6 个月进行视野检查发现双侧缺损视野有一定程度的减小（图 13.2f）。术后 3 个月、6 个月、12 个月分别进行了 MRI 扫描（图 13.1b, d, f），结果显示，未发现肿瘤残留及复发。

　　术后第一天生长激素水平降至 0.74ng/mL（正常值为 0~5ng/mL），但 IGF-1 水平仍异常，为 412ng/mL（参考区间为 71~290ng/mL）。两周后，两者水平均恢复正常，随机生长激素水平为 0.40ng/mL，IGF-1 水平为 113ng/mL，术后 1 个月 MRI 扫描未发现腺瘤残留。此时的内分泌学结果和影像学结果值得注意，因为术后 3 个月内这些结果有时可能是误导性的。之后的随访显示，肢端肥大的临床表现逐步得到改善，术后 7 个月开始进行化疗，上一次随访是在术后 1 年。

　　为了治疗术前就已出现的垂体功能减退，该患者同时每天口服氢化可的松 10mg，每天两次；经皮注射睾酮 5g/d；左甲状腺素 100µg/d。

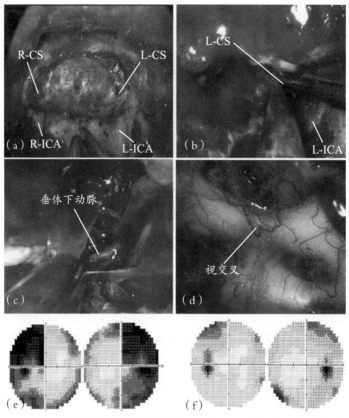

图 13.2　(a)术中内镜图像暴露海绵窦及周边骨质。(b)切除部分肿瘤后,术中 45°
内镜可见海绵窦开放;双角度吸引管切除肿瘤,显露左侧颈内动脉部分海绵窦。(c)
在解剖内侧海绵窦期间,确认了位于左侧的垂体动脉。如果没有确认垂体下动脉,
操作时可能导致其从颈内动脉撕脱,导致难以控制的大出血。(d)腺瘤切除后使用
45°内镜显示的术中图片,可见视交叉。(e)术前 Humphrey 视野测试显示双眼颞侧
偏盲。(f)术后 6 个月复查,视野明显改善。

R-CS:右侧海绵窦;

L-CS:左侧海绵窦;

R-ICA:右侧颈内动脉;

L-ICA:左侧颈内动脉。

讨论

垂体瘤在原发性中枢神经系统肿瘤中排第三位[3],仅次于胶质瘤和
脑膜瘤。尸检显示其在人群中的比例约为 14.4%[4]。肢端肥大症的患病
率大概为每百万人中 40~125 例,每年的发病率约为每百万人中 3~4 例[5, 6],
但最新调查表明其值可能高达每百万人中 1034 例[7,8]。

除了典型形态上的改变,如肢端肥大症或巨人症(激素过度分泌发生
在生长板关闭之前),患者还会表现出一些全身并发症,包括高血压、心肌
病、糖尿病、睡眠呼吸暂停综合征、关节炎、腕管综合征及结肠癌等。这些

并发症使得肢端肥大症的患者与正常人相比死亡风险增加了 2~2.5 倍[1]。

垂体大腺瘤的占位效应可以引起视野缺损、垂体功能低下、头痛及眼运动神经功能障碍。由于这些症状和体征的隐匿性，导致肢端肥大症从发病到做出诊断的间隔一般为 7~8 年[9]，最新报道表明这个间隔已经缩短为 2~3 年[10]。诊断的延迟在一定程度上解释了为什么绝大多数生长激素型垂体腺瘤均为大腺瘤（直径大于 1cm）。

MRI 是诊断垂体腺瘤影像学上的金标准。其典型表现为，非对比序列上的与灰质几乎等信号的环形病灶，T1 加权像上，正常的腺垂体后叶信号相对高一些，可能是由于髓磷脂的存在。大腺瘤呈异质性通常提示有出血、坏死或囊性变中的蛋白样物质。注入对比剂之后，垂体腺瘤的增强不如周边正常腺体明显。区分腺瘤与正常腺体的能力一直受限于肿瘤的大小，对于较小的微腺瘤来说难度很大。

> **⊘ 理论基础：垂体腺瘤的自然病史**[11]
>
> 垂体瘤自然病史的数据仅仅来自于那些偶发垂体腺瘤（PI）的患者或无功能性垂体腺瘤（NFPA）保守治疗的患者。最近进行的对 11 项类似的无对照研究的荟萃分析，平均随访 3.9 年（1~15 年），PI 与 NFPA 的差异并不明显，当然这些研究有很多的局限性导致没有得出满意的结论，例如分析方法的问题等。得出的结论是对于 PI/NFPA 的肿瘤生长速度，垂体大腺瘤和占位病变比垂体微腺瘤和囊性病变生长更快。虽然无统计学意义，但是观察到这样一种趋势，垂体大腺瘤导致的垂体卒中和新发的内分泌功能障碍比垂体微腺瘤更严重。

治疗生长激素型垂体腺瘤的目标在于：

- **完成生化治疗**：生长激素和（或）IGF-1 水平的正常化可减小死亡风险[12]。最新的生化治疗标准为：IGF-1 水平正常，GH<0.4ng/mL 或随机 GH<1.0ng/mL。但也有文献仍沿用旧的标准，即正常的 IGF-1 水平、OGTT 试验后 GH<1ng/mL 或术后 3 个月随机 GH<2.5ng/mL[13]。
- **控制肢端肥大症状**：改善肢体外形、声音、口腔结构等。
- **减少肿瘤占位效应**：改善视野缺损及垂体功能。

AACE 指南提出手术是生长激素型垂体微腺瘤和伴有占位效应的垂体大腺瘤的首选治疗方式。对于没有占位效应但手术治愈效果可能不佳的大腺瘤（如肿瘤侵袭海绵窦），主张应用手术肿瘤细胞减灭术以提高后续的药物治疗效果[10]。

经蝶入路手术（经口腔或经鼻腔）作为治疗垂体腺瘤的标准术式逐渐被广泛接受，甚至是较大的蝶鞍上肿瘤，也逐渐由开颅手术向 EEA 过渡。

在英国，NICE 指出，经蝶内镜垂体腺瘤切除术与传统开颅手术相比，

❝ 专家点评

临床怀疑的肢端肥大症病例需要生化化验来确诊。血清生长激素水平没有被口服葡萄糖耐量试验（OGTT）抑制至 1mg/L（3mIU/L）以下，反而继续升高。同时 IGF-1 高于年龄调整后的正常范围。40~60 岁女性的正常范围为 237~246ng/mL，男性为 211~251ng/mL。最近很多指南认为 OGTT 时生长激素的抑制最低位点应该低至 0.4mg/L（1mIU/L），因为随着现代技术的发展，检测技术已经更敏感了[10]。

✪ 学习要点：肢端肥大症的缓解标准

根据 2011 年美国临床内分泌协会（AACE）指南，肢端肥大症的手术治疗术后缓解，术后至少 3 个月满足以下情况：
- IGF-1 水平正常，在其对应年龄及性别分组内。
- 糖耐量试验抑制生长激素值小于 0.4ng/mL，或随机生长激素值低于 1ng/mL。

治疗效果类似,但却缩短了手术时间,并发症也明显少于传统手术 [14]。2003 年,这些指南在丰富的临床资料的基础上,被正式发布。从那时起,进一步的大型回顾性研究结果证实了内镜手术的效率和安全性类似或好于传统显微镜手术 [15-22]。

> ## ❝ 专家点评
>
> 与传统的经蝶显微镜下垂体腺瘤切除手术相比,经内镜手术有以下优势:
>
> - **扩展和侵犯海绵窦(CS)区肿瘤的处理**:通过磨除海绵窦内侧的覆盖骨质可以显露海绵窦区域,而这些区域传统显微镜很难看到。内镜的图像是广角的,更容易显示临近区域,使用成角内镜(通常为 45°角)可以进一步扩展视野。对于病例中侵犯 CS 的有分泌功能的垂体腺瘤,可以到达海绵窦内侧壁切除其内肿瘤,达到肿瘤全切除。所提供的病例并没有到达海绵窦外侧壁,没有显露动眼神经。术中可以使用肌电图(EMG)监测技术避免这些神经的损伤。
> - **鞍上部分肿瘤的处理**:如果向鞍上生长的腺瘤没有塌陷至鞍区(如肿瘤为纤维型,肿瘤为哑铃形,或者患者曾经接受过放疗或药物治疗等),内镜可以提供更好的术野至鞍上池,切除这部分肿瘤。同时可视化的切除肿瘤可以保留垂体动脉,保证其对视交叉的血供。
> - **垂体中间部 / 垂体后叶病变处理**:垂体瘤位于垂体中间部分和垂体后叶部分的情况并不常见,45°广角内镜的使用,可以绕过垂体柄,在不影响垂体前叶的基础上处理肿瘤。

> ### ➕ 临床提示:后续化验
>
> 评估手术切除是否完全和患者生化水平是否恢复的理想时间是在术后 3 个月。在此之前无论是放疗还是内分泌治疗都可能对结果产生影响 [26]。

为评估是否达到生化治疗效果,在进行上述的生化检测前,最好等待 3~6 个月 [23, 24]。原因尚不明确,不过 IGF-1 需要几个月的时间才能恢复到正常水平,即使是经过了腺瘤的完全切除 [25]。术后 MRI 检查也同样遵循这个原则。因为由于血液产物、可吸收的明胶材料及脂肪等的存在,导致 MRI 亦很难评估治疗效果,需等待数周这些物质消失后才可做出判断。由于这个原因,术后第一次 MRI 检查应该在术后 3 个月进行 [26]。

学习要点:生长抑素类似物和生长激素(GH)受体拮抗剂[10]

　　奥曲肽和兰瑞肽是肢端肥大症最常用的两种 SSA,它们有类似的效果,现开发的产品配方使得患者一个月肌肉注射或深部皮下注射一次即可。SSA 使 IGF-1 和 GH 水平恢复正常,有效率约为 55%。对于 SSA 的治疗临床表现和生化结果的反应并不一致,这可能是因为临床症状与肿瘤大小相关,而生化结果与 GH 水平相关。SSA 对于减小肿瘤体积的有效率为 25%~70%,因此,药物治疗并不能达到肿瘤局部缓解压力的效果。相关副作用包括胃肠不适、消化不良、便秘、胆囊疾病、脱发和心动过缓。药物可以透过胎盘,尽管注射奥曲肽后可以导致急性子宫动脉血流下降,但长期使用奥曲肽并不会影响怀孕、分娩及胎儿生长发育。已经有很多的患者怀孕期使用奥曲肽,大部分患者并没有任何不良反应。只有很少数的孕期患者使用 SSA 治疗后,新生儿较正常月龄儿偏小,具体原因目前尚不清楚。

　　在不考虑肿瘤大小和 GH 升高程度的前提下,培维索孟是一种有效的生长激素受体拮抗剂。它可以使 90% 患者的 IGF-1 值正常,包括那些对其他治疗部分或完全抵抗的患者,并且它可以有效改善糖尿病患者的血糖水平。培维索孟的副作用包括类感冒症状、过敏反应和肝酶升高。肿瘤体积的增大与培维索孟不相关,因此建议连续复查垂体 MRI。尚没有妊娠期间使用培维索孟的特殊说明,因为妊娠期间用药的相关病例只有一例,在这个病例中,患者对培维索孟的耐受性很好,她的情况得到了很好的控制,新生儿的各项健康指标也均正常。

" 专家点评

　　对于手术切除失败的患者,或者影像学未见肿瘤残存但生物标记物持续升高的患者,可以考虑使用生长抑素类似物(SSA)和(或)生长激素拮抗剂辅助治疗。也就是说对于这些无法手术治疗或手术效果不佳的患者来说,药物治疗起着主要作用[10]。

　　对于残留病变,与传统的放疗相比,立体定位放疗手术有其独特的优点,如可稳定疾病进程、减小肿瘤大小、保留视通路和垂体功能(假如腺瘤与其距离为 5mm 以上)[27]。此外,立体定位放疗具有相对更短的生化缓解中位时间(2 年)[28]。文献中报道的生化缓解率为 17%~50%,尽管随访时间被限制在 2~5 年 [29-34]。从肿瘤控制的角度来看,75% 的经过放疗手术的患者都实现了肿瘤体积的减小,结果类似于传统放疗 [30-33]。

专家总结

　　对于无症状的无功能性垂体腺瘤患者来说,并没有足够的证据证明手术治疗优于保守治疗,因为他们终身出现视野缺损、垂体功能减退和垂体卒中的风险率并不清楚。研究结果显示,垂体大腺瘤患者出现以上事件的风险要明显高于垂体微腺瘤患者。

点评专家:Paul Gardner

译者:李龙

参考文献

1. Terada T, Kovacs K, Stefaneanu L, et al. Incidence, pathology, and recurrence of pituitary adenomas: study of 647 unselected surgical cases. Endocrine Pathology 1995; 6: 301–10.

2. Ezzat S, Asa SL, Couldwell WT, et al. The prevalence of pituitary adenomas: a systematic review. Cancer 2004; 101: 613–19.

3. Holdaway IM, Rajasoorya C. Epidemiology of acromegaly. Pituitary 1999; 2: 29–41.

4. Alexander L, Appleton D, Hall R, et al. Epidemiology of acromegaly in the Newcastle region. Clinical Endocrinology (Oxford) 1980; 12: 71–79.

5. Daly AF, Rixhon M, Adam C., et al. High prevalence of pituitary adenomas: a cross-sectional study in the province of Liege, Belgium. Journal of Clinical Endocrinology and Metabolism 2006; 91: 4769–75.

6. Schneider HJ, Sievers C, Saller B., et al. High prevalence of biochemical acromegaly in primary care patients with elevated IGF-1 levels. Clinical Endocrinology 2008; 69: 432–435.

7. Swearingen B, Barker FG II, Katznelson L, et al. Long-term mortality after transsphenoidal surgery and adjunctive therapy for acromegaly. Journal of Clinical Endocrinology and Metabolism 1998; 83: 3419–26.

8. Rajasoorya C, Holdaway IM, Wrightson P, et al. Determinants of clinical outcome and survival in acromegaly. Clinical Endocrinology (Oxford) 1994; 41: 95–102.

9. Nachtigall L, Delgado A, Swearingen B, et al. Changing patterns in diagnosis and therapy of acromegaly over two decades. Journal of Clinical Endocrinology and Metabolism 2008; 93: 2035–41.

10. Katznelson L, Atkinson JL, Cook DM, et al. American Association of Clinical Endocrinologists Medical Guidelines for Clinical Practice for the Diagnosis and Treatment of Acromegaly—2011 update: executive summary. Endocrine Practice 2011; 17 (4): 636–46.

11. Karavitaki N, Collison K, Halliday J, et al. What is the natural history of nonoperated nonfunctioning pituitary adenomas? Clinical Endocrinology (Oxford) 2007; 67 (6): 938–43.

12. Holdaway IM, Bolland MJ, Gamble GD. A meta-analysis of the effect of lowering serum levels of GH and IGF-I on mortality in acromegaly. European Journal of Endocrinology 2008; 159: 89–95.

13. Cook DM, Ezzat S, Katznelson L, et al. AACE medical guidelines for clinical practice for the diagnosis and treatment of acromegaly. Endocrine Practice 2004; 10: 213–25. [Published corrections appear in Endocrine Practice 2005; 11: 144; and 2008; 14: 802–3.]

14. National Institute of Health and Clinical Excellence. Endoscopic transsphenoidal pituitary adenoma resection, NICE interventional procedures guidance IPG32. Available at: http://guidance.nice.org.uk/IPG32 (accessed on 24 January 2012).

15. Messerer M, De Battista JC, Raverot G, et al. Evidence of improved surgical outcome following endoscopy for nonfunctioning pituitary adenoma removal. Neurosurgical Focus 2011; 30 (4): E11.

16. Dorward NL. Endocrine outcomes in endoscopic pituitary surgery: a literature review. Acta Neurochirugia (Wien) 2010; 152 (8): 1275–9.

17. Gondim JA, Schops M, de Almeida JP, et al. Endoscopic endonasal transsphenoidal surgery: surgical results of 228 pituitary adenomas treated in a pituitary center. Pituitary 2010; 13 (1): 68–77.

18. D'Haens J, Van Rompaey K, Stadnik T, et al. Fully endoscopic transsphenoidal surgery for functioning pituitary adenomas: a retrospective comparison with traditional transsphenoidal microsurgery in the same institution. Surgical Neurology 2009; 72 (4): 336–40.

19. Tabaee A, Anand VK, Barrón Y, et al. Endoscopic pituitary surgery: a systematic review and meta-analysis. Journal of Neurosurgery 2009; 111 (3): 545–54.

20. Dehdashti AR, Ganna A, Karabatsou K, et al. Pure endoscopic endonasal approach for pituitary adenomas: early surgical results in 200 patients and comparison with previous microsurgical series. Neurosurgery 2008; 62 (5): 1006–15.

21. Frank G, Pasquini E, Farneti G, et al. The endoscopic versus the traditional approach in pituitary surgery. Neuroendocrinology 2006; 83 (3-4): 240–8.

22. Kabil MS, Eby JB, Shahinian HK. Fully endoscopic endonasal vs. transseptal transsphenoidal pituitary surgery. Minimally Invasive Neurosurgery 2005; 48 (6): 348–54

23. Carmichael JD, Bonert VS, Mirocha JM, et al. The utility of oral glucose tolerance testing for diagnosis and assessment of treatment outcomes in 166 patients with acromegaly. Journal of Clinical Endocrinology and Metabolism 2009; 94: 523–7.

24. Melmed S, Colao A, Barkan A, et al. Guidelines for acromegaly management: an update. Journal of Clinical Endocrinology and Metabolism 2009; 94: 1509–17.

25. Espinosa-de-Los-Monteros AL, Sosa E, Cheng S, et al. Biochemical evaluation of disease activity after pituitary surgery in acromegaly: a critical analysis of patients who spontaneously change disease status. Clinical Endocrinology (Oxford) 2006; 64: 245–9.

26. Dina TS, Feaster SH, Laws ER Jr, et al. MR of the pituitary gland postsurgery: serial MR studies following transsphenoidal resection. American Journal of Neurological Research: American Journal of Neuroradiology 1993; 14: 763–9.

27. Minniti G, Gilbert DC, Brada M. Modern techniques for pituitary radiotherapy. Reviews in Endocrine and Metabolic Disorders 2009; 10: 135–44.

28. Pollock BE, Jacob JT, Brown PD, et al. Radiosurgery of growth hormone-producing pituitary adenomas: factors associated with biochemical remission. Journal of Neurosurgery 2007; 106: 833–8.

29. Castinetti F, Taieb D, Kuhn JM, et al. Outcome of gamma knife radiosurgery in 82 patients with acromegaly: correlation with initial hypersecretion. Reviews in Endocrine and Metabolic Disorders 2005; 90: 4483–8.

30. Attanasio R, Epaminonda P, Motti E, et al. Gamma-knife radiosurgery in acromegaly: a 4-year follow-up study. Reviews in Endocrine and Metabolic Disorders 2003; 88: 3105–12.

31. Jezková J, Marek J, Hána V, et al. Gamma knife radiosurgery for acromegaly—long-term experience. Clinical Endocrinology (Oxford) 2006; 64: 588–95.

32. Pollock BE, Jacob JT, Brown PD, et al. Radiosurgery of growth hormone-producing pituitary adenomas: factors associated with biochemical remission. Journal of Neurosurgery 2007; 106: 833–8.

33. Vik-Mo EO, Oksnes M, Pedersen PH, et al. Gamma knife stereotactic radiosurgery for acromegaly. European Journal of Endocrinology 2007; 157: 255–63.

34. Zhang N, Pan L, Wang EM, et al. Radiosurgery for growth hormone-producing pituitary adenomas. Journal of Neurosurgery 2000; 93 (Suppl. 3): 6–9.

14 三叉神经痛

Isaac Phang

病史

59 岁,男性,主诉 9 个月的左侧下颌和脸部剧烈撕裂性疼痛史,因疼痛复发来就诊。最差的情况下,每天会自发性、集中性发作 5 到 6 次。疼痛发作通常由吃饭和刮胡子诱发,严重影响其生活和心理健康状态。诊断为上颌区和下颌区的三叉神经痛(TN)。

临床神经科检查无异常。

患者最初服用卡马西平,但由于其转氨酶升高而早期停药。随后,患者为了更好地控制疼痛开始联合服用加巴喷丁 900mg/L 和苯妥英 50mg/L,但是他出现了嗜睡和头昏眼花的副作用。然而,患者还会持续出现间歇性突破样疼痛,在手术评估和讨论之后,选择对左侧三叉神经节行经皮球囊压迫术(PBC)。手术在短效全麻情况下进行。通过卵圆孔利用 X 线屏幕和 Niopam 300 无线不透明染色技术结合标准解剖标志进行术中导航。在穿透卵圆孔之前将下颌咬肌标记出来,以便针头到达位置便可以获得脑脊液和少量的静脉血。扩张 4 个 Fogarty 球囊进行了 90 秒(图 14.1)。术后 24 小时内,患者疼痛完全缓解,出院回家。

2 个月后患者进行门诊复查,最初的持续性疼痛已缓解,痛觉异常已经逐渐消失。在球囊压迫之后,患者出现短暂的咀嚼无力,但是现在完全缓解。

然而,在复查 2 个星期之后,患者出现三叉神经痛复发。三维快速梯度回波 MRI 脑部扫描在左侧三叉神经节处并没有显示出任何占位性病变或神经血管压迫及神经脱髓鞘性病变。然而,存在着左侧三叉神经的萎缩(图 14.2)。值得注意的是,左侧恢复中的颞叶挫伤,临近 Meckel 腔,是由于经皮球囊压迫术所致。

由于患者不想再进行药物治疗,他选择了微血管减压术。行枕骨(乙状窦入路)切除术,将左侧入路至 Meckel 腔区域的三叉神经进行显露。发现压迫来自小脑前下动脉(AICA)环,尤其是小脑上动脉(SCA)环和与入路区域相临近的静脉(图 14.3)。AICA 环同时也易压迫面神经和前庭神经的远端。对静脉进行了烧灼和分离。将 Merocel® 止血海绵置于 SCA 环和神经之间及 AICA 环和神经之间。患者恢复得很顺利,术后 4 天出院回家。

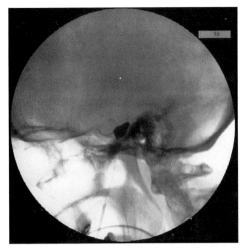

图 14.1 术中透视（颅底侧方 X 线片）显示通过充气的梨形 Fogarty 导管球囊压迫对三叉神经痛进行治疗。

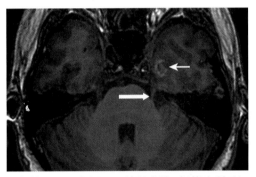

图 14.2 MRI T1 加权轴位显示左侧三叉神经萎缩（粗箭头所示）。可见一处正在恢复的临近颞叶的微小挫伤，由先前的经皮球囊压迫术所致（细箭头所示）。

术后 2 个月复查显示，持续性疼痛缓解，无痛觉异常。患者整个三叉神经上颌区存在一处感觉明显下降的区域。

讨论

TN 发生率大约为 4/100 000 [1]。典型的起病年龄在 60~80 岁，女性多于男性，比例为 3:2。发生于面部右侧的多于左侧。5% 的患者双侧都会发生 TN。5% 的患者存在家族遗传史。

TN 的诊断单独基于临床病史。无诊断性检查。可以分为典型 TN（TN1）和非典型 TN（TN2）[2]。Janetta [3] 则将 TN 进一步分为典型 TN、非典型 TN 和混合型 TN。在高达 30% 的 TN 患者中，临床上轻度的感觉改变发生于三叉神经分布区域，且总是发生脸部区域的疼痛 [3]。这也是国际头痛协会的诊断标准。

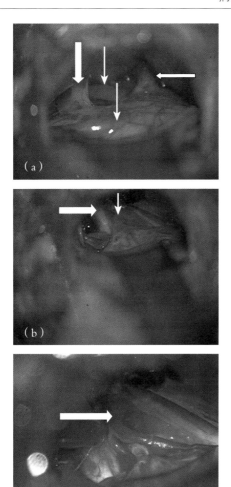

图 14.3　（a）左侧三叉神经微血管减压术。术中图像显示 AICA 环（细垂直箭头）穿过左侧面神经和前庭神经交汇处（粗垂直箭头所示）。上侧岩部静脉可明显观察到（水平箭头所示）。（b）左侧三叉神经微血管减压术。术中图像显示三叉神经主干显露（粗箭头所示），静脉（细箭头所示）由神经根背部穿过。（c）左侧三叉神经微血管减压术。术中图像显示被分离的静脉和临近三叉神经的 SCA 环（粗箭头所示）。

⭐ **学习要点：三叉神经痛的定义**

三叉神经痛属于国际头痛三级分级（ICHD-3）。

1. 典型的三叉神经痛：诊断标准

（1）至少出现三次符合标准（2）和（3）的单侧面部疼痛。

（2）发生在三叉神经的一个或者多个分支，不超出三叉神经的区域分布。

（3）疼痛至少符合以下四种特点的三种：

①反复发作性疼痛，持续数秒至 2 分钟；

②疼痛剧烈；

③电击样、枪击样、穿刺样疼痛；

④由无意的刺激突然诱发患侧脸部疼痛。

(4)无明显的神经系统损坏临床症状。

(5)ICHD-3 诊断，无更好的其他解释。

2. 伴随持续性脸部疼痛的典型三叉神经痛：诊断标准

(1)反复发作的单侧脸部疼痛，符合典型三叉神经痛诊断标准。

(2)患侧出现持续性的中等程度脸部疼痛。

(3)ICHD-3 诊断，无更好的其他解释。

明确的临床特征：

- 常见于三叉神经的第二或第三分支，出现下颌或脸颊疼痛。不到 5% 的患者发生在第一分支。

- 疼痛不会转移至对侧。

发作间隙，患者通常无症状，在一些长期的病例中会出现单纯持续的疼痛感。

- 通常疼痛发作随后出现不应期，期间不会再触发疼痛。

- 疼痛通常引起患侧脸部肌肉痉挛（三叉神经痛）。

- 典型三叉神经痛通常很敏感，至少在最初的时候对药物治疗很敏感。

Burchiel[2] 将典型三叉神经痛分为 1 型（TN1）和 2 型（TN2）。1 型表现为剧烈、电击样、发作性疼痛；2 型表现为超过 50% 的疼痛时间里呈搏动性，且疼痛呈持续性。虽然三叉神经痛的自然病史还没有完全清楚，但可以认为典型三叉神经痛可以随时间转变为 2 型三叉神经痛[3]。

发病机制

诱发假说[4] 提出电生理机制，解释了三叉神经痛的诱发、加重和停止机制。损伤的神经元变得兴奋，自主产生冲动，发出异位起搏点。自发放电可通过对周围神经元冲动的聚集，引起一次爆发放电，即损伤神经元后放电。因此，这种诱发机制解释了发作性疼痛。疼痛的加重是由于神经元细胞膜表面放电的共同激发。正常情况下，只有少数神经元细胞膜表面产生这种特性，但受损的神经元细胞将会获得这种特性。此外，共同放电将导致持续产生冲动，从而产生持续性的疼痛加重。损伤神经元放电之后，神经元之间电信号的接触交叉传输会进一步触发这种现象。这种冲动传导是从大的有髓鞘神经纤维疼痛感受器传输到无髓鞘 C 神经纤维疼痛感受器，这也解释了无意的刺激可触发阵发性疼痛。不应期是由于钙离子激活钾离子通道内流引起的超极化所导致的。

Janetta 提出的血管冲突学说认为，对三叉神经外周髓鞘奥 - 雷二代交叉区域的中心压迫会导致三叉神经的脱髓鞘病变，从而导致三叉神经痛，也解释了微血管减压术对治疗三叉神经痛是有效的。对 TN1 患者压迫的三叉神经进行组织学的研究发现，压迫严重的区域脱髓鞘病变，邻近区域损伤较小[4]。在新西兰，通过对行 PBC 的兔子标本进行组织学研究发现,压迫优先损害较大的有髓鞘神经纤维,同时保留介导痛觉传导的无髓鞘神经纤维的功能 [5]。行 PBC 术后的疼痛缓解表明,较大的有髓鞘神经纤维是阵发性疼痛发病机制的关键。

❝ 专家点评:TN 的发病机制理论

三叉神经痛的确切病因和机制尚不明确。来自外周神经血管在神经根入髓区(REZ)的相互压迫,通常被认为是特发性 TN 的病因 [6,7],这将导致三叉神经脱髓鞘病变。肿瘤压迫后颅窝的三叉神经和 REZ 发生多发性硬化的脱髓鞘神经支持外周机制学说。这种学说在组织病理学上被证实 [4],并解释了轴突之间的突触传递导致感觉传入的放大。这种诱发假说 [8] 试图解释所涉及的潜在机制。

然而,外周机制学说并不能解释所有的 TN 特征。不能忽略中心起源学说。痛温觉纤维传导至三叉神经脊束核的尾核。产生面部疼痛的病变支持中心疼痛传导学说 [9]。

★ 学习要点:三叉神经痛的影像学

众所周知,MR 影像在检查神经血管压迫方面具有高敏感性 [10, 11, 12]。对于 TN 的术前血管影像有两种学说流派。第一种认为 MR 血管成像技术由于缺乏神经血管压迫成像,因此缺乏特异性,并且具有较低的阴性预测值 [11]。由于某些血管超出现代影像的分辨范围,因此采取微血管减压术时应考虑临床症状和影像表现 [13, 14]。第二种学说认为影像表现和术中神经血管压迫的表现具有相关性,由于现代 MRI 结果不仅具备高敏感性,也具备特异性 [15,16]。

❝ 专家点评:三叉神经痛的影像学

对 TN 的患者进行影像学检查有两种原因。第一,可以排除多发性硬化症或者肿瘤等继发因素。第二,考虑微血管减压术之前的解剖异常。

标准的 MRI 方式包括轴位 MRI、冠状位常规和钆造影后 T1 加权像和 T2 加权序列。为了更好地看清血管表现,需要通过重 T2 加权序列提供更好的脑脊液和通过脑室的组织之间的对比图像 [9],或者平衡稳态自由进动序列(bSSFP)图像。它们也有类似的外观,根据 MRI 扫描仪制造商的不同来命名,例如、飞利浦、西门子、通用电气。这些包括平衡快速梯度回波成像(BFFE)、稳态进动快速成像(FISP)和快速平衡稳态进动序列(FIESTA)。

飞行时间(TOF)法 3D 血管造影能够进一步显示神经的血管压迫,结合 bSSFP 可以提高敏感性和特异性 [17]。

三叉神经痛的手术治疗

一线治疗药物有卡马西平或奥卡西平。二线治疗基于传统的 3 级或 4 级诊断证据,包括与拉莫三嗪联合治疗或者转用拉莫三嗪、巴氯芬或匹

表 14.1 多种三叉神经痛封闭手术的比较

	经皮热频消融封闭	经皮穿刺甘油神经根阻滞术	经皮球囊压迫术	立体定位放射治疗
结果	99% 患者最初的疼痛缓解 21% 患者 15 年内疼痛复发 [19]	90% 患者最初的疼痛缓解 23% 患者 11 年内疼痛复发	30% 患者 10 年内疼痛复发	96% 患者最初的疼痛缓解 25% 患者 3 年内疼痛复发 [20]
副作用	15% 患者感觉麻木 3% 患者角膜疼痛			
评论	权衡长期疼痛的缓解与感觉异常,需取得患者配合	由于反复手术导致的神经纤维化使甘油无法进入 Meckel 腔 [22]	常出现心动过缓、同侧咀嚼无力,较少出现感觉缺损 [21]	疼痛平均缓解时间为 4 周

莫齐特等药物治疗 [18]。虽然药物治疗在 75% 患者最初的治疗中是有效果的,但会随着时间而失效。TN 的手术治疗是针对那些药物治疗失败或者不能承受药物副作用的患者。

TN 的手术治疗分为减压术、封闭术和姑息治疗。治疗方案的选择取决于患者的并发症、年龄、治疗风险、TN 前期症状以及导致 TN 的病因(表 14.1)。如果患者非常适合微血管减压术,那么这就是手术的首选,因为它可以长期缓解疼痛,带来最好的预后效果。然而封闭手术的选择与术后感觉异常有关,通常切除手术可以立即缓解疼痛,但对于手术造成的感觉缺损会比最初的 TN 更加严重。

三叉神经痛的手术封闭治疗

这些手术都是损害 Meckel 腔的三叉神经节。包括 PBC、经皮热频消融封闭和经皮穿刺甘油神经根阻滞术。立体定位放射治疗(SRS)定位于三叉神经的根部。除了 SRS,其他手术治疗通常能够立即缓解疼痛,同时也具有更高面部麻木的发生率。然而,所改善的仅仅是 TN 的症状而不是治疗病因,因此 TN 的复发率相当高。此外,由于这种方法主要依靠于损坏三叉神经节,一些感觉神经纤维也会被破坏,从而产生沿三叉神经分布区域的麻木和感觉异常,从最初的轻微感觉异常到感觉缺损。

对大量患者进行比较分析,显示经皮神经根切断术的最初诊断结果和复发率是相似的 [19, 20, 21, 22]。经皮手术的选择不仅取决于患者的适应性,例如麻醉适应性、神经纤维化的出现或者先天的缺陷,同时也取决于术者的经验。

> ⭐ **学习要点:感觉缺损**
>
> 感觉缺损是指三叉神经支配区域持续的痛觉丧失或感觉过敏。通常描述为神经支配区烧灼感、异物爬行感和痒,严重可导致原发性 TN。TN 手术治疗很少发生并发症,并且药物和手术很难纠正。

三叉神经痛的减压手术治疗

由 Janetta 在 1967 年首创的微血管减压术（MVD）[23] 仍然是三叉神经减压术的主要术式。在大量的临床手术经验及不断发展的神经麻醉指导下，高龄和具有并发症的患者被成功治愈。这针对 TN 的病理生理学基础，能够很好地立即解除疼痛，面部麻木的发生率少于封闭手术。但是，对于桥小脑脚区域的手术，会使患者承担面部无力、复视、听力障碍、脑脊液漏和小脑损伤等开颅手术以外的风险。在 10 年内，缓解疼痛药物的风险发生率超过 70%。最常见的压迫病因中，75% 为 SCA，10% 为 AICA[16,24]。

手术方式在标准神经外科教材上有明确的描述，经枕骨下或者乳突后开颅，显露横窦和乙状窦的交汇处。轻轻地向内上牵拉小脑，可显露面神经和前庭神经结合部、岩上窦和三叉神经复合体。通过在责任动 / 静脉和三叉神经之间插入 Merocel® 止血海绵实现减压。乳突处的骨蜡和强韧的筋膜封闭能减少脑脊液漏的风险。

> ⊕ **临床提示：微血管减压术**
> - 一旦进入蛛网膜下腔，患者应留置脑脊液引流管以缓解小脑的压力。
> - 利用脑压板轻轻向内压缩小脑，首先暴露的是面神经和前庭神经结合部，接着是岩上静脉，最后是三叉神经复合体。向上牵拉可能会撕裂桥小脑幕静脉，而横向牵拉可能会过度牵拉面神经和前庭神经结合部。牵拉小脑的目的是轻微提高小脑，使其面向术者，而不是仅仅向内侧压缩它。
> - 整个三叉神经的长度对于发现潜在的病变是至关重要的。
> - 神经表面的血管应减压，而不是烧灼或分离，因为侧支形成会导致疼痛复发。

专家总结

90% 复发的 TN 发生在原始病变位置。如果不影响面部感觉，可以尝试反复的经皮封闭手术。对于微血管减压术失败的患者，Janetta 建议反复多次暴露血管[25]，注意检查因为手术定位不准或者海绵滑脱导致的血管移位。然而，Burchiel 不支持反复暴露血管，除非高度怀疑有残留压迫，这可以通过高分辨率 MR 影像来确定或者发现以往减压不充分[16]。也会遇到其他的病变，例如继发于放置海绵的肉芽肿、新血管压迫和血管的再通。

点评专家：Nigel Suttner

译者：罗鹏

参考文献

1. Katusic S, Beard CM, Bergstralh E, et al. Incidence and clinical features of trigeminal neuralgia, Rochester, Minnesota, 1945–1984. Annals of Neurology 1990; 27(1): 89–95.
2. Burchiel KJ. A new classification for facial pain. Neurosurgery 2003; 53(5): 1164–7.
3. Janetta PJ. Typical and atypical symptoms. In: PJ Janetta (ed.), Trigeminal neuralgia (pp. 41–5). Oxford: Oxford University Press, 2011.
4. Devor M, Govrin-Lippmann R & Rappaport ZH. Mechanism of trigeminal neuralgia: an ultrastructural analysis of trigeminal root specimens obtained during microvascular decompression surgery. Journal of Neurosurgery 2002; 96(3): 532 43.
5. Brown JA, Hoeflinger B, Long PB, et al. Axon and ganglion cell injury in rabbits after percutaneous trigeminal balloon compression. Neurosurgery 1996; 39: 993–1003.
6. Dandy WE. Concerning the cause of trigeminal neuralgia. American Journal of Surgery 1934; 24: 447–55.
7. Jannetta PJ. Vascular compression is the cause of trigeminal neuralgia. APS Journal 1993; 2(4) 217–27.
8. Devor M, Amir R, Rappaport ZH. Pathophysiology of trigeminal neuralgia: the ignition hypothesis. Clinical Journal of Pain 2002; 18(1): 40–13.
9. Borges A, Casselman J. Imaging the trigeminal nerve. European Journal of Radiology 2010; 74(2): 323–40.
10. Anderson VC, Berryhill PC, Sandquist MA, et al. High-resolution three-dimensional magnetic resonance angiography and three-dimensional spoiled gradient-recalled imaging in the evaluation of neurovascular compression in patients with trigeminal neuralgia: a double-blind pilot study. Neurosurgery 2006; 58(4): 666–73.
11. Vergani F, Panaretos P, Penalosa A, et al. Preoperative MRI/MRA for microvascular decompression in trigeminal neuralgia: consecutive series of 67 patients. Acta Neurochirugia (Wien) 2011; 153(12): 2377–81.
12. Yoshino N, Akimoto H, Yamada I, et al. Trigeminal neuralgia: evaluation of neuralgic manifestation and site of neurovascular compression with 3D CISS MR imaging and MR angiography. Radiology 2003; 228: 539–45.
13. Miller J, Acar F, Hamilton B, et al. Preoperative visualization of neurovascular anatomy in trigeminal neuralgia. Journal of Neurosurgery 2008; 108(3): 477–82.
14. Sekula RF, Jr, Janetta PJ. The evaluation of the pre-operative patient. In: P. Janetta (eds for more than one names) Trigeminal neuralgia (pp. 87–100). Oxford University Press, 2011.
15. Leal PR, Hermier M, Souza MA, et al. Visualization of vascular compression of the trigeminal nerve with high-resolution 3T MRI: a prospective study comparing preoperative imaging analysis to surgical findings in 40 consecutive patients who underwent microvascular decompression for trigeminal neuralgia. Neurosurgery 2011; 69(1): 15–26.
16. Elias WJ, Burchiel KJ. Microvascular decompression. Clinical Journal of Pain 2002; 18: 35–41.
17. Anderson VC, Berryhill PC, Sanquist DP, et al. High resolution three dimensional magnetic resonance angiography and three dimensional spoiled gradient-recalled imaging in the evaluation of neurovascular compression in patients with trigeminal neuralgia: a double-blind pilot study. Neurosurgery 2006; 58(4): 666–73.
18. Obermann M. Treatment options in trigeminal neuralgia. Therapeutic Advances in Neurological Disorders 2012; 3(2): 107–15.
19. Taha JM, Tew JM, Jr, Buncher CR. A prospective 15-year follow up of 154 consecutive patients with trigeminal neuralgia treated by percutaneous stereotactic radiofrequency thermal rhizotomy. Journal of Neurosurgery 1995; 83(6): 989–93.
20. Linskey ME, Ratanatharathorn V, Penagaricano J. A prospective cohort study of microvascular decompression and gamma knife surgery in patients with trigeminal neuralgia. Journal of Neurosurgery 2008; 109: 160–72.
21. Skirving DJ, Dan NG. A 20-year review of percutaneous balloon compression of the trigeminal ganglion. Journal of Neurosurgery 2001; 94(6): 913–17.
22. Kouzounias K, Lind G, Schectmann G, et al. Comparison of percutaneous balloon com-

pression and glycerol rhizotomy for the treatment of trigeminal neuralgia. Journal of Neurosurgery 2010; 113(3); 486–92.

23. Janetta PJ. Structural Mechanisms of trigeminal neuralgia. Arterial compression of the trigeminal nerve at the pons in patients with trigeminal neuralgia. J Neurosurg 1967; 26(1 pt2): 159–162.

24. Barker FG, Jannetta PJ, Bissonette DJ, et al. The long-term outcome of microvascular decompression for trigeminal neuralgia. New England Journal of Medicine 1996; 334: 1077–84.

25. Janetta PJ, Bissonette DJ. Management of the failed patient with trigeminal neuralgia. Clinical Neurosurgery 1985; 32: 334–47.

15 脑转移瘤

Melissa C. Werndle

病史

59 岁女性患者,头痛 2 周,逐渐加重,近日出现视力模糊,到当地急诊部门就诊。具有乳腺癌的病史,于 2007 年确诊,经双侧乳房切除术、辅助化疗和激素进行治疗。检查显示,患者无颅内神经系统异常。眼底检查显示双侧视盘水肿。

MRI 常规扫描和增强扫描后,显示 2.5cm 大小的异质性增强,表现为左侧额叶的灰白色结节。结节周围有明显的血管性水肿带(图 15.1)。胸部、腹部、骨盆 CT 显示无转移。

鉴于患者的临床和影像学表现,患者开始服用地塞米松,并讨论进一步治疗方案。

> ☆ 学习要点:肿瘤与脓肿在 MRI 上的鉴别
>
> 虽然转移瘤通常病史较短,但在临床症状和 CT 影像上很难与脓肿鉴别。MR 有助于鉴别:肿瘤表现为界限不清晰,然而脓肿表现为界限清晰。界限清晰的脓肿在弥散加权成像(DWI)上表现为高信号和低表观扩散系数(ADC)。

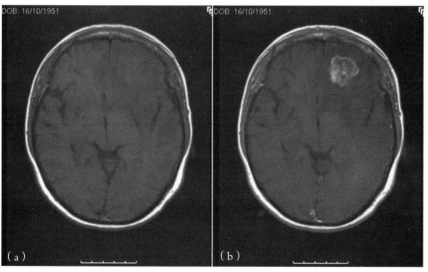

图 15.1 MR T1 加权常规图像(a)和钆增强图像(b),显示左侧额叶为颅内病变,周围为水肿带,呈不均匀增强。

服用地塞米松后,患者头痛有所改善,但仍有视力模糊的症状。入院 2 天后,于左额部行开颅手术,对病变进行全切除。

切除肿瘤的组织学表现为多角多边形细胞,形成小梁、空泡及坏死的筛板。肿瘤浸润皮质、白质和软脑膜。转移性腺癌的表现与原发乳腺癌表现一致。

患者术后恢复很好,转诊至肿瘤科给予辅助化疗。

讨论

脑转移肿瘤是成人脑肿瘤最常见的类型,在被诊断为原发性系统性肿瘤的患者中发生率高达 40%[2]。最常见的原发肿瘤为肺癌、乳腺癌、黑色素瘤、肾癌和大肠癌[3]。对于原发性恶性肿瘤的最常规治疗不能通过血脑屏障,因此,我们发现之前患有原发癌症的患者脑转移率增加。

脑转移瘤的传统影像学表现为与周围水肿带明显的灰白边界相对比增强的病灶。CT 上的高密度区显示转移灶出血,如常见的黑色素瘤。病灶可以单发也可以多发。与 MRI 相比较(通过 2 到 3 倍的检测),CT 对多发病灶的敏感性较低,尤其是 5mm 以下的病灶,因此 MRI 被认为是首选检查方式[4]。病变的 MRI 特征为 T1 轻度低信号,T2 高信号,且钆对比后增强。

目前对于脑转移瘤的治疗包括放疗、立体定位放射治疗和手术治疗(开颅手术)。治疗的组合取决于多种因素,包括:
- 潜在的恶性程度。
- 临床表现状态。
- 脑转移瘤的位置。
- 脑转移瘤的数量。
- 肿瘤系统分期和预后。
- 年龄。

虽然这些原则普遍适用,但根据被治疗患者的肿瘤侵袭性不同,各国之间及各城市之间的治疗方案也是不同的。目前的挑战是在延长寿命和使生活质量最优化之间寻求平衡。有时,这些原则是不适用的,应考虑到每个病例的个体化。一般情况下,具有良好临床状态(卡氏评分超过 70,或行为状态评分为 0、1、2)以及患有可控制的颅外疾病的患者,开颅肿瘤切除和对全脑进行放疗可达到最大的生存时间(图 15.2)[5, 6]。效果明显优于单独对全脑进行放疗。

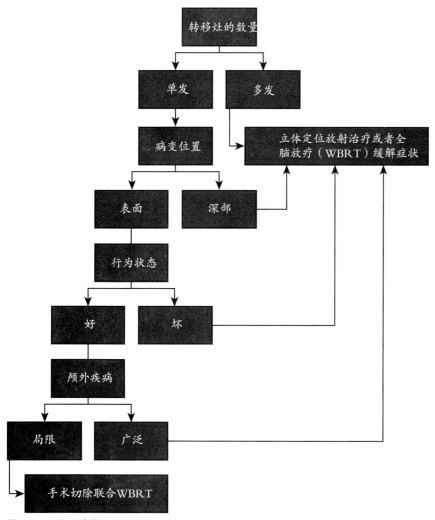

图 15.2 处理流程。

> **❝ 专家点评:手术目的**
> 　　手术目的应该是将转移灶完全切除。存在一种好的方法,即使用曲面手术工具分离和切除肿瘤白质平面,例如 Penfield 2 号可使手术操作更容易。

✅ 理论基础

对于不同的治疗方式存在不同程度的证据。*Journal of Neurooncology* 上发表了一系列简洁的系统性综述[7-10]。重要的是,综述的内容可应用于单一脑转移瘤伴有良好行为状态的患者。

- 放疗:WBRT 用于手术或立体放射治疗后的辅助治疗,从而降低复发率和延长复发的时间。作为缓解症状的单一治疗,WBRT 相比单独进行支持治疗,能够改善症状和提高 3 个月的生存时间。
- 手术:相比单独进行 WBRT,手术(WBRT 以后)能提高 4~6 个月的生存时间。
- 立体定位放射治疗:对于小病变(<3cm)且中线移位不超过 1cm 的患者,立体定位放射治疗(SRS)联合放疗相比手术联合放疗(回顾性研究)效果相同。
  在患有单独不可切除的转移瘤的患者中,WBRT 后的立体定位放射治疗相比单独 WBRT 能提高生存时间[11]。对于不可切除或多发的转移瘤应该考虑 SRS。
- 化疗:对脑转移瘤的作用效果有限。

❝ 专家点评:对患者治疗方案的选择

单发脑表层转移瘤患者在进行类固醇治疗后无明显的神经系统损害,预后时间超过几个月,适用于影像引导下手术切除治疗。如果病变范围较小并存在广泛的脑白质水肿,术前进行类固醇治疗几天是明智的,可以降低严重的术中或术后脑肿胀的危险。单发的脑内部病变,如果病变范围小于 3cm,通常进行立体定位放射治疗。而判断什么时机使用立体定位放射治疗来代替手术切除仍是不确切的。

根据脑转移瘤的自然史,如果患者得不到及时治疗,平均生存时间大约为几周到几个月。如果这些异质性被细分,上述不利因素的结合(潜在的恶性小细胞肺癌、临床状态差、病变部位无法手术、多发病变、广泛的颅外疾病和高龄)会导致预后平均生存时间少于 3 个月。有利的因素结合能提高平均生存时间达到 18 个月[12]。

专家总结

随着现存的初期治疗方法的不断改善,患者目前的存活时间更长,我们有义务开发对脑转移瘤更有针对性的治疗方法。

抗血管生成治疗

血管生成是脑肿瘤形成的组成部分,包括脑转移瘤。这个过程是由血管内皮生长因子蛋白过表达导致的。实验上,血管内皮生长因子通路的阻滞能够抑制肺癌、乳腺癌和大肠癌转移形成的脑转移瘤[13],结果是有前途性的。几种抗血管生成药物正处于一期和二期临床试验研究中。

肿瘤特异性靶向治疗

有一系列药物正用于肺癌、乳腺癌和黑色素瘤脑转移的研究。最有前景的抑制剂包括针对黑色素瘤的 BRAF(v-RAF 鼠肉瘤病毒癌基因同源基因 B1)和针对非小细胞肺癌的上皮生长因子受体 [13]。

点评专家：Henry Marsh

译者：罗鹏

参考文献

1. Galicich JH, French LA, Melby JC. Use of dexamethasone in treatment of cerebral edema associated with brain tumors. Lancet 1961; 81: 46–53.

2. Gavrilovic IT, Posner JB. Brain metastases: epidemiology and pathophysiology. Journal of Neurooncology 2005; 75(1): 5–14.

3. Schouten LJ, Rutten J, Huveneers HA, et al. Incidence of brain metastases in a cohort of patients with carcinoma of the breast, colon, kidney, and lung and melanoma. Cancer 2002; 94(10): 2698–705.

4. Seute T, Leffers P, ten Velde GP, et al. Detection of brain metastases from small cell lung cancer: consequences of changing imaging techniques (CT versus MRI). Cancer 2008; 112(8): 1827–34.

5. Vecht CJ, Haaxma-Reiche H, Noordijk EM, et al. Treatment of single brain metastasis: radiotherapy alone or combined with neurosurgery? Annals of Neurology 1993; 33(6): 583–90.

6. Patchell RA, Tibbs PA, Walsh JW, et al. A randomized trial of surgery in the treatment of single metastases to the brain. New England Journal of Medicine 1990; 322(8): 494–500.

7. Gaspar LE, Mehta MP, Patchell RA, et al. The role of whole brain radiation therapy in the management of newly diagnosed brain metastases: a systematic review and evidence-based clinical practice guideline. Journal of Neurooncology 2010; 96(1): 17–32.

8. Kalkanis SN, Kondziolka D, Gaspar LE, et al. The role of surgical resection in the management of newly diagnosed brain metastases: a systematic review and evidence-based clinical practice guideline. Journal of Neurooncology 2010; 96(1): 33–43.

9. Linskey ME, Andrews DW, Asher AL, et al. The role of stereotactic radiosurgery in the management of patients with newly diagnosed brain metastases: a systematic review and evidence-based clinical practice guideline. Journal of Neurooncology 2010; 96(1): 45–68.

10. Mehta MP, Paleologos NA, Mikkelsen T, et al. The role of chemotherapy in the management of newly diagnosed brain metastases: a systematic review and evidence-based clinical practice guideline. Journal of Neurooncology 2010; 96(1): 71–83.

11. Andrews DW, Scott CB, Sperduto PW, et al. Whole brain radiation therapy with or without stereotactic radiosurgery boost for patients with one to three brain metastases: phase III results of the RTOG 9508 randomised trial. Lancet 2004; 363(9422): 1665–72.

12. Jakola AS, Gulati S, Nerland US, et al. Surgical resection of brain metastases: the prognostic value of the graded prognostic assessment score. Journal of Neurooncology 2011; 105(3): 573–81.

13. Preusser M, Capper D, Ilhan-Mutlu A, et al. Brain metastases: pathobiology and emerging targeted therapies. Acta Neuropathologica 2012; 123(2): 205–22.

16 对类风湿脊柱炎的手术治疗

Robin Bhatia

病史

52 岁女性患者,主诉 5 年的颈痛、手部灵活性下降及步态退化病史,在脊柱外科门诊就诊。既往史中提及患有类风湿关节炎(RA),主要累及手部和膝部关节,并且胸部影像学检查中发现肺部有结节。她曾经进行过手部多个小关节置换术及髋关节置换术。

手部灵活性下降起初表现为系扣困难和用餐具进餐困难。在出现这些表现的前一年,该患者的步行距离明显缩短,并需要借助齐默式助行架行走。该患者服用甲氨蝶呤(5mg/w)和非甾体抗炎药。颈部疼痛的视觉模拟评分为 7/10(0/10 代表无痛,10/10 代表最剧烈的疼痛程度),夜间睡眠存在一定障碍。

查体显示双侧手部畸形,伴随类风湿疾病,握力为 3/5(MRC 分级)。由于颈痛及肩胛带的僵直导致上肢近端力量受限。下肢明显张力亢进,肌力为 4/5,伴较夸张的膝反射和踝关节反射。跖反射显示双侧脚趾上翘,伴右侧踝关节的 3 次痉挛发作。根据其临床表现,术前 Ranawat 分级为 Ⅲ a 级。脊髓病伤残指数(MDI)为 85%,颈部伤残指数(NDI)为 75%。

> ✪ **学习要点:类风湿颈椎病的功能症状**
>
> Ranawat 分级将风湿性脊椎疾病神经功能分成四级,如表 16.1 所示。这种方法容易使用,并且已经被广泛接受。Ranawat 等 1979 年首次发表了这一分级方法,将 33 例患风湿性颈椎病的患者进行了分级,包括寰枢椎半脱位、齿状突前移位和枢椎半脱位。2 例患者完成颈椎融合术后症状改善从 Ranawat Ⅲ 级上升至 Ⅱ 级。5 例患者在 Ranawat Ⅲ 级内改变,也就是他们术后可以下地活动了。但是其余的病例术后症状没有改善,甚至加重了 [1]。

表16.1 Ranawat等发表的风湿性疾病神经功能分级[1]

Ranawat分级	症状描述
Ⅰ	没有功能缺失
Ⅱ	主观性的功能减退/感觉迟钝+/-反射亢进
Ⅲa	客观性的功能减退，有长时间的症状，但能下地行走
Ⅲb	自主运动瘫痪，不能下地行走

Data from: Ranawat CS, O'Leary P, Pellicci P, Tsairis P, Marchisello P, Dorr L: Cervical spine fusion in rheumatoid arthritis. J Bone Joint Surg Am 1979;61:1003–1010

脊髓病伤残指数（MDI）在1996年由Casey等进行了改进，根据斯坦福大学的一个简化形式健康评估问卷表（HAQ）来评估脊髓功能障碍情况。这份评估问卷包含10个问题，包括起床、吃饭、行走、自我保健、抓握、上下车等，根据完成这些任务的易难情况打分，总分为30分，再转换成百分数。MDI与斯坦福大学的HAQ呈高度相关性（$r=0.98$），比Ranawat和Steinbrocker分级更好地评估了194例风湿性脊椎病患者的术后功能情况[2]。

颈部伤残指数（NDI）作为Oswestry下腰痛功能障碍指数的修正，在1989年被Howard Vernon等进行了改进。NDI的主要测试为疼痛相关的功能障碍，例如，个人自理、提重物、驾驶、阅读、睡觉、工作和娱乐。总分为50分，再转换成百分数。在小样本的颈椎过度屈伸损伤保守治疗的患者中发现，NDI评分与视觉模拟评分和McGill疼痛问卷评分都分别呈现中高度相关（$r=0.6$和$r=0.7$）[3]。

屈曲位和伸直位下的侧位平片显示，寰枢椎半脱位，寰齿间距（ADI）为5mm，寰齿后间距（PADI）为15.5mm。颅颈交界处及上胸椎CT显示颅底压迹为25mm（Redlund-Johnell测量法），以及齿突骨质侵袭（表现为广泛的骨质缺乏）（图16.1）。MRI证实了颅底部的压迫，但暂无明显的脑干压迫，并且发现C4节段椎管狭窄，C5节段由于前部骨赘的存在以及后部黄韧带的突出也有一定程度的狭窄。在T2加权像上，C4和C5节段的脊髓髓内信号有改变（图16.2）。

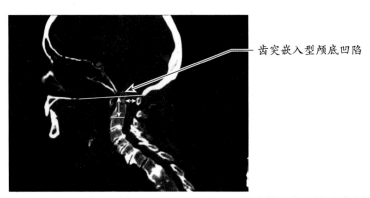

齿突嵌入型颅底凹陷

图16.1 矢状位的头颈交界骨窗CT显示，明显的风湿性脊椎退化和骨质减少提示颅底凹陷症、椎管狭窄及寰枢椎疾病。图中展示了Redlund-Johnell测量法（垂直箭头：25mm）和寰齿后间距（水平箭头：15mm）。

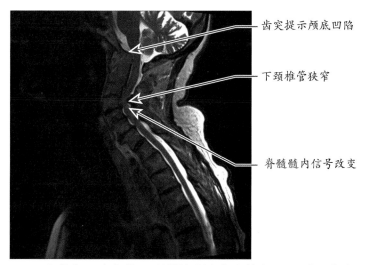

齿突提示颅底凹陷

下颈椎管狭窄

脊髓髓内信号改变

图 16.2　MRI 矢状位 T2 加权像,可见脊髓明显受压,其中 C4/C5 水平尤为明显,伴有脊髓髓内信号改变,同时可见齿突反常高位和临近延髓颈髓连接处。

> ⭐ **学习要点:颅底移位的测量**
>
> 　　颅底凹陷症有时也被描述为"上移位""垂直移位"和"颅骨下沉"。多个名词形象地描述了颅底凹陷不同程度对应放射影像学的特点。带来这些现象的原因是随着疾病进展颅底标示逐渐磨损导致的。
>
> 　　1939 年,Chamberlain 提出颅底凹陷的诊断标准为齿突超过枕骨和硬腭连线 3mm[4]。1948 年,McGregor 定义了一条后硬腭到枕骨最低点的连线(齿突投影超过连线 4.5mm 认为颅底凹陷)[5]。1974 年,Wackenheim 定义颅底凹陷为齿突凸起位于上斜坡表面延长线后方[6]。Ranawat 则描述了一条从齿突中点到横穿寰椎的水平线(男性 <15mm 为阳性,女性 <13mm 为阳性)[1]。Redlund-Johnell 和 Peterson 定义了一条从 C2 椎体中点到 McGregor 线的连线,认为男性小于 34mm 为阳性,女性小于 29mm 为阳性,如图 16.2 所示[7]。Clark 认为,考虑到弧形矢状位的影像,将齿突平均分成 3 部分;如果寰椎的环对应中间部分或下部分则认为颅底凹陷[8]。
>
> 　　现代 MRI 的应用使得很多以前的诊断方法废除了,现在的临床医师通过 MRI 影像,可以直接看到颅颈交界区韧带的完整性和颅底凹陷的直接影响。Riew 等检查了 131 例颈椎风湿性关节炎患者的颈椎片,发现只有 3 项指标的测量值阳性结果超过 90%,分别是 Redlund-Johnell 测量、Clark 测量和 Ranawat 测量,联合指标的敏感度达 94%,阴性预测值为 91%[9]。

　　鉴于该患者症状严重,临床进展较快,决定实施枕后 – 颈胸部固定术及 C4/C5 椎板切除术。甲氨蝶呤在术前两周停止服用。麻醉诱导后,患者在 Mayfield 头架上取俯卧位,术中行 X 线扫描显示寰椎轴向及轴下序列,保持头部的正中位以保持较好的水平观察位。麻醉诱导时静脉注射第三代头孢菌素(1.5g 头孢呋辛)及类固醇(8mg 地塞米松),在手术过程中,实时监测脊髓的躯体感觉及运动激发电位。采用沿枕外隆突(EOP)至 T4 后棘突的正中切口,剥离双侧骨膜下椎旁肌后(向外侧剥离延伸以充分暴露关节面),在术中影像的指导下,将椎弓根钉楔入双侧 C3、C4、C5 及双侧 T1、T2 部。将枕骨板钻两孔,放置于 EOP 下部的枕骨部,用螺钉固定。之后行 C4 和 C5 椎板切除术,枕骨板被固定在使脊柱前凸的钛棒上,轴向固定于颈胸部的螺钉上,并交叉固定于 C3 和 C4 之间的钛棒上。切碎的椎板骨片及脱钙的人工合成骨可移植于钛棒的两侧,用聚乙丙交酯缠绕皮肤以闭合伤口。

术后立即进行评估,发现该患者的神经性缺损并未得到改变,术后第 2 天,患者再次借助齐默助行架行走,X 线平片显示内固定及枕颈部序列位置较好(图 16.3)。12 天后患者出院,为期 6 个月的随访显示该患者仍伴有长束征,下肢力量 MRC 分级为 4/5(Ranawat 分级 Ⅲ a 级,借助齐默助行架得以行动)。然而,NDI 得到明显改善,为 45%(尤其在睡觉、吃饭及阅读等活动上得以明显改善)。MDI 提高到 50%。术后颈痛视觉模拟评分为 4/10,镇痛剂服用量减少。X 线再次扫描并未发现骨性融合。术后 4 周再次服用甲氨蝶呤,在这段时期并未出现较明显的风湿性疾病症状。

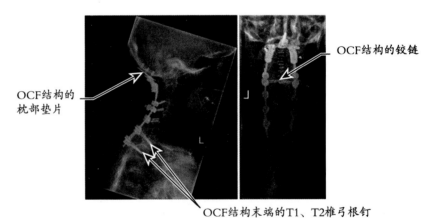

OCF结构的枕部垫片

OCF结构的铰链

OCF结构末端的T1、T2椎弓根钉

图 16.3 枕骨-颈胸钢板支架后侧固定术,术后即刻 X 线侧位和后位片。

> **❝ 专家点评**
>
> 对于能走动的患者,手术的结果通常是良好的,但这也与术前神经功能状态相关。然而,对于术前 Ranawat 分级 Ⅲ b 级患者,手术效果不佳,患者的死亡率与恶性胶质瘤一样高。手术效果也与术前神经功能系统相关 [10]。这包括创伤恢复情况、融合情况,最重要的是术后并发症情况,例如胸部感染或泌尿道感染。对大多数患者来说,手术对缓解疼痛是有效的。通常,疼痛位于 C2 区,可由炎症介质区的直接创伤引起疼痛。

> RA 的脊椎固定已经从固定稳定性很差的一节脊椎固定发展到连接和循环系统固定（如 Ransford 环），以及现在使用的中线枕骨部、C2 韧带和寰枢椎韧带附件的坚硬螺旋杆系统 [11, 12]。因为寰枢椎活动被更多地限制了，所以这种经关节或 C1、C2 椎弓根钉固定的方法效果显著。
>
> 使用骨形态发生蛋白（BMP）可以进一步加强骨融合效果，尤其对于依赖于免疫控制药物（例如甲氨蝶呤）的患者是非常有用的。

讨论

RA 人群患病率大概为 1%，其中 50% 患者会累及颈椎 [14]。Conlon 等人报道说 295/333（88%）的风湿患者主诉有颈部症状 [15]，但是 da Silva 等人的一项从 1955 年到 1995 年的研究显示，只有 2/609（0.3%）的患者接受了颈椎融合治疗 [16]。因此，如今就诊于风湿科及脊柱外科的风湿病患者的人数仍有较大差异。

研究显示，女性更易患 RA，女性和男性的患病比例大约为 3∶1。RA 是一种自身免疫性疾病，其首先累及关节滑膜，进而导致关节软骨及骨质破坏，从而发展为滑液囊肿及韧带松弛；寰枢椎不稳定会伴随横韧带松弛，而且颅底凹陷也继发于翼状韧带和枕骨髁的破坏。心血管、呼吸、皮肤、肾脏、血管及视觉系统均可被风湿性疾病累及。总的说来，疾病发展时间越长，其对关节和其他系统侵袭的程度越深，越严重，尽管这几年缓解病情抗风湿药物（DMARD）对于延缓疾病进程有了一定积极的影响。

脊柱外科医生在处理风湿性颈椎病患者的时候应该注意以下几个问题。

常见的病理症状有哪些?

广泛且明确地说，常见的并存病变包括寰枢椎（水平位）半脱位、垂直向移位引起的颅底凹陷、关节相关的颈管狭窄 / 韧带及骨质侵袭破坏，以及枢椎下不稳定 / 狭窄等，如图 16.4 所示。

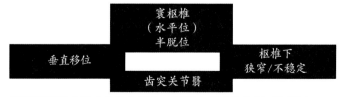

图 16.4　风湿性颈椎病的病理基本概念。不同病理症状之间互相影响。

> **❝ 专家点评**
>
> RA 会影响寰枢关节的滑膜关节，炎症反应会导致横韧带的松弛或直接断裂，这导致寰枢椎关节向前水平半脱位。向后半脱位更危险，这会预示着齿突已经断裂了。RA 导致的齿突病理性骨折，并非少见的影像学表现，这种病变可能是部分 RA 患者死亡的原因。
>
> 随着磨损的继续，寰椎外侧横向韧带（C1）和枢椎部分韧带（C2）磨损导致垂直移位（颅骨下沉）的发生。伴随着垂直移位，寰枢椎间距减小，会给人一种虚假的安全感。垂直移位是病情发展的最后一步，会导致死亡率增高，同时带来重大的神经功能障碍。

应该在疾病进程中的哪个时间点（从无症状期到较严重的脑干脊髓受压迫期）进行手术干预？

颈椎风湿性疾病的自然史尚不完全清楚，决定手术与否需要权衡手术干预带来的风险，权衡预防或改善神经性与功能性下降的可能性大小。另外，由于 RA 亦可累及外周关节和神经，导致使用神经学参数去评价决定手术干预是否可靠有一定的困难。

手术器械的发展史反映了采用手术技术干预风湿性颈椎病的发展史，虽然这则病例强调了枕颈部固定在较严重病情下的使用，但是脊柱外科医生仍可选择实施"节段节省手术"或 C1-C2 固定术。

早期的 C1-C2 固定改变了类风湿脊柱炎的病理进程吗？这个问题直到现在也没有得到明确的答复，但是有一学派认为早期的 C1-C2 固定可阻止疾病进展为垂直向的或颅底的移位，同时也减少了关节翳的形成 [25]。然而，它可能会加剧枢椎下颈椎病的进程 [18]。

> **❂ 学习要点：C1-C2 固定**
>
> 风湿性颈椎病早期发生寰枢椎半脱位的比例高达 10%~25%，诊断 RA 后平均 3.9 年就会出现寰枢椎半脱位 [18]。现在普遍接受通过早期手术来缓解颈部疼痛和枕部神经根痛，预防出现由于不稳定导致颈髓神经损伤的灾难性后果，同时可以减缓疾病进程，如缓解颅颈交界区垂直移位的进展。但是并没有确切的证据表明 ADI 与 PADI 相关，因此无法确切说明这样的患者绝对需要手术治疗。
>
> 从历史进程上看，1939 年 Gallie 提出了融合治疗的理念，不久后被 Brookes 和 Jenkins 进行了改进，在 C1 后弓和 C2 棘突间用椎板下钢丝固定 [19]，或者在 C2 椎板下，C1 和 C2 之间植入骨块 [20]。这一手术操作有可能因椎板下钢丝划破硬脊膜而意外损伤颈髓，因此，手术术后患者通常需要颈托固定颈部。
>
> 20 世纪 80 年代见证了层间夹的兴起，如 Tucker 提出了椎板夹 [21]，这一方法可以改善旋转和伸展过程的稳定性。但是，这种治疗方法有很高的后位骨折发生率，同时会导致 MRI 假象和假关节形成。

1987 年，Magerl 提出使用后方经关节螺钉固定 C1-C2 关节[22]。因为螺钉通过 C1 和 C2 形成关节面，因此这种固定非常稳定，尤其在旋转运动时。另外，Gallie 型 C1-C2 钢丝固定的使用可以加强屈曲和伸展活动的强度，而 Magerl C1-C2 固定方法最大的优点在于没有影响颅颈交界区后方的解剖结构，可以缓解其后方压力。尽管这种手术所报道的融合率很高（90%~98%）[22]，椎动脉的解剖学变异还是会影响螺钉的安全位置，因此必须术前行 CT 血管成像。

1994 年，Goel 报道了 Magerl 描述的另一种两种螺钉固定的方法（后来在 2001 年由 Harms 进行了完善），同时用 4 根螺钉固定 C1 的侧方和 C2 的椎弓根[23,24]。螺钉双侧有钉棒保护。多轴螺钉技术的发展大大促进了手术的治疗。Goel-Harm 方法的特殊优势在于，当寰枢椎半脱位没有缓解时，或存在异常脊髓解剖时，或后部存在骨折或需要减压手术时，可以去除贯穿关节面的螺钉。如果由于骨性解剖原因 C2 的椎弓根螺钉不可行，可以放置 C2 受体或贯穿椎板的螺钉。C2 神经根是重要的解剖标志，插入 C1 侧块螺钉时到底是切开还是回缩神经根，目前仍存在争议，长柄的螺钉可以避免螺钉对神经的刺激。

哪些系统性的指标与 RA 的诊断相关，并且它们如何影响围术期的发病率和死亡率？

对于伴有 RA 的患者，其围术期的管理需要多学科的介入，并且有足够的术前时间使患者的整体医疗状态最优化。

心血管系统的异常包括心包炎（30%~80%）、心律失常、二尖瓣疾病（30%~80%）、冠状动脉血管炎及心肌病等[26]。Hakala 曾报道过风湿性疾病伴肺间质纤维化患者的预后较差[27]。广泛的骨质缺乏可影响骨质融合，其主要与类固醇的慢性应用有关。

风湿性疾病患者皮肤较脆，更易患褥疮，切口不易愈合。接受颈椎手术的风湿性疾病患者，鉴于他们术前较差的状况和有限残留的生理功能，其术后应在高依赖性的机构进行管理。

" 专家点评

可获得最佳风险收益的 RA 患者是那些仅有疼痛症状或有极少的神经功能障碍的患者。精细的组织处理、患者保暖、预防性抗生素使用、术前优化药物治疗（停用类固醇和 DMARD）和加强营养可以减少并发症。对麻醉师来说，类风湿肺间质纤维化和支气管扩张较高的发生率，尤其是卧位手术的患者，是他们面临的巨大挑战。即使术中需要齿突周围环形减压的患者，术后也很少需要气管切开。颞下颌关节（滑液关节）的类风湿疾病可能会导致患者开口困难。对于颈椎不稳定合并气管问题的患者，建议使用清醒状态下纤支镜气管插管。

缓解疾病药物对类风湿脊柱炎的自然史有哪些影响？在围术期继续服用此种药物的风险有哪些？

生物性缓解疾病的抗风湿药物（bDMARD）拓宽了对 RA 的治疗，尤其是那些对传统 DMARD（如甲氨蝶呤）反应不佳或不能耐受的患者。阿达木单抗、依那西普、英夫利昔都属于肿瘤坏死因子（TNF）抑制剂，在控制症状上，均比安慰剂的治疗要更有效，生理功能得到改善，减缓了关节的反射学改变[28]。其他的 DMARD 还包括白介素 -1 受体拮抗剂（如阿那白滞素）和抗 CD20 单克隆抗体（如利妥昔单抗）。这些药物给类风湿脊柱炎患者带来了希望，但由于相对较新，其长期效果，尤其是对于类风湿脊柱炎自然史的影响现在还是未知。另外，这些药物尚不能摆脱副作用的困扰，与 TNF 抑制剂合用可能会增加细菌感染的风险[29]。

> **✪ 学习要点：围术期的缓解疾病药物的使用**
>
> 尽管很多文献中都提及了围术期使用 NSAID 和糖皮质激素药物所带来的副作用，但很少报道生物修复性药物的相关影响，例如甲氨蝶呤、肿瘤坏死因子抑制剂（如英夫利息）、白介素 -1 受体拮抗剂（如阿娜白滞素）和 CD20 拮抗剂单克隆抗体（如利妥昔单抗）。
>
> Sany 等开展的一项前瞻性随机化非盲临床试验中，对 64 例使用甲氨蝶呤治疗的风湿患者进行了研究，术前有一半患者停用甲氨蝶呤。与对照组相比，术后切口愈合会延迟，但均未发生感染问题[30]。
>
> 另一方面，Carpenter 等报道的对 32 例关节重建患者进行的前瞻性研究表明，持续使用甲氨蝶呤组较停止使用甲氨蝶呤组，局部感染风险增加[31]。Grennan 等进行的另一项更大规模的前瞻性随机对照试验（n=388），并没有发现围术期继续使用甲氨蝶呤组的患者发生感染和其他伤口并发症的发生率会高于围术期停止使用组（事实上，围术期继续使用甲氨蝶呤组的败血症发生率更低），这两组患者的风湿病急性发作率没有差异[32]。
>
> 关于其他类缓解疾病的药物在围术期使用与手术并发症关系的正式研究未见报道。在外推基础上，风湿病患者进行腹部手术时使用英夫利昔的研究及动物研究十分有限，Rosandich 等和 Pieringer 等尽管还需要进一步的临床数据，还是暂时性地建议术前 2 周和术后 2 周内停用这些药物[33,34]。

对风湿性颈椎解压和融合的最佳方式是什么？什么时候考虑采取（二期）前后解压？哪种类型的器械可以考虑使用？骨基质的什么性能可支持行融合术？

由于头颈部独特的三维解剖结构，使得枕颈部固定术的应用比较具有挑战性。主要考虑的事项包括枕骨不同部位的不同厚度，以及实质上支撑头部的承重需求[35]。20 世纪 80 年代以来，枕颈部融合由逐层切碎或腓骨支柱法[36] 逐渐被内部钛棒技术及椎板下钢丝技术所替代[37, 38]。
Roy-Camille 在 1989 年介绍了用颅底螺钉、板及侧块螺钉的枕颈部硬融
合术的概念[39]。1991 年，Grob 等人报道了一项使用枕骨 Y 形板及侧块
螺钉（包括寰枢椎经关节螺钉）的枕骨颈部硬固定术，该技术在 14 位病
理进程不同的患者身上应用，最终所有的患者都达到了骨性融合及良好
的临床效果[40]。另外，对应用钛棒及钢丝的硬融合技术进行尸体的生物
力学研究[41,42]，两者的临床融合率相似，并且都不需要术后的环形融合。

> ### ✔ 理论基础：枕颈部固定术的系统性回顾性分析
>
> 　　2010 年，Winegar 等发表了一篇影响广泛的关于枕颈部固定技术和结果的回
> 顾性文章。这项研究中包括了 799 例在 1969~2011 年行枕颈部固定的病例。进
> 行枕颈部固定患者的平均年龄是 54+/-17 岁 +/-SD（年龄跨度 18~87 岁）。根据
> 枕颈部固定术的适应证把患者分为 5 组：炎性疾病组（RA 最常见疾病）、先天性
> 畸形组、肿瘤组、外伤组和其他无确切适应证组。手术使用了 6 种材料设备。
> - 后部钢丝 / 钛棒。
> - 螺钉 / 钛棒。
> - 挂钩 / 钛棒。
> - 螺钉 / 椎板。
> - 钢丝 / 椎板。
> - 钢丝 / 表面贴附移植物。
>
> 　　尽管较后的技术对 RA 更有效，但是融合率最高的是使用钢丝 / 钛棒和螺钉
> / 钛棒治疗系统。大部分颈枕融合需要 4 个多月的时间，当然肿瘤源性的除外，
> 肿瘤源性的 4 个月融合率仅为 45%。融合的程度与患者的神经功能改善相关，
> 而且融合可以改善患者的整体满意度。
>
> 　　尽管只有 16% 的回顾性文章提到了并发症，但总的并发症发生率达 52%，主
> 要原因包括材料放置位置错误、血管损伤、囊壁损伤、麻醉并发症和未知因素。内
> 固定失败率达 22%，后部钢丝固定失败率达 10%，与其相比，螺钉固定失败率为
> 6%[43]。

　　由 Zygmunt 等人发表的一项大型系列研究中，主要针对进行非硬性
枕颈部固定术的 RA 患者，报道了 163 位风湿性患者平均 54 个月的随访
调查结果[44]。RA 伴颈椎半脱位患者的最常见症状为颈部疼痛，常合并
枕骨部神经痛，并且一系列继发于脑干、脑神经、脊髓及颈椎神经根受压
的症状和体征也得到报道。Brattstrom-Granholm 法进行枕骨钻孔与 C2
固定需要应用钢丝、C2 棘突别针、PMMA 黏合剂等。手术适应证为寰枢
椎半脱位（ADI>3mm），74% 的患者术后在疼痛和神经功能缺失上得到
明显改善。在该项研究中，并发症包括 21 例患者钢丝断裂，8 例患者需
要修正手术治疗，5 例患者发生切口感染，5 例患者与枕骨钻孔相关的小
脑损伤，9 例患者有进行性的术后脊髓病，2 例患者术后进行性齿突轴向

> **❝ 专家点评：**
> 　　枕骨固定逐渐发
> 展为固定在枕骨粗隆
> 中线部，因为这个位
> 置骨质最厚。可塑形
> 和（或）可形成关节
> 钛棒的使用，使钛棒
> 的放置变得更加容
> 易，尤其是对于出现
> 颅底凹陷的患者。使
> 用医师偏好角度的多
> 轴向螺钉使钛棒与接
> 骨螺钉界面之间的距
> 离最小化变得更加容
> 易，当然这也是现在
> 的不足。

半脱位。37 例患者在固定平面以下发展为进行性的椎关节半脱位（通常为 C4/C5），因此，基于钢丝的融合方法有诸多风险，如钢丝断裂、骨质磨损、意外的硬脊膜切开或神经损伤[35]。

✚ **临床提示**

根据 Nockels 等的阐述，枕颈固定的最佳方案需要满足以下要求：
- 枕骨部与下颈椎的硬固定，不需要环形支架支撑。
- 可以完成寰枢椎螺钉固定和后部减压。
- 方案的实施应与个体的解剖结构相符合。
- 容易使用。
- 可以矫正畸形。
- 可以耐受局部长时间生物力学作用。

Nockels 认为硬固定系统最好满足以上要求[35]。

关于严重的风湿性颈椎病是否手术存在争议，手术决定必须权衡患者的受益与风险。Moskovich 等人对 150 例风湿性疾病患者应用 Ransford 环与椎板下钢丝实施了枕颈部固定术，术后发现 40% 的患者 Ranawat 分级得到改善，较多患者的颈痛症状也得到缓解。然而，由于疾病进展和术后并发症，出现了 10% 的死亡率及 11% 的二次手术率[38]。风湿性疾病患者伴严重其他疾病（Ranawat 分级Ⅲ b）的术后预后最差。Casey 等人报道此类患者死亡率高达 30%，症状改善也很有限，提示此时行枕颈固定术已为时过晚[10]。另外，对于无症状的伴颅底凹陷和无脊柱压迫的风湿病患者应密切观察，对于 MRI T2 加权像上脊髓或耳咽管信号有改变的患者可以考虑进行手术以预防神经功能下降及猝死。还有很重要的一点，该手术应该在 RA 患者周转率较高的医疗单位，由经验丰富的脊柱外科医生实施。

专家总结

对风湿病患者进行诊断、术前优化和选择器械水平时有很多挑战。骨质固定和骨愈合的难点在于免疫抑制性药物的使用，因为很多类固醇药物可以导致骨质疏松症。只要手术不是做得太晚，术后疼痛症状就可以明显缓解，神经功能症状也能得到改善。但如果患者已经不能下地行走了，再进行手术就太晚了，并且会导致很多并发症。然而对于那些可以下地行走的患者来说，寰枢椎固定术可以明显缓解疼痛并改善神经功能。

点评专家：Adrian Cadsey

译者：崔晓

参考文献

1. Ranawat CS, O'Leary P, Pellicci P, et al. Cervical spine fusion in rheumatoid arthritis. Journal of Bone Joint Surgery American 1979; 61: 1003–10.

2. Casey AT, Bland JM, Crockard HA. Development of a functional scoring system for rheumatoid arthritis patients with cervical myelopathy. Annals of Rheumatic Diseases 1996; 55: 901–6.

3. Vernon H, Mior S. The Neck Disability Index: a study of reliability and validity. Journal of Manipulative Physiological Therapeutics 1991; 14: 409–15.

4. Chamberlain WE. basilar impression (platybasia): a bizarre developmental anomaly of the occipital bone and upper cervical spine with striking and misleading neurologic manifestations. Yale Journal of Biology and Medicine 1939; 11: 487–96.

5. McGreger M. The significance of certain measurements of the skull in the diagnosis of basilar impression. British Journal of Radiology 1948; 21: 171–81.

6. Wackenheim A. Roentgen diagnosis of the craniovertebral region. New York: Springer, 1974.

7. Redlund-Johnell I, Pettersson H. Radiographic measurements of the cranio-vertebral region. Designed for evaluation of abnormalities in rheumatoid arthritis. Acta Radiologica. Diagnosis (Stockholm) 1984; 25: 23–8.

8. Clark CR, Goetz DD, Menezes AH. Arthrodesis of the cervical spine in rheumatoid arthritis. Journal of Bone Joint Surgery American 1989; 71: 381–92.

9. Riew KD, Hilibrand AS, Palumbo MA, et al. Diagnosing basilar invagination in the rheumatoid patient. The reliability of radiographic criteria. Journal of Bone Joint Surgery American 2001; 83-A: 194–200.

10. Casey AT, Crockard HA, Bland JM, et al. Surgery on the rheumatoid cervical spine for the non-ambulant myelopathic patient-too much, too late? Lancet 1996; 347: 1004–7.

11. Bhatia R, Haliasos N, Vergara P, et al. The surgical management of the rheumatoid spine: Has the evolution of surgical intervention changed outcomes? Journal of the Craniovertebral Junction and Spine 2014; 5 (1): 38–43.

12. Bhatia R, DeSouza, R, Bull J, et al. Rigid occipitocervical fixation: indications, outcomes, and complications in the modern era Journal of Neurosurgery of the Spine 2013; 18 (4): 333–9.

13. Vergara P, Singh J, Casey A, et al. C1–C2 posterior fixation: are 4 screws better than 2? Neurosurgery 2012; 71: ON S86–95.

14. Krauss WE, Bledsoe JM, Clarke MJ, et al. Rheumatoid arthritis of the craniovertebral junction. Neurosurgery 2010; 66: 83–95.

15. Conlon PW, Isdale IC, Rose BS. Rheumatoid arthritis of the cervical spine. An analysis of 333 cases. Annals of Rheumatic Diseases 1966; 25: 120–6.

16. da Silva E, Doran MF, Crowson CS, et al. Declining use of orthopedic surgery in patients with rheumatoid arthritis? Results of a long-term, population-based assessment. Arthritis & Rheumatology 2003; 49: 216–20.

17. Hamilton JD, Gordon MM, McInnes IB, et al. Improved medical and surgical management of cervical spine disease in patients with rheumatoid arthritis over 10 years. Annals of Rheumatic Diseases 2000; 59: 434–8.

18. Werle S, Ezzati A, El Saghir H, et al. Is inclusion of the occiput necessary in fusion for C1–2 instability in rheumatoid arthritis? Journal of Neurosurgery of the Spine 2013; 18: 50–6.

19. Gallie WE. Skeletal traction in the treatment of fractures and dislocations of the cervical spine. Annals of Surgery 1937; 106: 770–6.

20. Brooks AL, Jenkins EB. Atlanto-axial arthrodesis by the wedge compression method. Journal of Bone Joint Surgery American 1978; 60: 279–84.

21. Tucker HH. Technical report: method of fixation of subluxed or dislocated cervical spine below C1–C2. Canadian Journal of Neurological Sciences 1975; 2: 381–2.

22. Magerl F, Sceman PS. Stable posterior fusion at the atlas and axis by trans-articular screw fixation. In: P Kehr, A Weidner,(eds for more than one name), Cervical spine

(pp. 322–7). New York: Springer-Verlag, 1987.

23. Goel A, Laheri V. Plate and screw fixation for atlanto-axial subluxation. Acta Neurochirugia (Wien) 1994; 129: 47–53.

24. Harms J, Melcher RP. Posterior C1–C2 fusion with poly-axial screw and rod fixation. Spine (Phila Pa 1976) 2001; 26: 2467–71.

25. Landi A, Marotta N, Morselli C, et al. Pannus regression after posterior decompression and occipito-cervical fixation in occipito-atlanto-axial instability due to rheumatoid arthritis: case report and literature review. Clinical Neurology and Neurosurgery 2013; 115: 111–16.

26. Voskuyl AE. The heart and cardiovascular manifestations in rheumatoid arthritis. Rheumatology (Oxford) 2006; 45 (Suppl. 4): iv4–7.

27. Hakala M. Poor prognosis in patients with rheumatoid arthritis hospitalized for interstitial lung fibrosis. Chest 1988; 93: 114–18.

28. Chen YF, Jobanputra P, Barton P, et al. A systematic review of the effectiveness of adalimumab, etanercept and infliximab for the treatment of rheumatoid arthritis in adults and an economic evaluation of their cost-effectiveness. Health Technology Assessment 2006; 10: iii–iv, xi-xiii, 1–229.

29. Nam JL, Winthrop KL, van Vollenhoven RF, et al. Current evidence for the management of rheumatoid arthritis with biological disease-modifying antirheumatic drugs: a systematic literature review informing the EULAR recommendations for the management of RA. Annals of Rheumatic Diseases 2010; 69: 976–86.

30. Sany J, Anaya JM, Canovas F, et al. Influence of methotrexate on the frequency of postoperative infectious complications in patients with rheumatoid arthritis. Journal of Rheumatology 1993; 20: 1129–32.

31. Carpenter MT, West SG, Vogelgesang SA, et al. Postoperative joint infections in rheumatoid arthritis patients on methotrexate therapy. Orthopedics 1996; 19: 207–10.

32. Grennan DM, Gray J, Loudon J, et al. Methotrexate and early postoperative complications in patients with rheumatoid arthritis undergoing elective orthopaedic surgery. Annals of Rheumatic Diseases 2001; 60: 214–17.

33. Rosandich PA, Kelley JT, 3rd, Conn DL. Perioperative management of patients with rheumatoid arthritis in the era of biologic response modifiers. Current Opinion Rheumatology 2004; 16: 192–8.

34. Pieringer H, Stuby U, Biesenbach G. Patients with rheumatoid arthritis undergoing surgery: how should we deal with antirheumatic treatment? Seminars in Arthritis Rheumatics 2007; 36: 278–86.

35. Nockels RP, Shaffrey CI, Kanter AS, et al. Occipitocervical fusion with rigid internal fixation: long-term follow-up data in 69 patients. Journal of Neurosurgery of the Spine 2007; 7: 117–23.

36. Newman P, Sweetnam R. Occipito-cervical fusion. An operative technique and its indications. Journal of Bone Joint Surgery (British volume) 1969; 51: 423–31.

37. Moskovich R, Crockard HA, Shott S, et al. Occipitocervical stabilization for myelopathy in patients with rheumatoid arthritis. Implications of not bone-grafting. Journal of Bone Joint Surgery American 2000; 82: 349–65.

38. Chen HJ, Cheng MH, Lau YC. One-stage posterior decompression and fusion using a Luque rod for occipito-cervical instability and neural compression. Spinal Cord 2001; 39: 101–8.

39. Roy-Camille R, Saillant G, Mazel C. Internal fixation of the unstable spine by a posterior osteosynthesis with plate and screws. Cervical Spine Research Society 1989: 390–404.

40. Grob D, Dvorak J, Panjabi M, et al. Posterior occipitocervical fusion. A preliminary report of a new technique. Spine (Phila Pa 1976) 1991; 16: S17–24.

41. Sutterlin CE, 3rd, Bianchi JR, Kunz DN, et al. Biomechanical evaluation of occipitocervical fixation devices. Journal of Spinal Disorders 2001; 14: 185–92.

42. Oda I, Abumi K, Sell LC, et al. Biomechanical evaluation of five different occipito-atlanto-axial fixation techniques. Spine (Phila Pa 1976) 1999; 24: 2377–82.

43. Winegar CD, Lawrence JP, Friel BC, et al. A systematic review of occipital cervical fusion: techniques and outcomes. Journal of Neurosurgery of the Spine 2010; 13: 5–16.

44. Zygmunt SC, Christensson D, Saveland H, et al. Occipito-cervical fixation in rheumatoid arthritis-an analysis of surgical risk factors in 163 patients. Acta Neurochirugia (Wien) 1995; 135: 25–31.

病例

17 脊髓型颈椎病

Ellie Broughton

病史

60 岁男性患者,右利手,向医生陈述近 1 年来步态灵巧性逐渐下降。在过去的 6 个月里,患者右侧手臂疼痛放射至手部。患者不能进行精细操作动作,例如按按钮,同时开始出现脚部抖动感。

患者的既往病史只有高血压。他身体其他方面都很好,是一名退休会计。检查发现其右侧手臂的 C5 分布区域麻木,同时其手部和脚部运动失调。患者足底反射亢进。双侧髋关节屈曲腿部肌力降至 4 级。

患者颈椎 MRI 显示 C5/6 脊髓明显受压变性以及右侧椎间孔狭窄。C6/7 也存在退行性改变,但并不严重。患者脊柱整体外形表现正常(图 17.1)。

鉴于患者病史和 MRI 表现,诊断为脊髓型颈椎病(CSM)。患者进行 C5/6 和 C6/7 的颈椎前路椎间盘切除术并融合。

术后患者右侧手臂疼痛缓解,右侧手臂麻木有所改善。及时术后影像显示颈椎固定位置稳定(图 17.2)。术后 6 个月随访,患者行走有所改善。

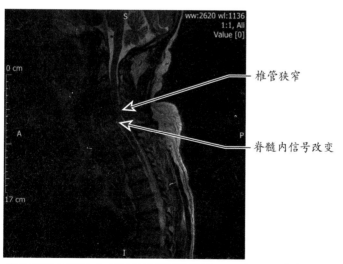

图 17.1 患者颈椎 MRI T2 加权影像显示颈椎椎管 C5/6 和 C6/7 狭窄,以及脊髓内信号改变。

> **☉ 学习要点:脊髓型颈椎病的临床表现**
>
> 脊髓型颈椎病(CSM)是一种缓慢的和(或)阶梯式的病变过程[1]。临床症状包括运动和感觉障碍、平衡性和灵活性减低、痉挛、瘫痪和括约肌功能障碍[2, 3]。除此之外,还存在神经根压迫症状。

> **☉ 学习要点:脊髓信号改变**
>
> MRI T2 信号增强和 T1 加权信号减弱,这与患者年老、长期病史、严重的神经症状和糟糕的预后相关[3, 4]。有人因此认为这些表现提示脊髓不可逆性的损伤[3]。相比多节高信号和 T1 低信号,局部的 T2 高信号预示着更好的预后[5, 6]。术后髓内扩张呈现 T2 高信号,并预示着糟糕的预后[3]。

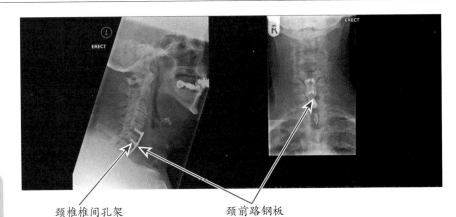

颈椎椎间孔架　　　　　　　　　颈前路钢板

图 17.2　颈前路椎间盘切除椎间融合术（ACDF）后两个颈椎节段影像。

随访影像检查显示,患者脊柱融合且无进一步脊柱后凸和不稳定表现。

讨论

CSM 是一种退行性病变过程,可以导致运动异常、椎间盘压缩、韧带增厚、钩椎关节和椎间关节疾病、骨赘形成[3]。这种病变会导致周围椎管狭窄和神经根受压[3]。尽管脊髓型颈椎病的最常见病因为退行性病变,但神经根压迫也可以由其他病因引起,如外伤、肿瘤和后纵韧带骨化[2]。

保守治疗失败,或顽固性疼痛和(或)进行性神经系统病变的患者需要进行手术干预[7]。预后效果存在个体差异,并且如果存在椎管狭窄多年,脱髓鞘改变和灰白质的坏死则会导致不可逆转的病变[1, 7]。Matz 等人发现轻微的 CSM 经过长达 3 年的保守治疗与手术治疗效果相当,但作为一种渐进性疾病,严重的 CSM 总是需要手术治疗[8]。

CSM 手术治疗是神经外科的一个具有挑战性的概念,因为要考虑到每个患者多种不同的因素来决定适合的手术方法。

治疗的选择包括手术入路(前、后或者联合)、应处理的颈椎节段的数目,以及对椎间隙的处理(移植物、关节置换或不处理)。这些方法的选择不仅受病理类型和患者自身因素的影响,还受外科医生的自身经验和技能的限制。由于手术是以明确疾病的病理改变、降低发病率和提高远期预后效果为目标,因此考虑手术的可行性也是同样重要的[9]。

在这一病例相关的病理因素中,最重要的是该疾病常见于脊髓前部,脊柱序列整齐,有神经根和脊髓压迫症状。要考虑的患者因素包括年龄,有无其他基础疾病,或是否存在限制手术入路和影响整体骨质量的颈部畸形。

手术治疗方法

手术治疗首要考虑的是手术方法。

✪ **学习要点**：脊髓型颈椎病的手术治疗技术

手术可以通过前入路、后入路或者联合入路。各方法间治疗效果没有显著差异，在治疗 CSM 中都是有效的 [8, 10-13]。方法包括：

- 颈前路椎间盘切除椎间融合术（ACDF）。
- 颈前路椎体次全切除融合术（ACCF）。
- 颈前路椎间盘切除术和关节形成术。
- 椎板切除融合术：椎板切除术适用于晚期恶化伴有脊柱后凸畸形的患者，因此只建议采用椎板切除术和融合术相联合治疗 [10, 14]。
- 椎板成形术：单骨窗或双骨窗入路。

大多数脊髓型颈椎病病例中，如本病例，病变位于脊髓前路，易于通过前入路手术治疗，因为病变可以直视并且手术不会造成脊髓的损伤。这符合神经减压术的第一条原则，也是 CSM 最常见的手术入路 [7]。前入路手术具有良好的预后效果、良好的手术安全性和较低的发病率 [5]。当病变位于颈椎顶端，则前入路手术变得困难 [7]。吞咽困难、吞咽疼痛和发音困难通常是前入路手术最常见的并发症，但几乎总是发生在术后早期阶段 [11]。

ACDF 和 ACCF 都适用于前入路减压，具有相同的融合效果，但椎体切除术的移植并发症发生率更高 [2, 10, 15]。ACDF 是移除椎间盘和关节突骨赘，通常对椎管减压十分有效 [3]。多节段脊椎病变可以采用这种手术方法，但如果病变位于椎体后路，ACCF 则可以做到更全面的减压 [10]。这种手术方法在脊柱后凸畸形的患者中尤其重要，患者脊髓被骨赘盘全覆盖，并不能通过 ACDF 完全移除（图 17.3）[7]。然而，一些学者报道不仅 ACDF 可以对多节段病变进行椎管减压，ACCF 也可以，由于增加了附着点和更小的椎间体移植，因此还具有恢复脊柱前凸畸形的额外好处 [16]。这也是本例患者采用多节段椎间盘切除术的原因，虽然不可否认该手术方法相比椎体切除术更加困难和耗时，但其应作为外科医生的手术方案选择。

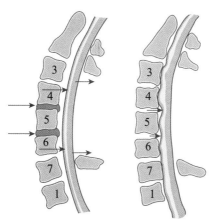

图 17.3 左侧图像为正常脊柱前凸伴椎板切除术后脊髓向背部迁移。右侧图像为脊柱对齐，以防止脊髓移位，因此，椎板切除术后应持续压缩。

❝ **专家点评**：前入路手术治疗

前入路主要用于脊髓减压，从而解除脊髓压迫症状。本例患者存在神经根性症状，因此可以通过扩大椎间孔切开术来切除钩突骨刺缓解症状。一些人认为通过后入路进行减压更容易、更安全（直接观察结果）。然而，本例患者存在脊柱僵直和脊髓前路病变，因此仍然主张采用前入路手术治疗。

➕ **临床提示**：椎体切除术

当进行椎体切除术时，椎体间会用自体骨移植来填充。移植骨通常取自患者的髂骨。在一些诊所中使用钛合金，这是由于取自髂骨移植存在潜在风险，例如感染、血肿和罕见的股外侧皮神经痛 [5]。一些外科医师坚持认为应优先进行自体骨移植，尤其是髂骨脊皮质骨 [16]。

❝ 专家点评

脊柱后凸畸形是颈椎手术术后一种最可怕的并发症,因此,明确患者脊柱是否对齐以及手术将如何影响患者脊柱是非常重要的。脊柱的矢状位平衡可通过MRI 或 CT 来评估,脊柱侧弯 / 伸展可通过 X 射线来评估脊柱的不稳定程度 [17]。在脊柱对齐或脊柱后凸的患者中,可采用前入路手术配合适当的牵引和伸展,纠正和调整脊柱前凸 [2, 7, 17]。相反,在脊柱对齐或脊柱后凸的患者中,后入路手术会加重脊柱后凸程度,造成脊柱不稳定,限制神经功能的改善 [2, 7, 17, 18]。后者的发生是因为脊髓被前路病变和脊柱前凸畸形所覆盖,导致脊髓向背侧移位,远离前路造成的压迫,这将不会发生在脊柱后凸的患者中。

本例患者,脊柱整体对线整齐,颈椎生理弯曲消失,病变位于脊髓前路,因此,前入路手术是理想的。如果不存在前路病变,可在脊柱后凸畸形的患者中使用高级移植材料的椎板切除术或者椎板成形术,但手术是否会加重脊柱后凸和不稳定性的风险仍需讨论 [2, 17]。

✅ 理论基础:手术入路如何影响脊柱后凸

在 48 例 CSM 患者中,24 例患者进行了前入路固定(椎体切除术和固定),24 例患者进行了后入路固定(椎板切除术和侧方螺钉固定)。在前入路患者组,脊柱前凸初步改善了 8.8°,在后入路患者组,脊柱后凸降低了 6.5°。随时间的发展,在前入路患者组脊柱前凸的改善有所下降,可能由于椎体融合之前固定物的下移 [18]。另一项研究在 43 例术前脊柱后凸大于 10° 的患者中进行,研究显示,相比 15 例进行整体 C3-7 后入路椎板成形术的患者,在 28 例前入路融合固定的患者中脊柱后凸改善更加明显。然而,从长期随访来看(平均 3.3 年),对神经功能方面的影响无显著差异 [19]。因此,对于脊柱后凸的患者,后入路固定比前入路固定更加长久稳定,且在术后早期不会影响临床预后效果。

使用弧形杆和小头螺钉,可以使椎体融合更加紧密且可以帮助后入路颈椎手术和脊柱矢状位的平衡 [18]。然而,最终颈椎前部骨赘会影响椎体之间足够的牵张、减压和对线修正;在这样的病例中,可以考虑联合入路手术 [9, 18, 20]。如果患者存在顽固的脊柱后凸畸形(脊柱节段性强直,且脊柱后凸无法通过牵引和物理手法纠正),联合入路手术可能会有帮助,在这种病例中,手术导致脊柱不稳定的风险更高 [21]。

⭐ 学习要点：顽固的脊柱后凸畸形

　　一份研究 16 例脊柱后凸患者的综述表示，联合入路手术可以纠正平均畸形度数为 38°（脊柱后凸）至 -10°（脊柱前凸），最终导致 75% 患者术后脊柱前凸，25% 患者术后脊柱对线整齐 [21]。

　　联合入路手术可以一期进行或者二期进行。对于多节段颈椎病变，其具有更高的融合率和更低的并发症发生率，尤其是对于单独通过前入路手术导致的相关前路椎体融合失败和移植骨脱出 [9]。选择后者可能是由于额外的椎体后部融合能缓解椎体前部的压力 [20]。

🟢 理论基础：联合入路手术

　　一项关于 40 例伴有前路和后路病变的脊髓型颈椎病患者，通过联合入路手术治疗（椎体次全切术或前入路椎间盘切除融合术或后入路椎板切除术）的研究显示 1 年内所有患者的神经症状缓解并 97.5% 的患者的椎体在影像学上显示融合 [20]。另一项关于 35 例通过一期联合入路手术治疗的患者的研究显示，没有出现假关节或者移植物相关并发症 [9]。

　　后入路手术会导致脊髓向背侧移位，从而降低轴向拉力，提高血流的灌注，使 70%~95% 患者的神经症状得到改善 [12, 22]。相比前入路手术，其优势包括，可以完成足够长节段的减压，相比前入路的减压范围更广（由于椎动脉的限制），无吞咽困难或者声带麻痹的并发症 [23, 24]。这使得后入路在进行多节段手术时更加有优势。然而，手术硬件的潜在限制、脊柱轴线的偏移（脊柱后凸）和脊柱的不稳定性都是在多节段手术中公认的严重并发症 [12,22]。

　　有不同的入路方法完成椎板切除术、融合术及侧方固定，这些方法由于其生物力学的性能、简便易行和低并发症发病率而被作为手术的选择 [23,25]。

🟢 理论基础：椎板切除术

　　Sekhon 等人对 50 例 CSM 患者进行观察，这些患者通过扩张后入路减压术（椎板切除术）进行治疗，侧方内固定校准保持在 96%，融合程度 >90%[23]，脊柱后凸患者除外。作者还表明，后入路融合术会导致脊髓性颈椎病的复发，并且存在很低的邻近节段病变的发生率（经 25.6 个月的随访，发病率为 2%），由于后路韧带的张力会向前部微移动从而阻挡椎间盘受到来自椎体融合的压力 [23]。

　　Bapat 等人对 129 例 CSM 患者进行研究，对前入路、后入路和联入路手术方式进行比较 [11]。整体来看，86% 的患者有良好的预后，患者可以恢复工作并达到原生活水平 [11]。对 70 例经前入路手术减压的 CSM 患者进一步研究发现，94.2% 的患者功能状态相比术前有所改善，5.8% 的患者无改变，无加重的患者 [5]。

　　对于多节段颈椎病变，椎板成形术是一种好的代替椎板切除术的手术方法，其目的是维持脊柱前凸，降低术后出现脊柱后凸的概率 [22, 24, 26]。保持运动和脊柱稳定，至少临床效果在某些病例中要好于椎板切除术和前入路椎体融合 [13, 22, 24, 26]。然而，顽固性脊柱后凸和颈椎前路病变，是此方法的禁忌证，这是由于前路的遮挡作用，前文已讨论 [26]。其他的评价认为这种手术方法会导致脊柱轴向的疼痛和运动范围的限制，即使这些都没有被明确证明 [22]。

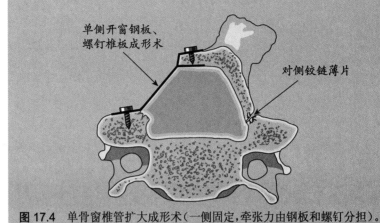

> ★ 学习要点：什么是椎体成形术？
>
> 　　这是一种后入路手术，可以扩大椎孔的矢状面积，保持椎体后部解剖结构和后纵韧带 [22, 24]。微小的椎板切除术和槽型固定即可完成单侧椎板（图 17.4），或者双侧椎板，然后，椎板、棘突、黄韧带被一起固定，扩张椎板成形术是安全的 [24, 26]。
>
> 单侧开窗钢板、螺钉椎板成形术
>
> 对侧铰链薄片
>
> **图 17.4**　单骨窗椎管扩大成形术（一侧固定，牵张力由钢板和螺钉分担）。

　　Petraglia 对 40 例进行椎板成形术的 CSM 患者进行研究。31 个月的随访中无患者出现脊柱后凸，90% 的患者脊髓症状得到改善 [24]。Kaminsky 等人对 20 例进行椎板成形术的 CSM 患者和 22 例进行椎板切除术的 CSM 患者研究发现，在进行椎板成形术的患者组，脊髓症状和疼痛得到了明显的改善 [22]。相比椎板切除术，椎板成形术的相关并发症较少，很大程度上是术后出现脊柱后凸畸形和不稳定 [22]。

多节段病变的治疗

　　在某些病例中，较难的治疗点是决定融合多少个节段。在本例中，虽然最严重的、有症状的病变位于 C5/6，但邻近节段 C6/7 也发生退行性改变。在 CSM 中，多个颈椎节段经常受影响，通常情况下，在同期手术中，是仅对病变严重的节段进行治疗还是对其他受影响节段进行治疗，做这一手术决定是非常困难的。前者的风险为在术后可能发生邻近节段病变（ASD），导致在已经发生退行性病变的节段发生渐进的、有症状的疾病。为了避免这种疾病的发生，所有受影响节段（C5/6 和 C6/7）在同期手术中都应进行治疗，这将增加手术时间和手术难度，但可能会防止 ASD 的发生。这是本例患者手术治疗方案的选择。

> **❝ 专家点评：邻近节段病变**
>
> 　　术后 ASD 的发生是外科医师所关注的。然而，目前没有明确的证据表明其病理发生过程。确实，ASD 是脊髓型疾病发生在其他邻近颈椎节段的自然发展过程。然而，理论上认为，融合节段会对邻近节段产生额外的作用力，加速它们的退行性病变。二者理论的结合可能是准确的，但是考虑早期对邻近节段病变的治疗是至关重要的，尤其是对于年轻的患者。

　　术前影像高度支持 ASD 的年老患者，术后发生有症状的 ASD 时间更早且发生率更高，这符合疾病的自然发展过程 [27, 28]。据报道，有症状的 ASD 发生率为 2%~17%，很大程度受随访时间的影响，平均延后时间为 6.5 年 [11, 15, 27]。一项长期的随访研究显示，该病每年的发病率在 2.9% 左右，因此，10 年的患病率为 19% [28]。最常受影响的颈椎节段为 C4/5、C5/6 和 C6/7，相反，多节段融合比单节段发生率更低，这可能与多节段融合覆盖了高发病风险节段有关 [27, 28]。然而，需要关注的是，联合入路手术使用的长而坚硬的材料会造成脊柱不稳定 [9]。使用椎间盘假体已被作为一个降低 ASD 发生的潜在方法来保持手术节段的颈椎运动，这将进一步进行讨论 [29]。

　　如果更加注重多节段病变的治疗，为了降低 ASD 的发生，那么我们必须权衡这将面临多节段手术的风险和对手术入路选择的影响。

> **❝ 专家点评：多节段手术的考虑**
>
> 　　对于单节段或两个节段水平的颈椎病，前入路手术是可以成功治疗的，但超过两个节段水平是否进行前入路手术就变得更有争议性，这是因为并发症的风险较高（吞咽困难、发音困难），而且移植物排斥等相关问题的发病率较高 [2, 19]。多节段疾病更多采用经典的后入路，这被认为比前入路手术更快捷，且并发症更少 [17]。然而，一项有关 70 例采用前入路手术患者的研究中，包括单节段、两个节段和三个节段的手术，表明节段的数量对功能恢复没有影响 [5]。如果多节段疾病采用前入路手术，那么椎体的切除和融合可以通过前述的 ACDF 来完成。

　　治疗节段的数量很大程度上取决于患者因素。本病例中，患者年轻且健康，可以耐受更长时间和更复杂的多节段手术。大多数的节段很容易处理，因为患者颈部有很好的活动范围，且没有顽固的颈部畸形。患者的年龄意味着其颈部将会承受多年的磨损，对两个节段进行手术可能有助于防止远期 ASD 的发生和发展，ASD 的发展会导致患者更低的病变节段出现症状。

椎间盘间隙

融合可以通过移植骨或通过移除前路椎板的椎间盘来完成。融合的好处是消除已治疗的颈椎节段的活动疼痛，提高脊柱稳定性和矢状面平衡[2]。然而，正如前面所讨论的，进行颈椎融合的担忧是正常颈椎运动的减少，导致相邻颈椎节段受力的增加[30,31]。

关节成形术是一种替代融合的治疗方法，可以恢复手术节段的椎间盘高度和颈椎运动，保持相邻颈椎节段的正常活动[30,32]。然而，目前尚不清楚是否应把治疗重点放在保持颈椎运动上，因为这本身就会加重脊髓病症状和疾病进展[26]。

> **✅ 理论基础：关节成形术**
>
> Du等人随访了25例关节成形术的患者。平均随访时间为15.3个月，其中48%的患者既往有脊柱强直症状[30]。术后，患者脊柱功能明显改善，前凸明显增加，并且无骨质沉积等并发症的发生[30]。
>
> Quan等人做了一个长期的随访研究（8年以上），研究包括27例神经根型颈椎病椎间盘成形术的患者[31]。患者在相同或相邻的节段不需要进一步的手术，生理机能保持在78%（22%作为融合组）[31]。19%患者脊柱相邻节段呈现退行性改变，但其中75%来自融合组并且所有患者在术前相邻节段已有退行性改变[31]。
>
> Coric等人发现，影像学上，ASD在关节成形术的患者中显像率为9%，相比在ACDF的患者中显像率为25%。

改良关节成形术至少达到与椎间盘切除融合术同等的疗效[31, 32, 33]。此外，可以避免由金属板、人工关节及外部矫形器引起的并发症[30]。

> **★ 学习要点：关节成形术的并发症**
>
> - **异位骨化**：限制运动，如果累及一个节段以上，随着时间增加，限制将更加明显[31]。
> - **脊柱后凸**：已认识到会随时间而发展，因此许多研究排除对脊柱后凸的关注[30, 31]。然而，一些研究表明，改善脊柱前凸畸形，良好的手术技术和最佳钢板的选择在预防关节成形术产生前移位和脊柱后凸畸形的并发症方面是至关重要的[30,34]。
> - **其他脊柱畸形**：关节成形术的中间部分应防止冠状面畸形和关节面受力不均匀而造成关节病[33]。
>   随着时间的推移，关节成形植入物可能会变质或移位[29]。

专家总结

有些问题应相当清晰,当决定脊柱手术入路后,应反复确认,从而将手术风险降至最小,将患者神经功能恢复提高到最大。决定手术入路方向、手术节段数量和移植物材料的使用是脊髓型颈椎病治疗领域一项复杂且具有挑战性的一步。

从整体来看,CSM 手术术后效果一般都很好。术后更低的功能评分最好的预测方案是术前的低评分[5, 22]。毫无疑问,应支持早期治疗来尽可能长时间地保持患者神经功能。脊髓影像学信号的改变可提供预后信息,有助于预测预后结果。

点评专家:Nick Haden

译者:罗鹏

参考文献

1. Matz. The natural history of cervical spondylotic myelopathy. Journal of Neurosurgery of the Spine 2009; 11: 104–11.
2. Edwards CC, Riew KD, Anderson PA, et al. Cervical myelopathy: current diagnostic and treatment strategies. Spine Journal 2003; 3: 68–81.
3. Yagi M, Ninomiya K, Kihara M, et al. Long-term surgical outcome and risk factors in patients with cervical myelopathy and a change in signal intensity of intramedullary spinal cord on magnetic resonance imaging. Journal of Neurosurgery of the Spine 2010; 12: 59–65.
4. Zhang P, Shen Y, Zhang YZ, et al. Significance of increased intensity on MRI in prognosis after surgical intervention for cervical spondylotic myelopathy. Journal of Clinical Neuroscience 2011; 18: 1080–3.
5. Chibbaro S, Benvenuti L, Carnesecchi S, et al. Anterior cervical corpectomy for cervical spondylotic myelopathy: experience and surgical results in a series of 70 consecutive patients. Journal of Clinical Neuroscience 2006; 13: 233–8.
6. Fernandez de rota JJ, Meschian S, Fernández de Rota A, et al. Cervical spondylotic myelopathy due to chronic compression: the role of signal intensity changes in magnetic resonance images. Journal of Neurosurgery of the Spine 2007; 6: 17–22.
7. Medow JE, Trost G, Sandin J. Surgical management of cervical myelopathy: indications and techniques for surgical corpectomy. Spine Journal 2006; 6: 233S–41S.
8. Matz PG, Holly LT, Mummaneni PV, et al. Anterior cervical surgery for the treatment of cervical degenerative myelopathy. Journal of Neurosurgery of the Spine 2009; 11: 170–3.
9. Kim PF, Alexander JT. Indications for circumferential surgery for cervical spondylotic myelopathy. Spine Journal 2006; 6: 299S–307S.
10. Mummaneni PV, Kaiser MG, Matz PG, et al. Cervical surgical techniques for the treatment of cervical spondylotic myelopathy. Journal of Neurosurgery of the Spine 2009; 11: 130–41.
11. Bapat MR, Chaudhary K, Sharma A., et al. Surgical approach to cervical spondylotic myelopathy on the basis of radiological patterns of compression: prospective analysis of 129 cases. European Spine Journal 2008; 17 (12): 1651–3.
12. Anderson. Laminectomy and fusion for the treatment of cervical degenerative myelopathy. Journal of Neurosurgery of the Spine 2009; 11: 150–6.
13. Matz PG, Anderson PA, Groff MW, et al. Cervical laminoplasty for the treatment of cervical degenerative myelopathy. Journal of Neurosurgery of the Spine 2009; 11: 157–69.

14. Ryken TC, Heary RF, Matz PG, et al. Cervical laminectomy for the treatment of cervical degenerative myelopathy. Journal of Neurosurgery of the Spine 2009; 11: 142–9.

15. Andaluz N, Zuccarello M, Kuntz C. Long-term follow-up of cervical radiographic sagittal spinal alignment after 1- and 2-level cervical corpectomy for the treatment of spondylosis of the subaxial cervical spine causing radiculomyelopathy or myelopathy: a retrospective study. Journal of Neurosurgery of the Spine 2012; 16 (1): 2–7.

16. Hillard VH, Apfelbaum RI. Surgical management of cervical myelopathy: indications and techniques for multilevel cervical discectomy. Spine Journal 2006;6(6 Suppl.): 242S–51S.

17. Wiggins GC, Shaffrey CI. Dorsal surgery for myelopathy and myeloradiculopathy. Neurosurgery 2007; 60: S71–S81.

18. Cabraja M, Abbushi A, Koeppen D, et al. Comparison between anterior and posterior decompression with instrumentation for cervical spondylotic myelopathy: sagittal alignment and clinical outcome. Neurosurgical Focu S 2010; 28 (3): E15.

19. Uchida K, Nakajima H, Sato R, et al. Cervical spondylotic myelopathy associated with kyphosis or sagittal sigmoid alignment: outcome after anterior or posterior decompression. Journal of Neurosurgery of the Spine 2009; 11: 521–8.

20. Konya D, Ozgen S, Gercek A, et al. Outcomes for combined anterior and posterior surgical approaches for patients with multisegmental cervical spondylotic myelopathy. Journal of Clinical Neuroscience 2009; 16 (3): 404–9.

21. O'Shaughnessy BA, Liu JC, Hsieh PC, et al. Surgical Treatment of Fixed Cervical Kyphosis With Myelopathy. Spine (Phil Pa 1976) 2008; 33 (7): 771–8.

22. Kaminsky SB, Clark CR, Traynelis VC. Operative treatment of cervical spondylotic myelopathy and radiculopathy. A comparison of laminectomy and laminoplasty at five year average follow-up. Iowa Orthopedic Journal 2004; 24: 95–105.

23. Sekhon LH. Posterior cervical decompression and fusion for circumferential spondylotic cervical stenosis: review of 50 consecutive cases. Clinical Neuroscience 2006; 13 (1): 23–30.

24. Petraglia AL, Srinivasan V, Coriddi M, et al. Cervical laminoplasty as a management option for patients with cervical spondylotic myelopathy: a series of 40 patients. Neurosurgery 2010; 67 (2): 272–7.

25. Komotar RJ, Mocco J, Kaiser MG. Surgical management of cervical myelopathy: indications and techniques for laminectomy and fusion. Spine Journal 2006; 6: 252S–67S.

26. Hale JJ, Gruson KI, Spivak JM. Laminoplasty: a review of its role in compressive cervical myelopathy. Spine Journal 2006; 6: 289S–98S.

27. Ishihara H, Kanamori M, Kawaguchi Y, et al. Adjacent segment disease after anterior cervical interbody fusion. Spine Journal 2004; 4: 624–8.

28. Hilibrand AS, Carlson GD, Palumbo MA, et al. Radiculopathy and myelopathy at segments adjacent to the site of a previous anterior cervical arthrodesis. Journal of Bone and Joint Surgery 1999; 81-A(4): 519–28.

29. Seo M, &Choi D. Adjacent segment disease after fusion for cervical spondylosis; myth or reality? British journal of neurosurgery 2008; 22 (2): 195–199.

30. Du J, Li M, Liu H, et al. Early follow-up outcomes after treatment of degenerative disc disease with the discover cervical disc prosthesis. Spine Journal 2011; 11 (4): 281–9.

31. Quan GM, Vital JM, Hansen S, et al. Eight-year clinical and radiological follow-up of the Bryan cervical disc arthroplasty. Spine (Phila Pa 1976) 2011; 36 (8): 639–46.

32. Coric D, Nunley PD, Guyer RD, et al. Prospective, randomized, multicenter study of cervical arthroplasty: 269 patients from the Kineflex|C artificial disc investigational device exemption study with a minimum 2-year follow-up: clinical article. Journal of Neurosurgery of the Spine 2011; 15 (4): 348–58.

33. Cardoso MJ, Rosner MK. Multilevel cervical arthroplasty with artificial disc replacement. Neurosurgery FocuS 2010; 28 (5): E19.

34. Woo Kim, Jae Hyuk Shin, Jose Joefrey Arbatin, et al. Effects of a cervical disc prosthesis on maintaining sagittal alignment of the functional spinal unit and overall sagittal balance of the cervical spine. European Spine Journal 2008; 17 (1): 20–9.

18 脑干海绵状血管瘤

Harith Akram

病史

一位 53 岁的白人女性,主诉突发枕部的头痛伴复视、右侧面部麻木及平衡障碍,这种情况持续了几分钟。查体发现,患者存在右侧眼球凝视麻痹和右侧核间性眼肌麻痹("一个半"综合征),右侧上运动神经元(UMN)性面瘫和右侧肢体共济失调。头部 CT 平扫显示右侧脑桥大面积出血(图 18.1)。脑部 MRI 显示右侧脑桥存在 30mm×25mm×25mm 多囊性占位性病变伴周围出血。脑室系统大小正常,不伴有脑积水的迹象(图 18.2 a~c)。

经过几个月的时间,患者神经功能缓慢恢复。在 3 年的疗程中,患者出现过 4 次自发性出血。每次发作通常都会导致神经功能退化,随后会缓慢地改善。患者没有脑海绵状血管畸形的家族史。

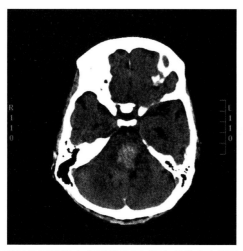

图 18.1 头部 CT 平扫显示脑桥中有纤维分隔,符合急性出血症状。

> ✪ **学习要点**：脑干凝视中枢和内侧纵束
>
> 　　简化的凝视中枢应该包括三个部分：控制眼球活动的前额凝视中枢、跟踪和调节的枕部凝视中枢，以及脑干凝视中枢。这些中枢在动眼神经核、滑车神经核和展神经核，以及提供关于头部运动反馈的前庭脑干核团和三叉神经中脑核团之间形成了一个复杂的核间联系网。水平凝视中枢位于展神经核，也可能位于脑桥旁的网状结构。内侧纵束（MLF）连接同侧展神经核与对侧动眼神经核。MLF的破坏会导致核间性眼肌麻痹（INO）。此外，破坏展神经核会导致"一个半"综合征，出现同侧眼球水平跟随运动完全瘫痪（眼球固定），以及同侧的水平凝视麻痹，而双眼汇聚反射保留。
>
> 　　应注意面神经核邻近展神经核。

　　我们在当地的神经、血管多学科合作组（MDT）会议上进行了这个病例讨论后，建议患者手术切除病变，但患者倾向于接受非手术治疗方式。因此，将该病例在放射外科的 MDT 讨论会议上提出后，认为该患者适合放射外科的治疗。并向初级医疗基金会（PCT）申请资助治疗。

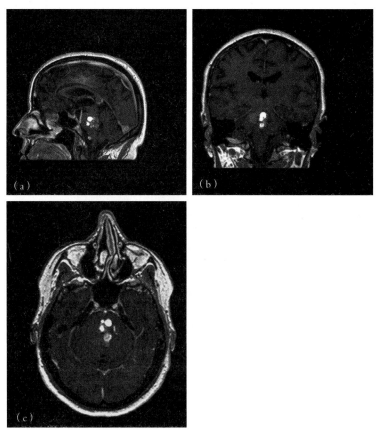

图 18.2　（a，b，c）矢状面、冠状面和轴向的 MRI 图像显示脑桥存在多囊病变（海绵状血管瘤）。

讨论

　　海绵状畸形或海绵状血管瘤是血管造影技术无法显示的隐匿性血管畸形,并可影响大脑和脊髓。1928 年,Walter Dandy 描述了第一个接受脑干海绵状血管瘤切除手术的 31 岁男性患者,伴有"右侧腿部僵硬的功能障碍",Dandy 随访患者,患者还存活,并且生活质量很好 [1]。

　　随着 MRI 的发展,海绵状血管瘤的发病情况逐渐明确,因为绝大多数病变在血管造影中无法被发觉。中枢神经系统海绵状血管瘤影响 0.4%~0.9% 的人口,占所有血管畸形的 8%~15%,并且 9%~35% 的海绵状血管瘤发病于脑干 [2]。尸检研究表明,近 4% 的人口存在海绵状血管瘤 [3],但随着 MRI 在现代检测中的应用,意外瘤的发现变得更为普遍,导致到神经外科就医的患者数量增加。

　　海绵状血管瘤过去被认为是纯粹的先天性病变;然而,已被证明并非如此,因为随着长期的随访研究,特别是家族性研究显示,一些病变可以重新发展。随访也显示这些病变不是静止的,可以随着时间而增大 [3]。

　　海绵状血管瘤组织学上是由不成熟的血管内皮细胞按正弦结构分布构成的,有证据显示,慢性出血会使载有含铁血黄素的巨噬细胞出现在病变的边缘。在病变中没有脑实质和分流。在病变的周围可以看到 Gliotic 改变。偶尔可发现囊肿的形成,表示该部位之前曾有过出血,并且一些病变在其内部有钙沉积 [4]。

　　其临床表现取决于病变的位置。幕上病变有 50% 的病例表现为癫痫,30% 的病例表现为局部神经功能缺损,25% 的病例表现为头痛。患者也可以表现为急性颅内出血及其相应的临床症状。

　　幕下病变很少出现癫痫发作(3%),通常表现为局部神经功能缺损,这是由于出血造成的,它可能导致一系列相应的临床症状,偶尔会出现阻塞性脑积水。脑干和脊髓海绵状血管瘤有各种各样的表现。实际上脑干和脊髓是由密集包裹的细胞核组成的,因此,大片海绵状血管瘤早期会表现为神经功能缺损,它的表现取决于病变的位置和大小。还有由于凝视麻痹造成的光谱范围的缺陷、长期昏迷迹象,以及最终死于脑干损伤。

　　出血风险是很难确定的,尤其是这些病变出现微小量出血时,即使曾经没有出血发作的记录,病变周围出现的含铁血黄素也可解释微小出血的发生。非脑干海绵状血管瘤在临床上显著出血风险的估计值为每年每病变 0.1%~1% 的可能性。如果一个单一的出血已经发生,其再出血的风险是 4.5%。但如果有两个或更多的临床显著出血已经发生,再出血风险要高得多。脑干海绵状血管瘤有更高的出血率,这主要是因为即使是较小的出血也会有症状,而这是由于脑干中有紧密包裹的细胞核和大片神经束。出血的风险是每年 5%,有记录显示再出血的风险每年高达 30%,并且出血之间的间隔是不可预知的 [2]。

有研究描述了 CCM 家族与影响 7 号染色体的长臂（7q）[CCM1]，7 号染色体的短臂（7p）[CCM2]，以及 3 号染色体的长臂（3q）[CCM3] 的基因突变有关 [5]。这种情况在西班牙裔美国人中是普遍存在的，并且常常表现为多发性病灶。现在认为，超过 55% 的脑部海绵状血管瘤患者有家族倾向 [6]。这些患者的放射性随访显示，病变的大小可以随着时间的变化而改变，并且可以出现新病变 [3]。

专家点评

通常当我们试图避免发育性静脉异常（DVA）时，我们应该知道，DVA 是使用放射学的标志物，但在手术中作用不大。

学习要点

当海绵状血管瘤出血时，血肿往往是囊内的，与动静脉畸形（AVM）比较，其会导致病变扩张、产生占位效应，而动静脉畸形会造成出血进入脑组织或蛛网膜下腔。因为这个原因海绵状血管瘤一般不表现为蛛网膜下腔出血（SAH）。

> **⊙ 学习要点：影像学**
>
> MRI 的发展对海绵状血管瘤的定义和理解起到了重要作用，因为海绵状血管瘤在血管造影下通常是隐匿的或呈不清晰的血管畸形。血管造影术可以偶尔看到聚集在一起的毛细血管。发育性静脉异常是一种与海绵状血管瘤相关联的常见表现。CT 成像通常是阴性的，除非有相关的血肿或钙化。病变会在 MRI 上呈现出具有特征性的"爆米花"样改变，并且在 T2*（梯度回波）序列几乎总会看到病变周围信号的缺失，它代表慢性出血后含铁血黄素的沉积。由于先前的出血，病灶也可能是多囊性的 [7]。

> **⊙ 学习要点：海绵状血管瘤和发育性静脉异常**
>
> 发育性静脉异常（DVA）被认为是由于胎儿血管意外导致的脑组织周围异常的静脉引流。病变在影像学上有"水母头"样表现。他们是良性的，不会导致出血。DVA 在手术过程中必须被保留，因为它们可引流正常的脑组织，而损害它们会导致静脉梗死。DVA 往往与海绵状血管瘤相关，尤其是在后颅窝。Porter 等人在术中发现 100% 的 DVA 患者病变与脑干海绵状血管瘤相关。因此，他们猜测 DVA 在脑干海绵状血管瘤的形成及其术后复发中扮演了重要角色 [2]。

专家点评

由于反复出血，海绵状血管瘤的放射学外观可以随着时间的推移有明显的改变。这可使他们看起来会有往特定方向"生长"的效果。但尽管如此，这种现象可能改进对手术切除的适合性。

脑干海绵状血管瘤引起了具有挑战性的病理变化。最常见的位置是脑桥，占 60%，其次是中脑，然后是延髓。由于脑干内含有紧密包裹的脑神经核和长纤维束，所以一个轻微的破坏就可能会导致灾难性的损害。因此，脑干海绵状血管瘤症状往往表现得更早，而且会比 CNS 其他部位的海绵状血管瘤产生的血肿更小。他们可以有这样的表现是由于神经结构占位效应或直接损害而导致的进行性神经功能缺陷。患者也可以出现由于出血和（或）梗阻导致的急性脑积水，这可能导致昏迷和死亡。后颅窝海绵状血管瘤不出现癫痫发作。自然史研究显示脑干海绵状血管瘤再出血的概率明显高于 CNS 其他部位的海绵状血管瘤，可以高达每年 30%。伴有出血表现的海绵状血管瘤比偶然发现的海绵状血管瘤更易发生再出血 [2,8,9]。

海绵状血管瘤的管理因病变的部位和大小、与它相关的症状、患者的特殊因素，如年龄，以及其他并发症的不同而存在很大差异。无症状（偶然的）病变可以在临床进行保守治疗，并用影像学随访观察。有癫痫症状的患者可能因手术切除病变和周围含铁血黄素环的治疗而受益,虽然手术不能保证癫痫发作停止。由于急性出血产生占位效应或阻塞性脑积水的患者,可能需要紧急的血肿清除、海绵状血管瘤切除,以及必要时进行 CSF 分流。一般来说,深部病变或重要位置的损伤,如果手术安全切除不可能时,最好进行保守治疗。

脑干海绵状血管瘤和脊髓海绵状血管瘤的管理不同于 CNS 其他位置的海绵状血管瘤的管理,是因为再出血的风险要高得多,并且实际上很小的占位效应或出血便会导致灾难性的后果。有些专家建议对以前有过两次或两次以上出血症状,或有过一次出血症状,但并没有完全康复的患者,采用经颅底到达病灶的方式进行手术切除,保留紧邻软脑膜表面的病灶或只需一层薄薄的组织覆盖其上。无症状患者或以前只有一次出血性事件,但已完全康复的患者,可以和脑干深部病变的患者一起进行保守治疗 [2,10-13]。

另一个相对现代化的治疗模式是立体定向放射治疗,即当有手术禁忌证或预计将导致很高的发病率或死亡率时,用伽马刀或射波刀处理重要位置的病变。Hasegawa 等人发表了一篇文章,报道了在 1987 年至 2000 年之间,在宾夕法尼亚州匹兹堡大学,82 名具有高风险海绵状血管瘤并接受伽马刀治疗患者的长期随访结果。结果显示年均出血风险显著减少,其中以接受 2 年最小副作用的治疗方案效果最明显 [14]。

由于难以进行这样的研究,迄今为止,没有立体定向放射治疗工作的 1 级证据。手术的拥护者仍然怀疑这种治疗方式 [2,10]。

> ✚ **临床提示:脑干海绵状血管瘤手术方法——两点入路法**
>
> 　　脑干海绵状血管瘤手术方法需要一个拥有高技能的手术团队,并进行细致的术前准备,包括示踪成像等专业成像模式,这项技术可能会在手术入路的未来规划中扮演越来越重要的角色。在术前计划好脑干的进入点是至关重要的,并且不要过分依赖神经导航系统,即使是小幅度的大脑移位也可能会导致误导。当我们处理一个位于大脑表面的大病灶时,这通常不是问题。
>
> 　　一个良好的规划策略是画一条从病变的中心到病变表面,再通过头骨的曲线。这条线可以用来指导、决定最好的手术入路,从而避免回缩以减少神经组织的损伤。通常使用的方法是乙状窦后入路、枕骨下入路、远外侧入路和颞下入路 [11-13,15,16]。

> ✚ **临床提示**
>
> 　手术时,要确保有最好的设备。不要在患者体位、解剖器的质量、牵引器、双极凝钳、吸引器或显微镜等方面降低标准。对于一台脑干海绵状血管瘤手术,一切都需要处于最好的工作状态,尤其是外科医师!

专家总结

　　尽量避免对脑干海绵状血管瘤施行手术治疗；许多神经血管外科医师认为出现多次出血症状时才考虑手术治疗。时机是很重要的，手术的目的是为了挽救患者的神经功能，如果不进行手术，就会造成不可逆的神经功能丧失。

点评专家：Mary Murphy

译者：王鑫

参考文献

1. Brown DL, Archer SB, Greenhalgh DG, et al. Inhalation injury severity scoring system: a quantitative method. Journal of Burn Care & Rehabilitation 1996; 17: 552-7.

2. Porter RW, Detwiler PW, Spetzler RF, et al. Cavernous malformations of the brainstem: experience with 100 patients. Journal of Neurosurgery 1999; 90: 50-8.

3. Zabramski JM, Wascher TM, Spetzler RF, et al. The natural history of familial cavernous malformations: results of an ongoing study. Journal of Neurosurgery 1994; 80: 422-32.

4. Gault J, Sarin H, Awadallah NA, et al. Pathobiology of human cerebrovascular malformations: basic mechanisms and clinical relevance. Neurosurgery 2004; 55: 1-16; discussion 16-17.

5. Mindea SA, Yang BP, Shenkar R, et al. Cerebral cavernous malformations: clinical insights from genetic studies. Neurosurgery Focus 2006; 21: e1.

6. Gunel M, Awad IA, Finberg K, et al. A founder mutation as a cause of cerebral cavernous malformation in Hispanic Americans. New England Journal of Medicine 1996; 334: 946-51.

7. Rigamonti D, Drayer BP, Johnson PC, et al. The MRI appearance of cavernous malformations (angiomas). Journal of Neurosurgery 1987; 67: 518-24.

8. Fritschi JA, Reulen HJ, Spetzler RF, et al. Cavernous malformations of the brain stem. A review of 139 cases. Acta Neurochirugia (Wien) 1994; 130: 35-46.

9. Zimmerman RS, Spetzler RF, Lee KS, et al. Cavernous malformations of the brain stem. Journal of Neurosurgery 1991; 75: 32-9.

10. Abla AA, Lekovic GP, Garrett M, et al. Cavernous malformations of the brainstem presenting in childhood: surgical experience in 40 patients. Neurosurgery 2010; 67: 1589-98; discussion 1598-9.

11. Abla AA, Turner JD, Mitha AP, et al. Surgical approaches to brainstem cavernous malformations. Neurosurgery Focus 2010; 29: E8.

12. Garrett M, Spetzler RF. Surgical treatment of brainstem cavernous malformations. Surgical Neurology 2009; 72 (Suppl. 2): S3-9; discussion S9-10.

13. Wang CC, Liu A, Zhang JT, et al. Surgical management of brain-stem cavernous malformations: report of 137 cases. Surgical Neurology 2003; 59: 444-54; discussion 454.

14. Hasegawa T, McInerney J, Kondziolka D, et al. Long-term results after stereotactic radiosurgery for patients with cavernous malformations. Neurosurgery 2002; 50: 1190-7; discussion 1197-8.

15. Brown AP, Thompson BG, Spetzler RF. The two-point method: evaluating brain stem lesions. Barrow Neurological Institute Quarterly 1996; 12: 20-4.

16. Degn J, Brennum J. Surgical treatment of trigeminal neuralgia. Results from the use of glycerol injection, microvascular decompression, and rhizotomia. Acta Neurochirugia (Wien) 2010; 152: 2125-32.

病例

19 外周神经损伤

Sophie J. Camp

病史

23 岁,右利手,男性士兵,在国外服兵役,在执行一次简易爆炸装置(IED)任务时发生意外爆炸,受到危及生命的伤害。包括闭合性颅脑损伤(脑基底节区点状出血)、右下颌骨骨折、左尺骨鹰嘴窝粉碎性骨折、左前臂软组织损伤、双侧手部损伤(右手所有手指软组织损伤、右手无名指骨骨折、左手所有手指软组织损伤)、直达左髂窝的腹部伤口、会阴损伤、开放性骨盆骨折、右前髋臼骨折和下肢严重受伤,双侧膝以下需要截肢。

无手术史,无任何常规用药史,无高血压、糖尿病等家族病史。患者和父母一起生活。每天吸烟 20 根,并定期喝大量的酒。

患者上肢接受了多种手术:切开复位内固定术(ORIF)固定左侧尺骨鹰嘴,左侧远端肱骨清创;左上肢清创后,肘部予以局部皮瓣覆盖,左肘部尺神经有约 7cm 的缺损,剥离右侧断肢的腓总神经移植到缺损尺神经上;清创并封闭右手伤口,包括拇指、中指、无名指、小指;闭合并复位右手无名指近端指骨骨折,用钢丝固定,植以旋转皮瓣;因感染,移植左侧尺骨近端皮片到左前臂。

患者在 ICU 长时间治疗观察。开始,由于四肢处于麻痹状态,上肢一直无疼痛感。到第 7 天,下肢开始有知觉,并可以活动了。而上肢到第 6~7 周还无知觉,不可活动。从伤后第 7 周开始,右上肢恢复知觉,随后到左上肢,从远端到近端。到第 9 周,右手可以活动了,在第 11~12 周左手也可以活动了。

> ✚ **临床提示:临床表现注意点**
>
> 据以往经验,必须注意疼痛的性质和分布、感觉的异常、感觉的改变或缺失、虚弱、运动麻痹和功能损害。开始可能感觉不到疼痛或延迟感觉到疼痛。这可能是间断的或连续的。典型的挤压样痛或烧灼样痛,常出现在前臂、手、腿和脚。在神经分布区出现刺痛表示为神经性疼痛。相关的异常感觉提示有害物质在持续作用[1]。

患者受伤后 40 周到军队医院神经科复查,随后每月复查 1 次。右上肢近端基本恢复正常。但右掌指关节(MCP)恢复欠佳,包括右无名指畸形(近节指骨骨折)、双侧手指疤痕(软组织损伤)。左前臂及周围大片软组织损伤,伴大量肌肉缺失(碎片植皮)。然而,整个左上肢保留了脉搏,左肘关节强直。患者无 Horner 征或膈神经损伤的临床证据。

通过轻触觉和针刺实验对右上肢进行神经检查发现感觉完整。右上臂的温度觉和关节位置觉存在。除了左前臂碎片植皮区和尺神经走行区外,左上肢也有触觉和痛觉,但温度觉受损,拇指保留关节位置觉。在随后的临床评价中,这些指标一直没变化,至少持续了 8 周。

在运动检查方面,上肢肌张力正常。先前的临床回顾和后续肌力评估分级见表 19.1。

表 19.1　医学研究委员会(MRC)在两个时间点上对上肢的肌力分级

肌肉:神经支配	右侧		左侧	
	T0	T1	T0	T1
斜方肌:CN XI	4	5	5	5
前锯肌:C5,6,7	5	5	5	5
冈上肌:C5,(6)	4	4	3	4
冈下肌:C5,(6)	4	4	4	4
背阔肌:C7	5	5	4	4
三角肌(所有头):C(5),6	2	3	1	1
胸大肌锁骨端:C6,(7)	5	5	5	5
胸大肌胸骨端:C7,(8)	4	4	0	0
三头肌(所有头):C6,7,8	3	4	0	0
肱二头肌:C6	5	5	存在,但由于关节僵硬无法评估	
肱桡肌:C6	5	5		
桡侧腕长短伸肌(ECRL & B):C6,(7)	4	4	活跃,但是伸肌肌肉连续性完全丧失	
拇长展肌(APL):C8	5	5	0	0
拇长伸肌(EPL):C8	5	5	0	0
桡侧腕屈肌(FCR):C6,(7)	5	5	0	0
尺侧腕屈肌(FCU):C7,(8)	4	4	0	0
指浅屈肌(FDS):C(7),8　示指	4	5	3	4
中指	4	5	3	3
无名指	0	1	2	2
小指	0	2	0	0

(待续)

表 19.1（续）

指深曲肌（FDP）：C8，T1	示指	4	4	3	3
	中指	3	3	2	2
	无名指	0	0	1	1
	小指	0	0	0	0
拇长屈肌（FPL）：C8	示指	3	4	3	4
拇短屈肌（FPB）：T1		3	4	3	3
骨间肌：T1		0	0	0	0

T0：起点（临床初次查体）；T1：8周之后；CN XI：第十一颅神经（脊副神经）。

　　上肢可引出神经反射。双侧锁骨上、锁骨下臂丛神经 Tinel 征阴性。在左尺神经近端修复线和距肱骨内上髁远端 15cm 发现 Tinel 征阳性。早期发现近端 Tinel 征明显。8 周后，逐渐波及远端且日渐明显。在右上肢，泌汗功能正常，但左侧障碍。

　　第一次临床回顾性检查显示，双侧肩部固定性畸形。肩胛下角被动检查试验（用于测量盂肱关节标高）显示右边 70°，左边 40°。经过 8 周强化理疗后，右边提高到 130°，左边达到 110°。在随后的复查中，右边和左边的活动度分别为 130° 和 90°。

> ✚ **临床提示**：详细检查
>
> 　　在进行临床检查时，应尽可能确定病变的损伤水平和深度。掌握迷走神经的分支及各分支水平，理清各个脊神经的走向，这是进行体格检查的一个先决条件[1]。Michael O'Brien 等编写的最新（第 4 版）《外周神经系统的体格检查》（2010）是极有价值的[2]。Birch[1] 等编的《外周神经系统的外科治疗》及上肢肌肉检测的视频也很有用。

> ★ **学习要点**：臂丛神经损伤的类型
>
> 　　臂丛神经损伤可分为节前和节后损伤。Bonney 把节前损伤进一步分为[3]：
> - **A 型**：神经根撕裂，从中央到过渡区；真撕裂。
> - **B 型**：神经根撕裂，从远端到过渡区。
>   - 椎管内硬膜撕裂；脊根神经节（DRG）移到颈部。
>   - 椎孔硬膜撕裂；DRG 或多或少的移位。
>   - 没撕裂；DRG 不移位。
>   - 没撕裂；DRG 不移位；腹侧或背侧完好无缺。
>
> 　　Seddon's 分类法适用于全部周围神经，把节后神经损伤细分为[4]：
> - **神经传导功能障碍**：由钝性损伤所致；髓鞘损伤或缺血；可以完全恢复无退行性病。

- **轴突断裂**:轴突缺失;外周退行性变,但由于有轴突髓鞘和内部结构的保护可以恢复功能。
- **神经断裂**:神经外膜中破裂;结构和功能的连续性缺失。

❝ 专家点评:Tinel 征 [5]

　　Tinel 征,是指叩击神经损伤区出现沿着神经从远端向近端的异常感觉,如针刺样疼痛等,这种感觉会出现在神经分布区。这是一个重要的辅助诊断工具。在神志清醒的患者中,Tinel 征阳性是神经损伤的一种重要体征,提示轴突断裂或断裂。Tinel 征阴性而脊神经功能缺失暗示神经传导阻滞或撕脱。随着时间的推移,Tinel 征能不断提供大量的信息,包括:

- 轴突断裂后,若修复成功,生长点的 Tinel 征变动总是强于缝合线处。
- 若是修复失败,则缝合线处 Tinel 征强于生长点。
- 在闭合性损伤中,远端 Tinel 征进行性阴性,则提示断裂或其他损伤不易自然恢复。
- Tinel 征阳性提示病变是退化,而不是传导阻滞,提示至少保留有相当数量的轴突 [1]。

　　双侧的颈丛和臂丛的 MRI(图 19.1 和图 19.2)显示在 C5 和 C6 双侧神经根水肿,左侧比右侧严重,延伸到锁骨上窝,但并无假性脑脊膜膨出,诊断神经根性撕脱伤。

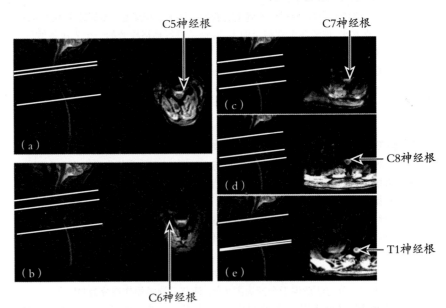

图 19.1 MRI 矢状位 T2 加权像显示脊神经从脊髓突出(a: C5;b: C6;c: C7;d: C8;e: T1)。

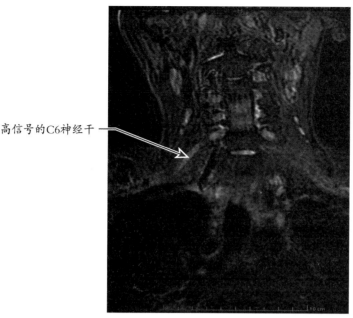

高信号的C6神经干 ——

图 19.2　MRI 冠状位 T2 加权像显示的是臂丛，提示上臂丛神经根水肿。

> ⭐ **学习要点：臂丛神经的影像学**
> - 臂丛神经的 MRI 已被用来区分神经节前和节后的病变。节前损伤的特点包括：脊髓水肿、脊髓空洞、侧向移位、在椎管或椎间孔神经根缺失、创伤性脊膜膨出、椎管内出血／疤痕和竖脊肌去神经支配（在损伤 ≥ 15 天后表现为萎缩和脂肪浸润）。脊髓水肿表明神经根性撕脱是从中心到过渡区的。也可诊断节后神经损伤，T1 加权像可显示神经干的肿胀，在 T2 加权成像呈高信号 [6, 7]。
> - 脊髓 CT 造影可显示硬膜内神经根 [8]。可以通过脊髓神经根的连续性情况确定神经根撕脱，也可清晰检测创伤性脑脊髓膨出。然而，C8、T1 是倾斜穿出，加上肩部的干扰，很难看清其连续性。
> - 高分辨率超声有可能检查到深部臂丛神经和周围神经。鼓励将其用在外周神经的研究中 [9, 10]，研究表明在损伤后的初期，在血肿转化为瘢痕组织之前，高分辨率超声可以早期检测到神经的断裂及其他损伤。

　　患者在受伤后 10 个月时接受了详细的电生理检查，在受伤后将近 12 个月时接受定量感觉测试（QST）。结果见表 19.2 和表 19.3。左上肢的检查结果显示尺神经的二级或远端损伤，以及正中和桡神经走行部位受到严重的软组织损伤，延续到左前臂。后 F 波能反映右上肢情况。

⭐ **学习要点：电生理学研究**

神经生理学的研究在整个病变过程中有一定的作用。虽然其难以诠释多层次的神经损伤。

- SSEP 可表明接近背根感觉神经节部位有无损伤。
- 标准的神经传导研究可评估传导快的 α 和 β 神经纤维，它们介导精细触觉（传导速度为 40~60m/s）和深感觉传入通路。
- 小的、有髓鞘的 δ 纤维（传导速度为 3~10m/s）和无髓鞘的 C 纤维参与痛觉和温度觉，需要运用 QST 的专业技术。
- 肌电图可记录和分析自发的、插入性的和可控的肌电活动。
- 神经失用征，因为病变区传导阻滞或延缓导致，或者正常的传导从远端至病变区。
- 轴突断裂表现为颤动，复合感觉动作电位（CSAP）和复合运动动作电位（CMAP）都减少，常导致轴突比例减少或失调。伤后至少 7 天，一旦发生 Wallerian 变性，后者的减少更明显。
- 神经断裂后则表现为纤颤电位，CSAP 和 CMAP 缺失。

术中的神经电生理测试是无价的。它可以引导手术，确定神经损伤的区域，防止医源性损伤，并监测感觉和运动神经的功能[1]。

表 19.2　神经电生理结果

运动传导研究	右侧	左侧
中线 [向拇短展肌（APB）方向]	从手腕延迟：4.1ms 振幅：0.6mV 从肘部延迟：变量	缺如
尺侧（向小指展肌）	从手腕延迟：3.2ms 振幅：2mV 从肘下延迟：8.1ms 振幅：2mV 从肘上延迟：9.7ms 振幅：2mV MCV（手腕到肘部）：47m/ms MCV（在肘部）：52 m/ms	缺如
感觉传导研究		
中线（从中指末端到手掌和手腕）	延迟：2.3ms 振幅：5μv SCV：53m/ms	缺如
中线（示指第一掌指关节到手腕）	延迟：2.3ms 振幅：1.2μv SCV：54m/ms	缺如

（待续）

表 19.2（续）

尺侧（小指到手腕）	延迟：1.9ms	缺如
	振幅：2μv	
	SCV：56m/ms	
桡侧（第一掌骨到前臂）	延迟：1.7ms	缺如
	振幅：8μv	
	SCV：54m/ms	
前臂外侧	延迟：1.6ms	缺如
	振幅：5μv	
	SCV：50m/ms	
前臂内侧	延迟：2.0ms	缺如
	振幅：3μv	
	SCV：66m/ms	

肌电图（EMG）

三角肌	很少的纤维颤动和正向尖波；多项超越，适度降低，2mV	多项，平稳，3~4mV
冈下肌	多项，平稳，3~4mV	没有评估
肱二头肌	多项，平稳，3~4mV	多项，平稳/减低，2~3mV
肱三头肌	多项，平稳，3~4mV	多项，平稳，2~3mV
肱桡肌	多项，平稳，3~4mV	没有评估
指浅曲肌	多项，平稳，3~4mV	没有评估
指深曲肌	多项，平稳，3~4mV	没有评估
骨间肌（第一骨间背侧肌）	只有一点	没有
拇短展肌	只有一点	只有一点

ms：毫米；mV：毫伏；μv：微伏；MCV：运动传导速度；SCV：感觉传导速度（m/ms）。

表 19.3　定量感觉测试（QST）

QST	右侧	左侧
热阈值	正常	正常，但小鱼际区升高
震动阈值	适度，右侧示指和拇指升高	示指轻度升高，无名指、小指升高
关节位置感	存在	存在，但除外小指
针刺感	正常	小指和前臂尺侧缘减弱；C5 水平过度敏感
单纤维感觉	正常	适度，胳膊和手升高
出汗	手掌存在	手掌存在

　　患者继续住院接受神经康复治疗。目前主要集中在锻炼整个上肢的运动功能，加强锻炼，对左上肢给予间歇性夹板固定。

讨论

这位患者的感觉和运动障碍有很多潜在原因。他最初是四肢瘫痪，这提示颈髓损伤。先是低血容量休克，然后出现感染性休克，且下肢优先恢复，而颈髓灌注不良，因此，可能是脊髓中央损伤综合征。前索损伤是另一个潜在的诊断，而假定为 Brown-Séquard 综合征，多臂丛神经根撕脱伤必然会累及中枢神经系统。然而，患者的语言功能始终保持正常。其他可能的诊断包括 ITU 多神经病、双侧臂丛神经的低灌注和双侧臂丛神经爆炸伤。重症多发性神经病变被认为是全身炎症反应综合征的神经系统表现[11]。糖皮质激素、神经肌肉阻断剂，血糖控制不佳，静卧和低白蛋白都可能是促成因素[12, 13]。重症多发性神经病可能由弥漫性骨筋膜室综合征引起，会增加神经内膜、神经束膜和神经外膜鞘的压力。

在这种情况下，评估左上肢损伤非常复杂，肌肉和皮肤被广泛破坏、左肘关节强直，以及尺神经损伤，即二级周围神经病变，这些损伤在伤后立即进行移植修复。受伤后 10 个月进行神经生理学评估，表明左上肢近端肌肉可进行适度的功能锻炼。左正中神经和桡神经浅支均保持完整，可保留感觉和正中神经支配的肌肉活动。由于前臂软组织的损伤和尺神经病变，在伤后第 10 个月做神经电生理测试显示传导缺失。对左尺神经做 Tinel 氏征显示经移植后断裂的轴突再生。事实上，随后的电生理研究也表明经移植后，尺神经早期就恢复了。

对疼痛不太明显、Horner 征缺乏、完整的膈神经、锁骨上或锁骨下 Tinel 氏征阴性的患者，现有技术能在神经根水平诊断双侧臂丛的传导阻滞。这些特点联合神经电生理检查结果显示节前传导阻滞，而不是断裂或撕脱。这是右手小肌肉运动神经元轴突保持生理上连续的证据。在 10 个月后做 EMG 显示只有少数运动神经元轴突有知觉，但保持着轴突的连续性。这些特征都说明有很大部分的轴突病变。在右侧，F 波的出现表明在大量传入和传出的神经通路中至少有部分轴突得以保留或保持着连续性。到目前为止，C6、C7、C8 的神经根比 C5 和 T1 恢复得好。患者预后良好，特别是保留了整个右上肢的交感神经功能。QST 显示所有纤维都恢复了，包括小纤维。

✅ **理论基础：臂丛神经损伤后的结果**

- Kato 等人[15]研究了 137 例臂丛神经损伤的修复。60 例行早期手术（在 1 个月内），56.7% 有良好的效果，即患者至少恢复一个功能。其中 6 个月以后手术的，仅 13.6% 预后良好。
- Berman 等[16]表明，神经丛的修复有可能缓解患者疼痛。116 例神经移位和（或）进行移植的患者出现神经根性撕脱，88% 的患者在术前出现了剧烈的疼痛。手术后 3 年，34% 的患者疼痛可减轻。这些结果也在后来的工作中得到支持[15, 17]。因此，即使手术修复不是很成功，部分有价值的功能未能恢复，但可减轻疼痛。看来，肌肉的神经支配比皮肤更重要。

➕ **临床提示：创伤性臂丛神经损伤的手术治疗**

- 脊神经前根撕脱的修复：
  - 和相邻的一个破裂端接合。
  - 转移到正常的神经（例如，脊副神经）。
  - 偶尔，直接修复椎管内的断端。
  - 重新植入。
- 臂丛神经节前撕脱损伤在伤后 1 个月内可考虑重新植入。禁忌证包括严重的头部、胸部或内脏损伤，锁骨下动脉或椎动脉的堵塞或破裂，颈椎或上胸椎骨折，脊髓损伤。这些排除标准可排除撕脱伤约 25% 的患者。详细描述单纯外侧入路[18]可进入椎管内外臂丛神经，能够暴露节前节后区域和相应脊髓水平的横突，能够直接进入脊髓切除后结节和侧块部分。纵向切开硬膜，移植物通过椎间管的小夹缝植入在接近脊神经前根出口区的软脊膜。尽管样本量小，但长期功能的恢复结果是令人鼓舞的[19, 20, 21]。
- 后神经节损伤的治疗是依赖于臂丛神经的位置不同而采用不同方法[1]，具体为内侧横向锁骨上的延伸法，被 Bonney 采用。这种方法可以进入到锁骨下动脉、椎动脉开头部分和所有臂丛。Fiolle 和 Delmas[22]在横向锁骨上伤口加了一个纵向切口，有可能显示锁骨上、锁骨后和锁骨下的神经和血管丛，锁骨下动脉和腋动脉的第二部分，以及锁骨下静脉和腋静脉，深到锁骨。臂丛锁骨下部分可以通过切开三角区间，分离胸小肌肌腱而暴露。最后，经后肩胛下路线可暴露近端神经[23]。

> **❝ 专家点评：外周神经手术**
>
> - 神经外松解术，包括神经外膜的剥离暴露，即解除神经的压迫或扭曲。
> - 内侧或束间松解术要求通过分离和切开暴露神经束。
> - 神经修复必须恢复无张力的健康传导系统。可通过直接缝合或移植达到这种效果。神经必须做充分的准备，即末端逐步切开，直到暴露健康的神经束。在紧急情况下可以是 1~2mm，通常是 5~10mm，但到 4cm 则会延误病情或发生感染。术中可通过神经电生理评估联合视诊和触诊观测神经连接情况。如果切除后的间隙小、修复后的神经无张力、神经活动小，可采用端到端的缝合。这涉及肌束和肌束的对合，伴额外的神经外膜缝合。这在锁骨上臂丛神经损伤的修复中用得很少。如果可行的话，可剥离受损的肢体上皮神经来移植。在臂丛修复手术中，通常通过直切口分离前臂内侧皮神经（MCNF）来移植。腓肠神经用得也多，可通过正中切口，沿着小腿远端横向运行，从外踝后部及跟腱的外侧缘之间的中点进行剥离。C5 和（或）C6 断裂或撕脱，桡神经浅支是很好的移植物，也可用前臂外侧皮神经。移植物切到合适的长度，联合移植的神经外膜缝到残端的神经束膜。修复后的神经必须包被在正常的组织中，用全厚的皮肤遮盖。
> - 臂丛神经根性撕脱伤适合神经转接而不是再植。如果移植物的大小与神经和肌肉大小相似，且移植到与原来位置大致相同的位置，同时没有神经移植的干扰，手术成功机会最大[24]。
> - 肌肉转移可用在神经系统修复的后期。

　　患者继续接受多学科神经康复团队给予的广泛治疗。到目前为止，他以休息为主，这基于准确的诊断和预后信息，加上高强度的神经康复治疗。肩膀部的僵直逐渐好转，包括手的小关节。手术解除了右侧掌指关节的畸形。虽然小肌肉的活动逐步恢复，但右手的一般功能还未恢复。计划进行 Brandt 的桡侧腕长伸肌（ECRL）转移法，其次是治疗左前臂的皮肤，评估肌肉肌腱单位的连续性。这些将给左正中神经提供和尺神经提供最佳的恢复条件。

> **✪ 学习要点：康复**
>
> 　　神经康复是治疗外周神经病变的主要治疗方法。迅速和相关密切的外科专业治疗也是必不可少的。进一步的手术是康复过程的一个组成部分，包括治疗神经病理性疼痛、给神经减压，或提供全厚皮覆盖损伤部位，这些都有助于治疗疼痛和增强神经再生能力[14]。
>
> 　　神经康复治疗是多学科综合治疗，其目的是：
>
> - 客观评估残疾和准确衡量治疗结果。
> - 通过物理疗法和其他疗法减少身体残疾程度。
> - 帮助患者返回原来的工作岗位，若不能实现则更换其他可以工作的部门，或找其他工作。
> - 恢复患者自理能力，享受娱乐和社交互动，并可以独立活动。
>
> 　　神经康复往往会用到功能夹板固定，可防止畸形，在重要功能部位放置接头增强其功能，并加强锻炼选择性肌肉[11]。

专家总结

外周神经损伤提供了许多挑战,特别是那些在近端,涉及神经丛和(或)复杂的其他伤害。外周神经的继发性远端损伤可以进一步混淆临床表现。全面的病史和体格检查,再加上适当的影像学和神经电生理研究,可以准确地进行诊断和判断预后。对周围神经的这种严重冲击伤是一种新的病症,其治疗需要进一步研究。在这种情况下,对神经根水平的传导阻滞的诊断,需用到所有可用的临床详细信息和调查。尽管患者四肢瘫痪,但预后良好。进一步的神经康复,在广义上,仍然是患者的一种长期治疗手段。

点评专家:Rolfe Birch

译者:付锦龙

参考文献

1. Birch R. Surgical disorders of the peripheral nerves, 2nd edn. London: Springer-Verlag, 2011.
2. O'Brien M. Aids to the examination of the peripheral nervous system, 5th edn. Kidlington: Saunders/Elsevier, 2010.
3. Bonney G. Clinical Neurophysiology in Peripheral Nerve Injuries. In: R Birch, G Bonney, CB Wynn Parry (eds), Surgical disorders of the peripheral nerves (pp. 196–8). Edinburgh: Churchill Livingstone, 1998.
4. Seddon HJ. Three types of nerve injury. Brain 1943; 66: 237–88.
5. Tinel J. Nerve wounds. London: Balliere Tindall and Co., 1917. [Authorised translation by F Rotherwell, revised and edited by CA Joll.]
6. Hems TEJ, Birch R, Carlstedt T. The role of magnetic resonance imaging in the management of traction injuries to the adult brachial plexus. Journal of Hand Surgery 1999; 24b: 550–5.
7. Tavakkolizadeh A, Saifuddin A, Birch R. Imaging of adult brachial plexus traction injuries. Journal of Hand Surgery 2001; 26B: 183–91.
8. Carvalho GA, Nikkhah G, Matthies G, et al. Diagnoses of root avulsions in traumatic brachial plexus injuries: value of computerised tomography myelography and magnetic resonance imaging. Journal of Neurosurgery 1997; 86: 69–76.
9. Cokluk C, Aydin K. Ultrasound examination in the surgical treatment for upper extremity peripheral nerve injuries. Part I: Turkish Neurosurgery 2007a 17: 197–201.
10. Cokluk C, Aydin K. Ultrasound examination in the surgical treatment for upper extremity peripheral nerve injuries. Part II: Turkish Neurosurgery 2007b 17: 277–82.
11. Visser LH. (2006). Critical illness polyneuropathy and myopathy: clinical features, risk factors and prognosis. European Journal of Neurology 2006; 13: 1203–12.
12. Schweickert WD, Hall J. ICU-acquired weakness. Chest 2007; 11: 1541–9.
13. Latronico N, Bolton CF. Critical illness polyneuropathy and myopathy: a major cause of muscle weakness and paralysis. Lancet Neurology 2011; 10: 931–41.
14. Birch R, Eardley WGP, Ramasamy A, et al. Nerve injuries sustained during warfare: Part II: Outcomes. Journal of Bone and Joint Surgery (British) 2012; 94B: 529–35.
15. Kato N, Htut M, Taggart M, et al. The effects of operative delay on the relief of neuropathic pain after injury to the brachial plexus. Journal of Bone and Joint Surgery 2006; 88B: 756–9.

16. Berman J, Taggart M, Anand P, (1995) The effects of surgical repair on pain relief after brachial plexus injuries. In: Association of British Neurologists Proceedings, University of Liverpool, April 1995, JNNP; 44: 5–7.

17. Taggart M. (1998) Relief of pain with operation. In:Birch R, Bonney G, WynnParry CB. (eds) Surgical disorders of the peripheral nerves. Edinburgh: Churchill Livingstone, 373–405.

18. Camp SJ, Carlstedt T, Casey ATH. Technical note: pure lateral approach to intraspinal re-implantation of the brachial plexus. Journal of Bone and Joint Surgery (British) 2010; 92B: 975–9.

19. Carlstedt T. (2007) Central nerve plexus injury. In:T Carlstedt,(ed.), Central nerve plexus injury. London: Imperial College Press.

20. Carlstedt T, Anand P, Hallin R, et al. Spinal nerve root repair and reimplantation of avulsed ventral roots into the spinal cord after brachial plexus injury. Journal of Neurosurgery 2000; 93: 237–47.

21. Carlstedt T, Grane P, Hallin RG, et al. Return of function after spinal cord implantation of avulsed spinal nerve roots. Lancet 1995; 346: 1323–5.

22. Fiolle J.Delmas J. In: CG Cumston (transl. ed.), The surgical exposure of the deep seated blood vessels (pp. 61–7). London: Heinemann, 1921.

23. Kline DG, Kott J, Barnes G, et al. Exploration of selected brachial plexus lesions by the posterior subscapular approach. Journal of Neurosurgery 1978; 49: 872–9.

24. Addas BMJ.Midha R. Nerve transfers for severe nerve injury. Neurosurgery Clinics 20: Peripheral Nerve Injury 2009; 20(1): 27–38.

病例

20 自发性脑出血

Peter Bodkin

病史

68 岁，男性患者，因突发左侧偏瘫入急诊科。其病史包括高血压（血压控制不佳）、缺血性心脏病，还曾有过短暂性脑缺血发作。目前口服氨氯地平 5mg，阿司匹林 75mg，双嘧达莫 100mg 和辛伐他汀 20mg。血液生化指标，包括凝血，均在正常范围内。

入院时，他的意识清楚，左上肢和下肢 MRC 分级为 3/5。除左侧中枢性面瘫外，其他脑神经功能正常。急诊科检查显示血压为 210/105mmHg。脑部 CT 检查（图 20.1）显示右额叶脑内血肿（41mm×53mm×39mm，约 42mL；见学习要点：颅内出血量的计算）。立即停用抗血小板药物。

开始采取保守治疗，静滴拉贝洛尔，把收缩压控制在 180mmHg 以内。

> **★ 学习要点：颅内出血量的计算**
>
> 若血肿为椭圆形，可用它的直角坐标来描述：
> - 最大横截面直径。
> - 与最大横截面垂直的最宽直径。
> - 出血量的高度[1]。
>
> 出血体积 =$(4\pi/3)\times(a/2)\times(b/2)\times(c/2)$；
> 如果 π 近似等于 3，则 出血体积 =$(a\times b\times c)/2$。
>
> 在实践中，应挑选轴向图像中血块的最大横截面积，a 和 b 用厘米表示。c 值应通过计算可见的颅内出血（ICH）数量乘以厚度来得到，计算值也用厘米表示。最后得到的体积是毫升。这种计算方法得到的值和计算机辅助平面图像分析结果值很接近[2]。

前 5 天，患者神经系统症状基本稳定。到第 6 天，患者感觉越来越困倦，意识逐渐不清，呼喊患者，他可睁开眼，语言功能受限，偶尔可讲几个字（E3 V3 M6）。患者眼球向右固定，处于无功能位。复查脑部 CT 显示血肿扩大，积血量增多（图 20.2）。无其他系统性因素加重病情。

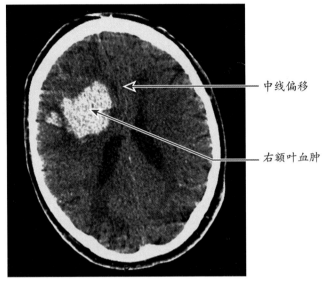

图 20.1　首次 CT 扫描。非对比轴向图像显示右额叶血肿，伴右额角消失和 4mm 中线移位。

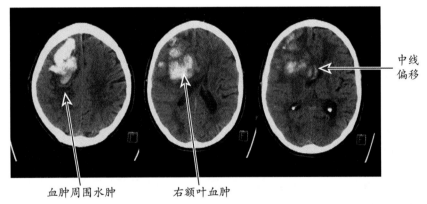

图 20.2　术前 CT。非对比轴向层面图像显示右额叶血肿增大，与中线移位 1cm。

⭐ **学习要点：额叶眼动区**[3]

　　水平共轭凝视偏离，偏向病侧（Prévost 征或 Vulpian 征）可能是额叶眼动区（FEF）损伤。这位于额中回后部和相邻的中央前沟（Brodman 6 区和 4 区）。FEF 涉及复杂的神经通路，调节反应可来自视觉、水平扫视和眼球追踪运动等刺激，最终通过展神经核。眼球追踪运动由背外侧脑桥核、小脑、前庭核介导；视丘和脑桥旁正中网状结构（PPRF）扮演着重要的角色。眼头反射练习和冷热刺激通常可以修复凝视麻痹。在 FEF 区，癫痫病灶会引起凝视偏离的视线偏离原点。

综合考虑风险和治疗效果，在与患者家属商量后，决定进行手术。全身麻醉后，右额部钻孔，用 Dandy 吸管吸出血块。这是项徒手操作技术。依照轴向、矢状面和冠状面测量数据，设计最合适的切入点和目标深度，吸出黑血块 30mL。在微创血肿吸除后，可见大脑压力缓解。

> ⊕ **临床提示：脑血栓的钻孔清除**
>
> 　　微创血肿抽吸术是一个有吸引力的治疗方法，可避免开颅手术中脑皮质切开时造成的创伤和脑牵拉伤。血肿的清除可用立体定位仪准确定位，就像用其做肿瘤活检或放置分流管一样。另外，现代数字成像软件可作为测量工具，通过重建的三维图像确定解剖标志。若血肿较大且位于非语言区，我们认为，适合用这种方法。血栓溶解也可以作为辅助方法（见讨论）。在此病例中，患者病程 6 天，血肿大都溶解了，为此我们感到幸运。

手术后，患者浅昏迷（GCS E4 V4 M6），仍存在偏瘫（MRC 3/5）。术后 CT 检查显示血肿各情况有明显改善（图 20.3；患者转到康复病房，症状有所改善，能借助助行架移动，大部分日常生活能自理）。

不幸的是，3 个月后患者左侧基底节区再次出现出血和脑室扩张（图 20.4）。这可能与他 2 周前重新开始用抗血小板药物有关，未进行进一步的手术。

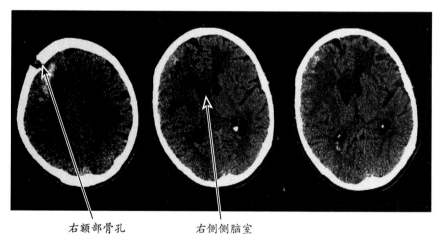

　　　　右额部骨孔　　　　　　　右侧侧脑室

图 20.3　手术后 2 天 CT 检查。非对比轴向层面图像显示微小残留血肿和中线无移位。

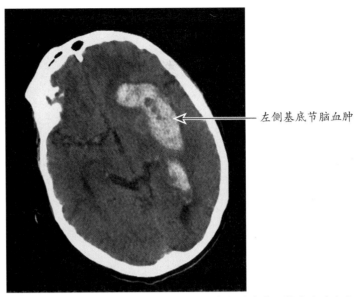

图 20.4   3 个月后 CT 检查，非对比轴位图像显示左侧基底节区扩大和脑室内出血。

> **❝ 专家点评**
>
> 原发性颅内血肿（ICH）是慢性病的晚期表现。清除血肿可以快速解除生命危险，但可能引起残疾。在治疗的几周和几个月内，与患者及其家属进行详细认真的沟通，能避免一些误解，这非常重要。这一点应该在转到"急诊"神经外科之前就开始进行。继发性颅内血肿的手术问题则非常不同，必须优先考虑潜在疾病的问题。

> **★ 学习要点：颅内出血后的抗凝治疗**
>
> 有一些证据表明，深核部的 ICH 有很高的风险伴发血栓栓塞性疾病，与心房颤动（AF）或肺栓塞（PE）一样，给予抗凝有利于治疗 [4]。然而，对于脑叶出血，与复发的风险相比，抗凝的风险很高（4.4% 对 2.1% 每个患者每年）[5]。

讨论

1888 年，格拉斯哥的外科医师 William Macewen 第一个描述了 ICH 的手术 [6]。此后，外科医师对出血性卒中的治疗一直备受争议。对于 ICH 的患者最好的治疗方式是手术还是非手术，以及高血压的治疗，不同手术方法和手术时机的选择，这些都是神经外科医师每天要面对的挑战。

自发性 ICH 可分为原发性和继发性。继发性 ICH 包括：

- 创伤。
- 结构性病变，如动脉瘤、动静脉畸形、海绵状血管瘤和肿瘤。
- 出血后出现动脉或静脉梗死。

肿瘤包括黑色素瘤、绒毛膜上皮癌、甲状腺癌及肾细胞癌等特别易出血的肿瘤。由于高患病率，最常见导致出血的转移癌是肺癌。原发性 ICH 与高血压、淀粉样血管病和凝血功能障碍有关，占所有病例的

78%~85%。发病率为 24.6/100 000 人年,是 SAH 的两倍多 [7]。全球每年有 200 万人受影响。

⊘ **学习要点:脑出血的原因**

表 20.1 是在赫尔辛基搜集的 2005~2010 年之间的 1013 个病例。SMASH-U 记忆法有助于记住自发性 ICH 的原因 [8]。

表 20.1*   在赫尔辛基搜集的 2005~2010 年的 1013 例 ICH 患者的回顾性研究

病因	占总数的百分率(%)
结构血管病变(海绵状血管瘤、动静脉畸形)	5
药物(抗凝)	14
淀粉样血管病	20
系统性疾病(肝硬化、血小板减少症、其他罕见疾病)	5
高血压	35
其他不确定因素	21

Masotti L, Di Napoli M, Godoy DA, et al. The practical management of intracerebral hemorrhage associated with oral anticoagulant therapy. Int J Stroke 2011:6;228–240

危险因素分为可控和不可控两类。种族和年龄是重要的非可控因素。男性 ICH 的发生率略高 [9],在日本、中国和非裔美国人群中有较高的发病率。年龄起关键的作用,在 35 岁以后,每 10 年发病风险就增加一倍。45 岁以下的人极可能出现基础病变。最重要的可控危险因素是高血压,75% 的病例会出现高血压 [10]。在近几十年里,高血压的有效治疗管理降低了一些人群 ICH 的发生率 [11]。相反,抗凝治疗可能直接导致 ICH。与非抗凝的患者相比,长期抗凝治疗出现 ICH 的平均风险增加 8~11 倍,并导致双倍的出血量。死亡率也显著增加(60%~65%)。大多数出血发生在治疗后的前 6 个月 [12]。阿司匹林治疗也会增加风险,但风险小一些 [0.7% 对 0.37%(与安慰剂相比)]。溶栓治疗心肌梗死和缺血性卒中也有显著的风险(分别为 0.4%~1.3% [13] 和 11% [14])。饮酒也可能导致出血,可能是由于其促进血凝块溶解和直接作用于血管壁。每天摄入 2 个以上标准单位的酒精,出现 ICH 的风险翻倍。可能吸烟也有轻度影响。

> ★ **学习要点：达比加群——一种比华法林更安全的替代剂？**
>
> 　　达比加群（Pradaxa®）是一种口服的直接凝血酶抑制剂。它不需要监测任何凝血指标，并不与食物或其他主要药物相互作用。RE-LY 试验（长期抗凝治疗的随机评价）[15] 显示与华法林有相似的疗效，对于伴有房颤的患者还可预防脑中风。与相同剂量的华法林相比，用 110mg 的达比加群能降低出血的风险。更重要的是，在达比加群组，出血性脑卒中的发生率下降近 75%。在英国，达比加群已是公认治疗药物。但是，还没找到对抗其作用的方法，同时，其是否能代替华法林还需要更多的时间去检验 [16]。

　　原发性 ICH 占所有卒中的 10%~20%，但死亡率更高，与缺血性卒中相比，第一个月的出血风险为 40%~45%（图 20.5）[17]。

　　在 1 年里，只有大约 25% 的患者生活能自理，10%~15% 的患者可生存但生活无法自理。新发的发作率为 4.6%~8.2%[18]。

　　ICH 常见部位包括侧脑室周围白质的深层结构、尾状核、苍白球、壳核、内囊、丘脑（50%）、灰质或皮质下白质 [脑叶（35%）、小脑（10%）和脑干（6%）[20]]。在组织学水平上已被证明，通常是由于慢性高血压引起的脑血管内的退行性改变，易引起血液渗漏到脑实质。这主要见于小动脉分支或其周边，其直径只有 50~700μm [21]。Charcot 和 Bouchard 称其为微动脉瘤，内皮下膜的纤维素样坏死部位是引发 PICH 的潜在原因。但是，很难确定这些损伤病变就是高血压 ICH 的来源。

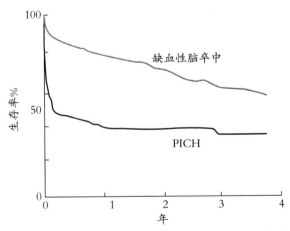

图 20.5*　Kaplan-Meier 曲线显示由于 PICH 或脑梗死而出现第一次卒中后的长期生存率。

Source: Dennis MS, Burn JPS, Sandercock PAG, BamfordJM, Wade DT, Warlow CP: Long-term survival after first-ever stroke: The Oxfordshire Community Stroke Project. Stroke 1993; 24: 796-800.

⭐ 学习要点：淀粉样脑血管病

　　脑叶或皮层下出血，尤其在老年人中，通常是由淀粉样血管病变引起的。这一结果是由于小脑动脉和毛细血管的中膜和外膜有 β-淀粉样沉积，引起平滑肌细胞的丢失、血管壁增厚、管腔变窄、血管壁同心分裂、微动脉瘤形成等。其结果是皮质和皮质下微梗死和微出血，可见于 DWI 及 MRI 中的梯度回波序列。虽然个别临床症状不典型，但逐渐积累了一些临床经验，那就是大多数患者都有显著的认知功能障碍。另外，阿尔茨海默氏病患者的脑实质也有 β-淀粉样蛋白变性的沉积。负责生产载脂蛋白 E 的基因异常是引起两者的基础[22]。

　　有证据表明在初次出血的几个小时之内血肿扩散缓慢。另外一些连续的成像研究表明，高达 73% 的数据显示一些血肿的扩大都是在第一个 24 小时内，而且主要发生在第一个 4 小时内[23]。与神经功能障碍早期阶段的典型临床表现是一致的，少数患者在发病早期表现为严重的功能障碍。血肿扩大和脑室出血（IVH）未停止是预后不良的独立危险因素[24]。

　　出血后，通过病理过程的级联反应可出现随后的继发性伤害，包括血块释放物的细胞毒性作用、高代谢、兴奋性中毒、扩散性抑制、氧化性应激和炎症（图 20.6）[25]。血肿周围造成的水肿，峰值出现在第 5~6 天，一直持续到 14 天。

　　这些患者的最佳治疗管理需要一系列人的协同合作，从院前急救医

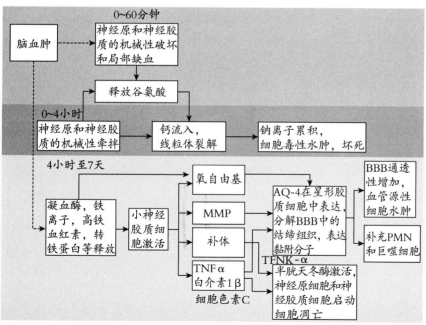

图 20.6* 　脑出血引发的神经损伤序列。可以注意到在最初的 4 小时，损伤是由血肿压迫引起的，随后由分解产物释放造成伤害。BBB = 血脑屏障；MMP = 基质金属蛋白酶；TNF= 肿瘤坏死因子；PMN= 中性粒细胞[1]。

Qureshi AI, Mendelow AD, Hanley DF. Intracerebral Haemorrhage. Lancet 2009; 375(9675): 1632-44.

师、全科医师、护士、卒中医师、神经外科医师,到老年医学专家。专业的卒中单元护理[26],以及神经 ICU 管理[27,28] 可改善预后。

血压的调控是一个有争议的问题,但早期处理病情复杂患者的血压非常重要(见理论基础:原发性颅内出血后的血压控制)。

✅ 理论基础:原发性颅内出血后的血压控制

75%ICH 住院患者其收缩压超过 140mmHg,且有 20% 的患者收缩压超过 180mmHg[29]。

但这不过是本能的逻辑,在 ICH 和高血压之间还没建立一个因果关系。脑实质出血通过激活神经内分泌系统及 ICP 改变,可能会影响血压。血压与血肿扩大的关系各个研究报告不一。也有一些理论认为,血压升高可维持血肿周围半暗带的活力,同时与降低血压以减少血肿扩大的危险保持平衡。

最近的试验已经试图澄清这些问题。急性脑出血者的强化降压治疗试验(INTERACT)[30] 随机抽取 404 例收缩压在 140~180mmHg 间的中国患者。然而,与减少出血性扩张没有太大关联,统计学上的次要临床指标也没有变。急性脑出血的降压治疗(ATACH)[31] 试验依收缩压分为三组:110~140mmHg、140~170mmHg 或者 170~200mmHg。这项研究显示,在三组间,血肿扩大范围、血肿周围水肿和 3 个月的预后并没有任何差异,但只有 60 位患者,研究有所不足。后续研究仍正在进行中,可能会有助于我们的理解。美国和欧洲的指南基于 3 类(Ⅱ B)的证据如下(表 20.2),但已被证明难以继续[32]。

表 20.2 快速逆转华法林作用的选择[37]

药物	优点	缺点	快速逆转的效果
维生素 K_1	使用广;价格低廉;直接逆转华法林效应;用量小;感染率低和血栓形成的风险小	起效缓慢;可能出现过敏	差
新鲜冰冻血浆	使用广;包含所有凝血因子;出现血栓风险低	剂量大;需要交叉配血和解冻;起效慢;感染风险大,可能出现 TRALI	一般
凝血酶原复合物	起效快;用量小;感染风险低	昂贵;不同制剂需要的浓度不同;形成血栓风险高	好
重组活化因子Ⅶ	起效快;用量少;凝血酶快速释放;感染风险低	非常昂贵;直接作用于单因子;INR 修改其为"实验室的人工制品";无标签的使用	好

TRALI:输血相关急性肺损伤。

最近的美国标准协会 / 美国心脏协会指南[33] 指出:

直到对 ICH 患者进行持续血压干预的临床试验完成了,医师才能在不完全证据的基础上管理血压。

- 如果收缩压＞200mmHg 或平均动脉压＞150mmHg,则考虑连续静脉滴注强制降低血压,每 5 分钟监测一次血压。
- 如果收缩压＞180 mmHg 或平均动脉压＞130 mmHg,并有 ICP 升高的可能性,则考虑监测 ICP,采用间歇或连续静滴药物降低血压,同时维持脑灌注压≥60mmHg。
- 如果收缩压＞180 mmHg 或平均动脉压＞130mmHg,且并没有证据表明 ICP 升高,则考虑适度降低血压(如平均动脉压为 110mmHg 或者目标血压控制在 160/90mmHg),采用间歇或连续静滴药物控制血压,每 15 分钟检查患者病情。
- 根据欧洲指南[34],不推荐常规降低血压。如果通过重复测量,确认血压升高超过如下描述的水平,推荐用药降压治疗(第四类的证据):
- 患者已确认有高血压病史或慢性高血压的体征(ECG、视网膜):收缩压＞180mmHg 和(或)舒张压＞105mmHg。如果治疗,目标血压控制为 179/100mmHg(或平均动脉压为 125mmHg)。
- 患者无高血压病史:收缩压＞160mmHg 和(或)舒张压＞95mmHg。如果治疗,目标血压控制为 150/90mmHg(或平均动脉压为 110mmHg)。
- 避免平均动脉压降低幅度＞20%。
- 如果要增加 ICP,以保证充足的 CPP＞70mmHg,则目标血压可以控制到稍高的水平。
- 控制血压的推荐药物:静脉注射拉贝洛尔或乌拉地尔,静脉注射硝普钠或硝酸甘油,以及口服卡托普利。避免口服硝苯地平和其他剧烈降压的药物。

非对比脑 CT 成像是首选的成像方式。梯度回波 MRI 可用于检测急性出血和微出血。辅助研究,如怀疑动脉瘤或动静脉畸形性出血时可用血管造影术,排查隐性的海绵状血管瘤或肿瘤可用延迟 MRI。

活化重组人凝血因子Ⅶ(fⅦa)已被证实可防治血肿的扩大。Ⅱ期临床试验显示可以明显降低血肿体积(从 29% 降到 11%~16%)和 90 天的死亡率(29% 对 18%)[35]。但Ⅲ期临床试验(快速试验)[36]结果相当不理想。尽管已确定可限制血肿的体积,但 3 个月的死亡率或残疾率在安慰剂组为 24%,而 20μg/kg 和 80μg/kg 组分别为 26% 和 29%。ICH 的患者口服抗凝因子 fⅦa 是一种选择,虽然其比较昂贵。快速逆转抗凝药的作用不仅可以防止持续出血,还可以为手术治疗提供基础。入院 2 小时内的规范治疗,可以降低血肿继续扩大的风险,以及可以为大多数患者(84%)提供用凝血酶原复合物治疗的条件,尽管输注新鲜冰冻血浆(FFP)只能部分减少血肿扩大的可能性(39%),而维生素 K_1 没有作用效果[37]。但是,必须使用维生素 K,以防凝血功能障碍反弹。

手术治疗

对 ICH 的患者采用手术治疗的比例在世界各地报道不一,德国和日本文献中提到的为 50%,而其他国家是 2%~20%[38]。

　　把缺血半暗带作为早期手术干预的标志尚有争论。主要是 DWI、灌注加权成像（PWI）、正电子发射断层扫描（PET）各检查对血肿周围区缺血性改变的结果不一[40]。尽管如此，线粒体功能失调引起损伤，导致氧化代谢障碍。谷氨酸、乳酸、甘油、乳酸 / 丙酮酸比值的升高只是生化指标的变化，而不是缺血风险指标。在 24~48 小时内清除血肿，这些代谢变化就能恢复正常[41]。

⊘ 理论基础：颅内出血的药物治疗与手术治疗

　　对于 ICH 的药物治疗和手术治疗相对优势的调查有着悠久而辉煌的历史。1961 年，Wylie McKissock 发表了第一个关于这一主题在神经外科方面的前瞻性随机试验[49]。随机抽取由导管造影和脑室造影确诊的 180 例患者，手术治疗并没有产生明显的优势。这一里程碑式的论文结论是："我们已经清楚手术治疗原发性颅内出血并没有多大效果。"随后的大多数研究都支持了这一结论。迄今为止规模最大的试验是由来自英国纽卡斯尔的 Mendelow 带领的团队做的颅内出血的国际外科试验（STICH），2005 年发表在 *Lancet* 上[50]。总之，来自 27 个国家的 1033 名患者随机分为早期手术治疗组（24 小时内随机）和药物治疗组。结果表明，手术治疗组中 26% 的患者预后良好，而药物治疗组是 24%。然而，这没有统计学意义。总之，与最初的保守治疗相比，早期手术并没有什么益处。事实上，对于某些群体，特别是那些处于昏迷状态的患者（风险增加了 8%），手术似乎是有害的。福利斯特研究总结了 12 个有意义的试验（包括 STICH），认为若手术的不利结果是死亡，应该考虑整体效益（比值比为 0.85，CI 0.71，1.03）（图 20.7）。

评论：颅内出血的手术治疗
比较：01 手术治疗组与对照组
结果：02 死亡

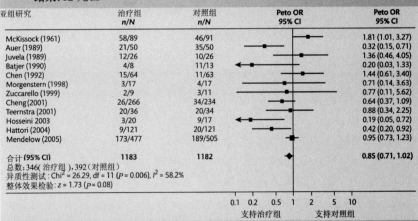

亚组研究	治疗组 n/N	对照组 n/N	Peto OR 95% CI		Peto OR 95% CI
McKissock (1961)	58/89	46/91			1.81 (1.01, 3.27)
Auer (1989)	21/50	35/50			0.32 (0.15, 0.71)
Juvela (1989)	12/26	10/26			1.36 (0.46, 4.05)
Batjer (1990)	4/8	11/13			0.20 (0.03, 1.33)
Chen (1992)	15/64	11/63			1.44 (0.61, 3.40)
Morgenstern (1998)	3/17	4/17			0.71 (0.14, 3.63)
Zuccarello (1999)	2/9	3/11			0.77 (0.11, 5.62)
Cheng (2001)	26/266	34/234			0.64 (0.37, 1.09)
Teernstra (2001)	20/36	20/34			0.88 (0.34, 2.25)
Hosseini 2003	3/20	9/17			0.19 (0.05, 0.72)
Hattori (2004)	9/121	20/121			0.42 (0.20, 0.92)
Mendelow (2005)	173/477	189/505			0.95 (0.73, 1.23)
合计 (95% CI)	1183	1182			0.85 (0.71, 1.02)

总数：346(治疗组)，392 (对照组)
异质性测试：Chi² = 26.29, df = 11 (*P* = 0.006)，*I*² = 58.2%
整体效果检验：z = 1.73 (*P*=0.08)

0.1　0.2　0.5　1　2　5　10
支持治疗组　　支持对照组

图 20.7　福利斯特研究中的 12 项 ICH 试验[1]。
Source: Mendelow AD, Gregson BA, Mitchell PM, Murray GD, Rowan EN, Gholkar AR. Surgical trial in lobar intracerebral haemorrhage(STICH Ⅱ)protocol. Trials 2011: 12: 124. Distributed under the terms of the Creative Commons Attribution License 2.0

在亚组分析中,伴有 IVH 的患者预后完全不同(42%)(伴 IVH 的有利结果为 15% 而无 IVH 的则为 31%)。一项 meta 分析显示单纯脑叶出血似乎适合手术清除(图 20.8)。析因分析结果显示,STICH 合作者得出总的结论是,对于某些 ICH 患者,是可以采用手术治疗的。另一个正在进行的研究(STICH Ⅱ)预测在一些亚组中,手术可能有利于患者的治疗。以下列出的标准是还未发表的研究结果 (http://research.ncl.ac.uk/stich)。

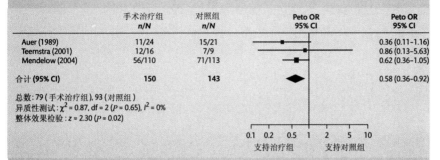

	手术治疗组 n/N	对照组 n/N	Peto OR 95% CI		Peto OR 95% CI
Auer (1989)	11/24	15/21			0.36 (0.11–1.16)
Teernstra (2001)	12/16	7/9			0.86 (0.13–5.63)
Mendelow (2004)	56/110	71/113			0.62 (0.36–1.05)
合计 (95% CI)	150	143			0.58 (0.36–0.92)

总数:79(手术治疗组), 93(对照组)
异质性测试:$\chi^2 = 0.87$, df = 2 ($P = 0.65$), $I^2 = 0\%$
整体效果检验:$z = 2.30$ ($P = 0.02$)

0.1　0.2　0.5　1　2　5　10
支持治疗组　　　支持对照组

图 20.8　福利斯特研究中没有 IVH 的大面积脑叶出血的试验。
Source: Mendelow AD, Gregson BA, Mitchell PM, Murray GD, Rowan EN, Gholkar AR. Surgical trial in lobar intracerebral haemorrhage(STICH Ⅱ)protocol. Trials 2011: 12: 124. Distributed under the terms of the Creative Commons Attribution License 2.0

纳入标准

- CT 检查显示的自发性脑叶 ICH 的证据(从大脑皮层表面到病灶在 1cm 以内)。
- 患者发病 48 小时内。
- 依照 GCS,最佳活动评分在 5 或 6,最佳的眼睛开放评分在 2 以上。
- 出血量在 10~100mL[计算方法:(a×b×c)/2]。
- 排除标准
- 有明确的证据表明,出血是由于动脉瘤引起或血管造影证实是动静脉畸形。
- 任何种类的 IVH。
- 继发于肿瘤或外伤的 ICH。
- 基底节、丘脑、小脑、脑干出血或存在脑叶出血扩展到这些部位的任何区域。
- 原有严重躯体或精神疾病,或严重的并发症,可能影响预后的评估。
- 如果 12 小时内不能进行手术。
- 如果以往任何抗凝剂对血液系统的作用不能被完全逆转。

　　STICH Ⅱ旨在招募 2012 年 5 月期间的 600 例患者,目前正在努力中。还有其他重要的试验正在进行中。评价关于脑室内出血的血凝块溶解加速分解率(CLEAR Ⅲ)是一项临床Ⅲ期试验,研究在 12 个月内,与单独 EVD 相比,放置 EVD 重组组织纤溶酶原激活物(rtPA)是如何改善 Rankin 评分的。脑出血清除术中用微创手术加重组组织纤溶酶原激活物(MISTIE)注入血块本身后的效果,当然也要考虑组织纤溶酶原激活物的作用。目前(2012 年 2 月),CLEAR Ⅲ仍然在进行中,MISTIE 已完成招募工作,等待后续数据。

颅内出血的手术治疗方法

传统的开颅手术可以直视血肿的腔壁。术中可见血肿床出血位置，给予双极电灼、止血剂，同时可见一些潜在的异常，如脑动静脉畸形、肿瘤等。当然，这种创伤性的方法在看清血块时，损伤大脑皮质和白质的风险也增加。显然，对于深部基底节和丘脑的出血，这种方法要慎重。立体定位技术可以有效地应用于确定安全的手术路径。术中超声也是一个简单而有效的定位技术[42]。

现在很多人都使用微创的方法。最简单的是在局麻下通过微创钻孔进行抽吸。在 175 例患者中，立体定向穿刺术吸除了 75% 患者至少 50% 的血块。相比之下，7.4% 的患者出现了术后出血[43]。在 6 个月时，52% 的患者生活可以自理。这个方法还可以使纤维剂注入血肿。清除血肿后留放导管，以便注入纤溶酶原激活剂或尿激酶。日本的一项研究发现，58% 的患者只能清除 50% 的血肿，但 70% 患者使用尿激酶后能清除超过 80% 的病灶。死亡率为 3%[44]。但是，应该注意的是，血凝块清除度和神经系统的预后没有相关性[45]。

内镜也被应用于 ICH 中，可见到血肿腔，辨别血块且移除，同时，血肿和可见到出血点的凝块清理得更干净。临床结果显示，壳核组清除率为 96%，丘脑和皮质下组分别为 86% 和 98%[46]。

手术中辅以其他机械设备，比如"阿基米德螺旋"型设备、超声吸引器、振荡刀。

大骨瓣减压术（不清除主要血块）也是一种治疗方法。12 例患者用清除术和大骨瓣减压术后，生存率为 92%，55% 患者功能性预后良好[47]。

> ✪ **学习要点：小脑出血**[48]
>
> 小脑出血占自发性 ICH 的 5%~13%，且死亡率高（20%~75%）。它是幕上开颅手术罕见的并发症。Kirollos[48] 公布了一些关于小脑出血的前瞻性研究。第四脑室的结构可作为一种压迫程度的度量和治疗指南：
>
> - **Ⅰ级：** 第四脑室存在或偏离中线。
> - **Ⅱ级：** 部分消失或移到一边。
> - **Ⅲ级：** 全部消失或脑干变形。
>
> 使用下面的治疗方案。
>
> **结果（预后良好）**
>
> Ⅲ级且 GCS<8（0%），Ⅲ级且 GCS>8（38%），Ⅱ级且 GCS<8（57%），Ⅱ级且 GCS>8（58%），Ⅰ级（100%）。
>
> 对于分级为Ⅲ级的患者，在意识的水平恶化前（当预后结果较差时），急诊手术非常重要。
>
> 幕下手术的管理方案如图 20.9 所示。

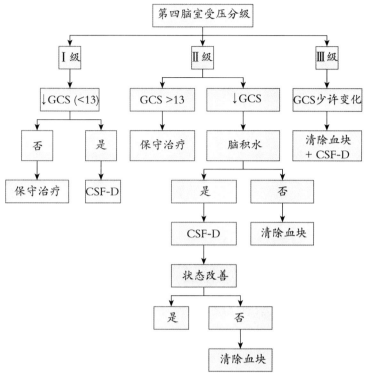

图 20.9*　幕下 ICH 治疗流程。

Source: lvi kirollos RW, Tyagi AK, Ross SA, van Hille PT, Marks PV. Management of spontaneous cerebellar hematomas: a prospective treatment protocol. Neurosurgery 2001: 49(6): 1378-1387

专家总结

　　对于大部分 PICH 的患者,手术不是最好的选择,选择最好的药物治疗方案,即在专门的卒中病房进行治疗管理,发挥其优势,这才是治疗的关键。若有不确定性,或各治疗方法效果差不多,可以把这些患者纳入前瞻性随机试验,如 STICH Ⅱ。这将阐明,手术后的患者是不是可以恢复得更好,比如脑叶出血。

点评专家:Patrick Statham

译者:付锦龙

参考文献

1. Newman GC. Clarification of the abc/2 rule for ICH volume. Stroke 2007; 38: 862.

2. Kothari RU, Brott T, Broderick JP, et al. The ABCs of measuring intracerebral hemorrhage volume. Stroke 1996; 27: 1304-5.

3. Brazis PW, Masdeu JC, Biller J. Gaze palsy. Localization in clinical neurology. Philadelphia: Lippincott, Williams and Wilkins, 2007.

4. Eckman MH, Rosand J, Knudsen KA, et al. Can patients be anticoagulated after intracerebral hemorrhage? A decision analysis. Stroke 2003; 34: 1710-16.

5. Bailey RD, Hart RG, Benavente O, et al. Recurrent brain hemorrhage is more frequent than ischemic stroke after intracranial hemorrhage. Neurology 2001; 56: 773-77.

6. Singh RVP, Prusmack CJ, Morcos JJ. Spontaneous intra cerebral hemorrhage: non arteriovenous malformation, non aneurysm. In HR Winn (ed.), Youmans Neurological Surgery, 5th edn (pp. 1753-5). Philadelphia, PA: Saunders, 2004.

7. van Asch CJJ, Luitse MJA, Rinkel GJE, et al. Incidence, case fatality, and functional outcome of intracerebral haemorrhage over time, according to age, sex, and ethnic origin: a systematic review and meta-analysis. Lancet Neurology 2010; 9: 167-76.

8. Meretoja A, Strbian D, Putaala J,. SMASH-U: a proposal for etiologic classification of intracerebral hemorrhage. Stroke 2012 43(10): 2592-7.

9. Gupta RK, Jamjoom AAB, Nikkar-Esfahani A, et al. Spontaneous intracerebral haemorrhage: a clinical review. British Journal of Hospital Medicine 2010; 71: 499-504.

10. Butcher K, Laidlaw J. Current intracerebral hemorrhage management. Journal of Clinical Neuroscience 2003; 10(2): 158-67.

11. Lovelock CE, Molyneux AJ, Rothwell PM. Change in incidence and aetiology of intracerebral haemorrhage in Oxfordshire, UK, between 1981 and 2006: a population-based study. Lancet Neurology 2007; 6(6): 487-93.

12. Singh RVP, Prusmack CJ, Morcos JJ. Spontaneous intra cerebral hemorrhage: non arteriovenous malformation, non aneurysm. In: HR Winn (ed.), Youmans Neurological Surgery, 5th edn (pp. 1753-5). Philadelphia, PA: Saunders, 2004.

13. Camerlingo M, Casto L, Censori B, et al. Immediate anticoagulation with heparin for first—ever ischaemic stroke in the carotid artery territories observed within 5 hours of onset. Archives of Neurology 1994; 51: 462-7.

14. Pessin MS, Del Zoppo GJ, Estol CJ. Thrombolytic agents in the treatment of stroke. Clinical Neuropharmacology 1990; 13: 271-89.

15. Connolly SJ, Ezekowitz MD, Yusuf S, et al. RE-LY steering committee and investigators dabigatran versus warfarin in patients with atrial fibrillation. New England Journal of Medicine 2009; 361(12): 1139-51.

16. Rahme RJ, Bernstein R, Batjer HH, et al. Is it time to abandon warfarin and embrace oral direct thrombin inhibitors to prevent stroke in patients with atrial fibrillation? Neurosurgery 2011; 68(2): N16-17.

17. Dennis MS. Outcome after brain haemorrhage. Cerebrovascular Disease 2003; 16(Suppl. 1): 9-13.

18. Yang TM, Lin WC, Chang WN, et al. Predictors and outcomes of seizures after spontaneous intracerebral hemorrhage. Journal of Neurosurgery 2009; 111: 87-93.

19. Rost NS, Smith EE, Chang Y, et al. Prediction of functional outcome in patients with primary intracerebral hemorrhage: the FUNC score. Stroke 2008; 39(8): 2304-9.

20. Flaherty ML, Woo D, Haverbusch M, et al. Racial variations in location and risk of intracerebral hemorrhage. Stroke 2005; 36; 934-7.

21. Qureshi AI, Mendelow AD, Hanley DF. Intracerebral haemorrhage. Lancet 2009; 373(9675): 1632-44.

22. Viswanathan A, Greenberg SM. Cerebral amyloid angiopathy in the elderly. Annals of Neurology 2011; 70(6): 871-80.

23. Brott T, Broderick J, Kothari R, et al. Early hemorrhage growth in patients with intracerebral hemorrhage. Stroke 1997; 28: 1-5.

24. Davis SM, Broderick J, Hennerici M, et al. Hematoma growth is a determinant of mortality and poor outcome after intracerebral hemorrhage. Neurology 2006; 66: 1175–81.

25. Aronowski J, Zhao X. Molecular pathophysiology of cerebral hemorrhage: secondary brain injury. Stroke 2011; 42(6): 1781–6.

26. Candelise L, Gattinoni M, Bersano A. Stroke-unit care for acute stroke patients: an observational follow-up study. Lancet 2007; 369(9558): 299–305.

27. Diringer MN, Edwards DF. Admission to a neurologic/neurosurgical intensive care unit is associated with reduced mortality rate after intracerebral hemorrhage. Critical Care Medicine 2001; 29: 635–40.

28. Mirski MA, Chang CW, Cowan R. Impact of a neuroscience intensive care unit on neurosurgical patient outcome and cost of care: evidence-based support for an intensivist-directed speciality ICU model of care. Journal of Neurosurgical Anesthesiology 2001; 13: 83–92.

29. Qureshi AJ, Ezzedine MA, Nasar A, et al. Prevalence of elevated blood pressure in 563,704 adults with stroke presenting to the ED in the United States. American Journal of Emergency Medicine 2007; 25: 32–8.

30. Anderson CS, Huang Y, Wang JG, et al. Intensive blood pressure reduction in acute cerebral haemorrhage trial (INTERACT): a randomised pilot trial. Lancet Neurology 2008; 7: 391–9.

31. Antihypertensive Treatment of Acute Cerebral Haemorrhage (ATACH) investigators. Antihypertensive treatment of acute cerebral haemorrhage. Critical Care Medicine 2010; 38(2): 637–48.

32. Manawadu D, Jeerakatil T, Roy A, et al. Blood pressure management in acute intraerebral haemorrhage. Guidelines are poorly implemented in clinical practice. Clinical Neurology and Neurosurgery 2010; 112: 858–64.

33. Morgenstern LB, Hemphill JC, Anderson C, et al. Guidelines for the management of spontaneous intracerebral hemorrhage: a guideline for healthcare professionals from the American Heart Association/American Stroke Association. Stroke 2010; 41: 2108–29.

34. Steiner T, Kaste M, Forsting M, et al. Recommendations for the management of intracranial haemorrhage. The European Stroke Initiative Writing Committee and the Writing Committee for the EUSI Executive Committee. Cerebrovascular Disease 2006; 22: 294–316.

35. Mayer SA, Brun NC, Begtrup K, et al. Recombinant activated factor VII for acute intracerebral hemorrhage. New England Journal of Medicine 2005; 352: 777–85.

36. Mayer SA, Davis SM, Begtrup K, et al. Subgroup analysis in the FAST trial: a subset of intracerebral hemorrhage patients that benefit from recombinant activated factor VII. Stroke 2008; 39: 528.

37. Masotti L, Di Napoli M, Godoy DA, et al. The practical management of intracerebral hemorrhage associated with oral anticoagulant therapy. International Journal of Stroke 2011; 6: 228–40.

38. Prasad K, Mendelowe AD, Gregson B. Surgery for primary supratentorial intracerebral haemorrhage. Cochrane Database System Review 2008; 8: C D000200.

39. Dubourg J, Messerer M. State of the art in managing nontraumatic intracerebral hemorrhage. Neurosurgery Focus 2011; 30(6): E22.

40. Kirkman MA. Debate—does an ischaemic penumbra exist in intracerebral haemorrhage. British Journal of Neurosurgery 2011; 25: 523–5.

41. Nilsson OG, Polito A, Saveland H, et al. Are primary supratentorial intracerebral hemorrhages surrounded by a biochemical penumbra? A microdialysis study. Neurosurgery 2006; 59(3): 521–8.

42. Lee J-K., Lee J-H. Ultrasound-guided evacuation of spontaneous intracerebal hematoma in the basal ganglia. Journal of Clinical Neuroscience 2005; 12: 553–6.

43. Niizuma H, Shimizu Y, Yonemitsu T, et al. Results of stereotactic aspiration in 175 cases of putaminal hemorrhage. Neurosurgery 1989; 24: 814–19.

44. Niizuma H, Otsuki T, Johkura H, et al. CT-guided stereotactic aspiration of intracerebral hematoma—result of a hematoma-lysis method using urokinase. Applied Neurophysiology 1985; 48: 427–30.

45. Choy DKS, Wu PH, Tan D, et al. Correlation of the long-term neurological outcomes with completeness of surgical evacuation in spontaneous supratentorial intracerebral hemorrhage: a retrospective study. Singapore Medical Journal 2010; 51(4): 320.

46. Kuo LT, Chen CM, Li CH, et al. Early endoscope-assisted hematoma evacuation in patients with supratentorial intracerebral hemorrhage: case selection, surgical technique, and long-term results. Neurosurgery Focus 2011; 30(4): E9.

47. Murthy JM, Chowdary GV, Murthy TV, et al. Decompressive craniectomy with clot evacuation in large hemispheric hypertensive intracerebral hemorrhage. Neurocritical Care 2005; 2: 258–62.

48. Kirollos RW, Tyagi AK, Ross SA, et al. Management of spontaneous cerebellar hematomas: a prospective treatment protocol. Neurosurgery 2001; 49(6): 1378–87.

49. Mckissock W, Richardson A, & Taylor J. Primary intracerebral haemorrhage: a controlled trial of surgical and conservative treatment in 180 unselected cases. The Lancet 1961; 278(7196): 221–226.

50. Mendelow AD, Gregson BA, Fernandes HM, et al. Early surgery versus initial conservative treatment in patients with spontaneous supratentorial intracerebral haematomas in the International Surgical Trial in Intracerebral Haemorrhage (STICH): a randomised trial. The Lancet 2005; 365(9457): 387–397.

21 低级别胶质瘤

Deepti Bhargava

病史

男性患者，34岁，右利手，因全身痉挛性发作持续3分钟来急诊部门就诊。发作之后，患者意识正常，无局灶性神经功能缺损。

患者一般情况良好，无吸烟史，无显著家族病史。但是询问病史发现，他在过去6个月偶尔发生头痛，晨起加重，并伴有嗜睡。

血常规检查正常。头部增强CT显示在左侧颞顶部有一个均匀低密度、边界不清、无强化的肿块，已经扩张到脑回上层，并造成了一定程度的中线移位（图21.1）。本例的原发病灶，可能是一个低级别胶质瘤。医师建议进行活检，患者拒绝接受。对患者进行了抗癫痫药物治疗（苯妥英钠300mg），并坚持了"等待与观察"治疗措施，将6个月的病情进行对比，发现肿块保持了临床和影像学稳定。

6年后患者复诊，主诉在2个月内出现渐进性语言障碍。影像学检查显示肿瘤没有发生改变。他经药物治疗后未出现癫痫发作，且没有任何不良影响。在与患者讨论后，患者同意进行病变活检。病变很表浅，但长在功能区，最后决定从病变的最后方进行立体定向活检。

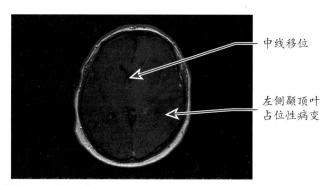

中线移位

左侧颞顶叶占位性病变

图21.1 轴向T1加权钆增强MRI显示颞顶叶占位性病变伴周围轻度水肿，中线偏移，病变无增强效应。

" 专家点评

我们对低级别胶质瘤的治疗有两个建议,第一次发作后即开始使用抗癫痫药物(AED),如患者服药控制癫痫不佳,即早期进行手术治疗致痫灶。

影像学监测

保守治疗的患者没有影像学监测的指南。MRI是后续可选择的检查方式,并应包括T1+/-、T2和FLAIR。6个月的MRI可能就足够诊断了。MRI灌注成像可用于预测肿瘤恶变。建议对低级别胶质瘤患者给予神经外科/神经肿瘤科联合治疗,这样可避免随访时重复的影像检查并减少患者门诊约诊次数。一旦所有积极治疗已经无计可施,此时应该进行姑息治疗。

✚ 临床提示:脑活检的技术、局限性和应用

开放式活检

在全身麻醉下进行一个小的开颅手术。活检可:
* 切除,切除整个病灶。
* 切口,不破坏细胞结构而取出组织块。
* 针吸,在病变部位,吸取肿物进行细胞学检查。

开放式活检最适用于浅表性病变,尤其是还需要进行脑膜活检的病例。但它难以对定位不明确的病变进行活检。且因为诊断的不同,诊断阳性率是可变的。

立体定向活检

在全身或局部麻醉下,通过使用CT/MRI增强扫描中的3D坐标进行钻孔。立体定向以有框或无框为基础使用神经导航技术。该技术最适用于深/小/结构异常的病变。如果患者有出血倾向或血小板计数低,则不应进行活检。使用立体定向活检的诊断准确率在82%和99%之间[1],如为增强病灶则效果更好。

因使用术中涂片/冰冻切片而使诊断率得到提高。在显微镜载玻片上涂抹病变组织进行细胞学检查。应用低温切片机对新鲜组织块进行冷冻和薄层切片保留了组织结构,并提示了组织来源。通常,新鲜组织送化验之后,外科医师需等待结果出来后再闭合伤口或获取更多组织。冰冻切片和涂片的精准度相近,但手术中涂片更快并可提供更多的细胞学特征,从而辅助正式的病理诊断[2,3]。

肿瘤活检提示轻度非典型胶质细胞增生,肿瘤为纤维和黏液样的来源,与2级少突胶质细胞瘤一致。经过讨论,决定对患者进行丙卡巴肼-洛莫司汀(CCNU)-长春新碱化疗。这一决定考虑到了其在大脑中的位置,且他的卡氏评分超过了90。本病又保持了临床及影像学稳定8年。然而,之后的MRI对比扫描提示肿瘤明显生长,但它仍然无增强效应(图21.2),且患者伴发癫痫复发。

躯体和语言功能区在MRI上成像(图21.3),提示肿瘤在语言区附近。

患者接受了术中唤醒的开颅手术,进行了低级别胶质瘤次全切除术。

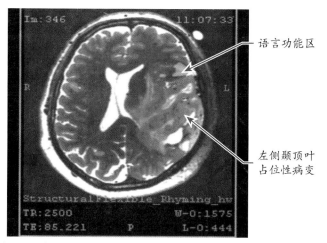

图 21.2　术后 10 个月复诊，轴向 T1 加权钆增强 MRI 显示，术腔附近可见小的不规则增强。

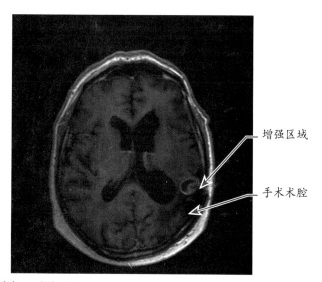

图 21.3　轴向 T2 加权功能 MRI 显示肿瘤紧贴语言功能区。

⊕ 临床提示：术中唤醒的语言中枢开颅手术

该操作在患者插管并全身麻醉下开始。暴露皮质表面距肿瘤边缘 2cm。然后麻醉师减轻镇静作用并拔管。进行皮质电刺激，同时嘱患者进行常用的命名和计数任务。每个点测试 3 次。肿瘤切除在患者清醒下进行，并需与电刺激阻碍讲话的区域保持 1cm 的距离。白质的映射也与相关位置的保留有关。切除相关部位后，患者被重新插管并关颅。如果有术后功能缺损，通常是一过性的，尽管它们在多达 1/3 患者的术后出现，但只有 1.6% 的患者在 6 个月后会留下永久性后遗症 [4]。

❝ 专家点评

　　虽然 fMRI 可显示出语言功能区，但在保留语区的临床操作中仍然需要术中唤醒的开颅手术和术中电刺激监测。

　　组织学检查提示无恶变倾向的 2 级少突胶质细胞瘤。手术后，患者出现了一过性语言障碍、右侧同向性偏盲，以及右上肢轻度感觉异常。

　　由于功能区肿瘤组织的切除受限制，术后的 MRI 扫描显示出一个较大的肿瘤残留。给予辅助放疗，之后他出现了轻度认知和记忆障碍。建议其进行神经康复，且恢复良好。

　　然而，在最初的改善之后，癫痫的发作频率和右上肢感觉症状在接下来的 10 个月进一步增加。10 个月中重复进行 MRI 检查，在原切除空腔显示出增强信号（图 21.2）。MR 波谱建议进行重新分级（图 21.4）。

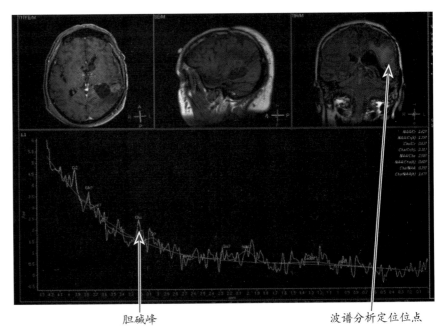

胆碱峰　　　　　　　　　　　　波谱分析定位位点

图 21.4　MR 波谱分析显示：细胞结构增加（胆碱峰升高），提示肿瘤级别可能改变。

　　MDT 会诊的一致看法是，他不能从进一步手术或放疗中获益。患者目前卡氏评分 80 分，且正在接受替莫唑胺化疗。

⭐ **学习要点**：MR 波谱代谢指标（**表** 21.1）

表 21.1　MR 波谱代谢指标

代谢产物	在脑肿瘤中的临床意义
NAA（N-乙酰天冬氨酸）	原发性低级别胶质瘤的神经元标记。NAA / Cr 比值与胶质瘤级别成反比
Cho（胆碱）	细胞增殖的标记物，与神经胶质瘤分级增高有关。Cho/Cr 比值与脑胶质瘤分级直接相关
Cr（肌酐）	灰质和白质的稳定代谢产物，作为确定代谢率的参考
脂质	坏死或增殖的标志物
乳酸	无氧酵解的标记物。脂质和乳酸增加，结合脂质乳酸峰是用来区分 II 级、III 级和 IV 级胶质瘤可靠的标志

讨论

弥漫浸润性低级别胶质瘤包括：WHO II 级星形细胞瘤、II 级少突胶质细胞瘤和少突星形细胞瘤。尽管名称是低级别，但低级别胶质瘤并不是良性病变。这些肿瘤具有增长趋势，并可进展成高级别肿瘤。死亡通常是由于肿瘤恶变。随着神经生物学、诊断成像技术、手术技术及辅助治疗方法的发展，这些肿瘤的治疗模式已经发生了转变[5]。

低级别胶质瘤占所有原发性脑肿瘤的 15%。他们在白人男性中更常见，最常见的发病年龄为 40 岁左右。成年人幕上侵袭多见于岛叶和辅助运动区[6]。暴露于电离辐射是唯一确定的致病因子[7]。他们更常见于神经纤维瘤病 -1 和 Li-Fraumeni 综合征的患者，但并无家族性。IgE 水平与神经胶质瘤风险和存活率已被证明成反相关[6]。

组织学特点决定了这些病变的分类和预后有直接关系。星形细胞瘤被认为更具侵袭性，中位生存期为 6~9 年；少突胶质细胞瘤预后相对较好，中位生存期为 9~12 年。混合少突星形细胞瘤介于两者之间[1]。最近的研究表明，少突星形细胞瘤是单克隆的，表明这些肿瘤亚型具有相同的起源。星形细胞瘤有三个组织学亚型——胶质纤维、原浆型和肥大星形细胞。胶质纤维型最常见。肥大星形细胞的进展更快，升级到高 WHO 级别胶质瘤的风险更大。

⭐ **学习要点**：弥漫性低级别胶质瘤的病理类型（ 表 21.2 ）

表 21.2　弥漫性低级别胶质瘤的病理类型

	星形细胞瘤	少突胶质细胞瘤	少突星形细胞瘤
影像			
形态学	细胞结构低到中等，细胞小，核异型	细胞核圆形，胞浆少，外观呈煎蛋形。松散的纤维伴细小的血管分支走行，划分出假小叶—铁丝网模式	星形胶质细胞和少突胶质细胞的混合
生物标志物	GFAP，波形蛋白，S100 蛋白	无特殊标记物，通过典型星形细胞标记物的缺乏进行鉴定	无特殊标记物
基因	17P 杂合子和 TP53 杂合子	1p19q 缺失最常见，约为 40%~70%	30%~70% 存在 1p19q 共同缺失，30% 存在 TP53 和 17p 的突变。肿瘤的所有细胞是单克隆的

遗传特征提高了我们对这些亚型和它们临床行为的认知。*P53* 和 *PDGF* 基因突变的临床意义与星形细胞瘤的升级有关。1p19q 共同缺失与少突胶质细胞系有关。这种突变的肿瘤对替莫唑胺化疗更敏感。*IDH* 突变提示预后较好；*IDH1* 在星形细胞瘤常见，而 *IDH2* 在少突胶质细胞瘤更常见。MGMT 的甲基化可以在所有组织学亚型中找到，并提示对替莫唑胺化疗敏感 [6]。

低级别胶质瘤（LGG）患者最常见的表现为癫痫发作，往往是单纯部分发作、复杂部分发作或全身强直 - 阵挛发作，占 80%~90%，其次是头痛和局灶性功能缺失，这可能是与邻近皮质有关。

典型的 CT 表现是弥漫的低密度病灶。结构 MRI 通常用来诊断 LGG。在 T1 像显示出一个低信号病灶，并在 T2 和 FLAIR 序列呈高信号，但斑片状强化只在 15%~39% 病例可见 [7]。少突胶质细胞瘤中囊性变和钙化很常见。

先进的成像技术有助于进一步确定肿瘤特征。低级别胶质瘤在 PET

影像中呈低代谢信号。MR 波谱显示出高胆碱（膜合成增加）、低 N- 乙酰天冬氨酸（神经元标记）和无乳酸或脂质（无坏死）。

胆碱峰值提示活检目标。MR 波谱也可用于诊断放射性坏死的复发或确定胶质瘤等级的变化，这两者均表现为 MRI 上的增强信号。磷酸胆碱随着细胞密度的增加而增加，而甘油磷酸胆碱随着 Ki-67 增殖指数的增加而增加 [8]。

LGG 的预后是可变的。根据 meta 分析，显示下列因素会降低生存率：

- 年龄在 40 岁以上。
- 肿瘤尺寸 ≥ 6cm。
- 肿瘤跨过中线。
- 神经功能缺损。
- 卡氏评分 ≤ 70。
- 成像增强。
- 残余肿瘤尺寸超过 1cm 以上。

肿瘤生长速度的连续成像分析是最可靠的预测肿瘤进展和恶变可能性的指标 [9]。Ⅰ 类证据支持年龄在 40 岁以上和术前神经功能缺损是预后的不良因素。Ⅱ 类证据为神经影像学表现 [10]。

虽然等待和观察是这些肿瘤公认的治疗措施，但最近的证据对这种方法提出质疑。现代的方案认为，如果症状出现或 ICP 增高，即应开始进行抗惊厥药和类固醇的治疗 [9]。

根据患者和肿瘤的特点进行进一步的治疗管理。如果病变是弥漫的并处于运动性语言中枢，那么需进行 MRI 引导下的立体定向活检。之后可进行肿瘤的分子分析。活检后可以进行丙卡巴肼 – 洛莫司汀 – 长春新碱（PCV）或替莫唑胺的化疗，特别是当肿瘤是 1p19q 或 *MGMT* 突变体，或肿瘤出现"高风险"的功能退化，或不适于进行放疗。

如果肿瘤在脑组织中有相对独立的空间，宏观切除术有可能不影响功能，应尝试对 FLAIR 序列中高信号组织进行最大安全切除。这将改善整体状态，延长无进展生存期，并更好地控制癫痫发作，以及提供更好的肿瘤组织学采样。全切除 / 近全切除可降低复发率和恶变的危险性，并提高无进展生存期（PFS）和总生存期（OS）（Ⅲ 类）[11]。复杂部分性和全身强直性阵挛发作，以及发作时间较短的癫痫最好用手术来治疗。肿瘤切除的程度也有重要的影响，完全切除比局部 / 次全切除术有更好的控制癫痫发作的效果 [12]。fMRI、术中唤醒的开颅手术、术中成像和皮层下映射的应用是实现外科目标的有效手段。

> ✚ **临床提示**
>
> 抗惊厥药可能增加或减少化学治疗药物（细胞色素 P450）的代谢。单次癫痫发作的患者，应用抗癫痫药物快速治疗可降低发作频率。预防性应用抗癫痫药物没有作用。

> **" 专家点评：低级别胶质瘤（LGG）宏观手术的辅助技术**
> - 术中皮层电刺激定位通常用于语言和运动区定位。该技术在术中唤醒开颅手术的描述中有详细的说明。该种方法使永久性损害的风险大幅减少。
> - 术中示踪 / 皮层下电刺激定位与皮层电刺激定位方法相似。该技术对涉及光学辐射、语音束和下肢运动纤维的肿瘤最有效。
> - 术中超声与 MRI 结果相关性较差，通常会导致术后残余肿瘤体积较大。术中超声在术中 MRI 不可用或患者有 MRI 扫描的禁忌证时起作用。
> - 术中 MRI 对 LGG 最有用，因为可能难以区分出胶质瘤中的正常脑组织。术中序贯磁共振是理想的。手术时间虽然大大增加，但早期二次手术率下降且肿瘤切除更理想。理想情况下，应当使用术中 MR，皮层直接电刺激，从而实现最大的功能性切除。

> **⊕ 临床提示**
> 通过脑电图来鉴定及切除致痫灶，可能会有利于术后癫痫发作的控制。持续时间长（多灶性）和海马萎缩表明术后癫痫控制不佳。癫痫控制是衡量这些患者生活质量的指标，但手术不针对那些发作频率低或服药控制良好的致痫灶。手术后癫痫发作得到良好控制的患者，出现癫痫发作通常表示肿瘤进展。

针对这些患者的辅助治疗 / 新辅助治疗的时间和作用正在进行广泛的研究。根据目前的证据，早期（主要辅助）与延迟（复发）放疗没有总体生存优势。虽然立即进行 RT 治疗的患者 PFS 有所改善，但这并没有转化为 OS（Ⅰ类证据）——EORTC 22845（参考这里）。

早期放射治疗获得无进展生存期的好处是被其所产生的神经毒性抵消。这样的放射治疗主要用于高风险的情况或肿瘤进展。最佳用量是 50~54Gy，因为研究显示与高剂量相比无差异 [EORTC 22844 和 NCCTG 研究显示，RT 高剂量与低剂量相比，高剂量并没有显示出优势（Ⅰ类证据）]，且增加了神经毒性 [9]。

一般来说，化疗对于这样的病例来说并不十分有效。正如上面所介绍的，这些肿瘤遗传学的特征改变了这一观点。替莫唑胺和 PCV 的治疗方案在多中心的试验中都已经经过了广泛的研究。RTOG 9802 对疾病早期进行化疗和疾病进展期进行化疗进行了研究比较。PFS，而不是 OS，得到了改善（Ⅰ类证据）。然而，两年以后，在 RT 中加入 PCV，显示出了 OS 和 PFS 的改善优势，将死亡的风险降低了 48%，将疾病进展的风险降低了 55%，说明了化疗的延迟受益。接受 RT+PCV 的患者相较于没接受 RT+PCV 的患者，其毒性要高 3~4 级（67% 对 9%；Ⅰ类证据）。

当神经肿瘤学的多学科会诊对病例进行讨论时，患者的希望和愿望总是非常重要的，并且在进行一切治疗决策时都需要考虑。

专家总结

　　低级别胶质瘤的治疗优化还有待进一步的研究。大多数肿瘤位于大脑功能区内并影响青少年的生活质量。治疗的目的是稳定肿瘤，同时保证生活质量。以下 4 点总结了 LGG 治疗的未来发展方向：

- 早期积极切除的模式转变为通过术中大脑皮层电刺激定位来限定功能区的切除，切除范围需涵盖 FLAIR 信号异常
- 对大脑功能区进行功能重塑有助于进一步的肿瘤切除术。
- 新辅助化疗可减小肿瘤的尺寸，并有助于 FLAIR 信号区域的完全切除。
- 在 FLAIR 信号异常范围的 2cm 外进行超范围肿瘤切除术有可能"治愈"低级别胶质瘤，但仍需等待长期的结果。

点评专家：Michael D. Jenkinson

译者：崔晓

参考文献

1. Greenberg M, Duckworth EA, Arredondo N (6the edn). Handbook of Neurosurgery. Thieme Medical Publishers, Incorporated, November 2005.
2. Woodworth GF, McGirt MJ, Samdani A, et al. Frameless image-guided stereotactic brain biopsy procedure: diagnostic yield, surgical morbidity, and comparison with the frame-based technique. Journal of Neurosurgery 2006; 104 (2): 233–7.
3. Hayden R, Cajulis RS, Frias-Hidvegi D, et al. Intraoperative diagnostic techniques for stereotactic brain biopsy: cytology versus frozen-section histopathology. Stereotactic Functional Neurosurgery 1995; 65 (1–4): 187–93.
4. Sanai N, Berger MS. Operative techniques for gliomas and the value of extent of resection. Neurotherapeutics 2009; 6 (3): 478–86.
5. Potts MB, Smith JS, Molinaro AM, et al. Natural history and surgical management of incidentally discovered low-grade gliomas. Journal of Neurosurgery 2012; 116 (2): 365–72.
6. Sanai N, Chang S, Berger MS. Low-grade gliomas in adults (Review). Journal of Neurosurgery 2011; 115 (5): 948–65.
7. Cavaliere R, Lopes MB, Schiff D. Low-grade gliomas: an update on pathology and therapy. Lancet Neurology 2005; 4: 760–70.
8. McKnight TR, Smith KJ, Chu PW, et al. Choline metabolism, proliferation, and angio-genesis in nonenhancing grades 2 and 3 astrocytoma. Journal of Magnetic Resonance Imaging 2011; 33 (4): 808–16.
9. Gilbert MR, Lang FF. Management of patients with low-grade gliomas. Neurology Clinic 2007; 25: 1073–88.
10. Pignatti F, van den Bent MJ, Curran D, et al. Prognostic factors for survival in adult patients with cerebral low grade glioma. Journal of Clinical Oncology 2002; 20: 2076–84.
11. Smith JS, Chang EF, Lamborn KR, et al. Role of extent of resection in the long-term out-come of low-grade hemispheric gliomas. Journal of Clinical Oncology 2008; 26: 1338–45.
12. Englot DJ, Berger MS, Barbaro NM, et al. Predictors of seizure freedom after resection of supratentorial low-grade gliomas. A review. Journal of Neurosurgery 2011; 115 (2): 240–4.

22 脑动静脉畸形

Jinendra Ekanayake

病史

男性患者，54岁，右利手，于2周前开始出现左侧头痛、视力障碍和短期记忆障碍。检查发现右边颞侧偏盲。

9年前，无明显诱因出现短暂的意识丧失，检查发现左侧枕部动静脉畸形（AVM），病灶约为3.5cm，且伴有深静脉回流（Spetzler-Martin分级4级）。除此之外无其他症状，患者被诊断为非血管迷走神经性晕厥发作。鉴于初次发现AVM予以保守治疗。

★ 学习要点：手术的可操作性和 Spetzler-Martin 分级

Spetzler-Martin分级（1986）的提出是为了确定手术的可操作性[1]。它基于病灶大小、静脉回流和邻近脑功能区这三个部分内容。大脑功能是一个比较宽泛的描述，包括初级运动、感觉、视觉和语言皮层，以及丘脑、下丘脑、脑干和小脑脚。

表22.1列出了伴神经功能缺失的患者百分比[如偏瘫失语和（或）偏音]随着Spetzler-Martin分级的升高而升高。

表 22.1 AVM 分级与手术结果的相关性 *

分级	病例数	无功能损失		轻度功能损失		重度功能损失		死亡(%)
		数量	%	数量	%	数量	%	
I	23	23	100	0	0	0	0	0
II	21	20	95	1	5	0	0	0
III	25	21	84	3	12	1	4	0
IV	15	11	73	3	20	1	7	0
V	16	11	69	3	19	2	12	0
总计	100	86	86	10	10	4	4	0

*排除标准：要排除反复出血、进行性神经功能障碍、伴有血流相关动脉瘤（适合手术或介入治疗）和其他隐性障碍的患者（适合介入治疗）[2]。

Spetzler-Martin 的分级是 AVM 3 个独立部分评分的总和,分为 I ~ V 级(表22.2)。目前,提出了更高的一个分级,VI级,定义为"手术不能治愈的"。尽管相关病灶的异质性、功能和幕下动静脉畸形仍存在争议,该系统已通过前瞻性验证并且仍被广泛使用。

表 22.2　AVM 的 Spetzler-Martin 分级

大小	分值
<3cm	1
3~6cm	2
>6cm	3
位置	
非功能区皮层	0
邻近或位于功能区皮层	1
静脉回流	
仅表面	0
深部	1

Spetzler 和 Ponce 最近提出了分级的修正方案(2011)来指导治疗(表 22.3)[2]。根据 7 个手术中心 1476 例患者的预后研究结果,将患者按级别分为 3 组。该分级形式的预后准确度与之前 5 组的准确度相似 [2,3]。

表 22.3　AVM 的 Spetzler-Martin 修订分级

修订分级	原 Spetzler- Martin 分级	治疗
A	I & II	显微手术
B	III	多模态手术
C	IV & V	不手术 *

> **" 专家点评：未破裂的 AVM 是治疗还是不治疗？**
>
> 　　关于如何处理这种情况，目前最好的证据来自 Mohr 等人报道（2013）的 ARUBA 试验（关于未破裂脑动脉瘤的一项随机试验）[4]。经过 33 个月的随访，这项前瞻性并行设计随机对照试验（NHS A 类）已经结束。患者入选标准：年龄 18 岁或以上，无出血史或介入治疗史，适合闭塞的脑动静脉畸形（bAVM）患者。2007~2013 年，有 226 名患者被招募；114 例患者随机分入介入治疗组，109 例分入最佳药物治疗组（7 例交叉予以介入干预措施，没有出血）。5 例接受手术治疗，30 例接受栓塞治疗，31 例接受放射治疗，28 例接受综合治疗。主要观测指标是中风或死亡；次要观测标准是临床障碍，依照改良的 Rankin 量表评分为 2 或更高。介入治疗组中 35 / 114（30.7%）和药物治疗组中 11 / 109（10.1%）的患者达到了主要指标。介入治疗组中 17 / 109（38.6%）和药物治疗组中 6 / 109（14%）的患者达到了次要指标。作者得出的结论是，在随访观测 33 个月的未破裂 bAVM 患者中，药物治疗优于介入治疗。
>
> 　　Russin 和 Spetzler（2014）对此提出质疑，它的引用设计存在缺陷，缺乏治疗措施的标准化，研究不够详细（如 726 例患者入选，226 例患者入组，其中有 177 例非随机分组）[5]。然而，ARUBA 试验结果对治疗处理未破裂动脉瘤提供了重要的依据，并且此项研究得到了苏格兰颅内血管畸形研究所（SIVMS）的支持，而 SIVMS 在 1999 至 2003 年间就开展了这项研究。这是一个经过 3 年的前瞻性观察研究，结果发现对那些病灶较大的 AVM 进行治疗会增加患者不良预后的风险 [6]。

　　患者最近做 CT 检查，再一次证明了 AVM 的存在。无 AVM 相关的颅内出血或脑肿胀。

　　CT 血管造影和数字减影血管造影（DSA）显示，AVM 的主要血供来自左侧大脑后动脉，其软脑膜的血供来自左侧大脑前、中动脉。经过动静脉血管引流入直窦（图 22.1a~d）。

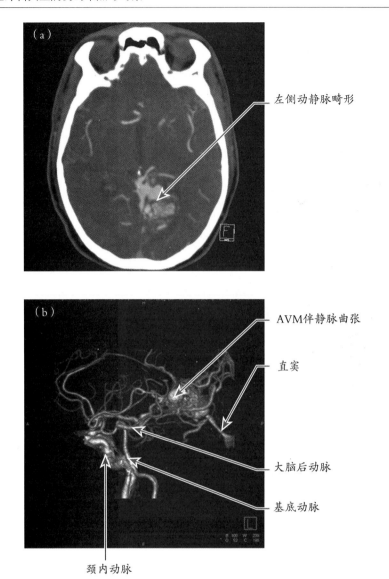

（a）

左侧动静脉畸形

（b）

AVM伴静脉曲张

直窦

大脑后动脉

基底动脉

颈内动脉

图22.1 （a）CT血管造影轴向剖面。显示在左枕叶有一个不规则的增强病变，为无急性出血的AVM。（b）三维CT血管造影矢状面显示，病灶的血供从左侧PCA静脉引流到Galen静脉。（c,d）DSA显示左椎动脉，分别为前后位和侧视图。（待续）

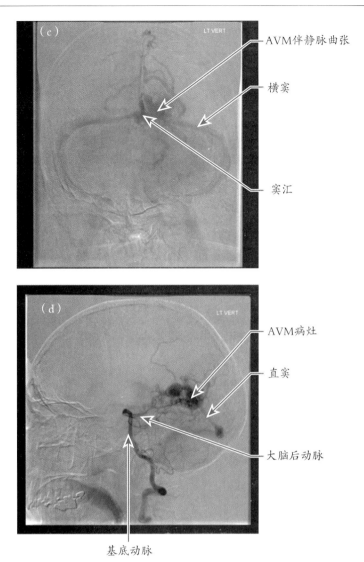

图 22.1(续)

　　从这个 AVM 的大小和位置来看,并依照神经血管多学科会议的推荐指南采取了栓塞治疗。首次栓塞是经颈内动脉和椎动脉进行的,最终有 50% 的病灶消失了(图 22.2a,b)。

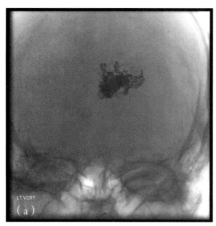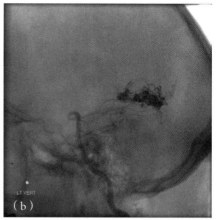

图 22.2　（a,b）栓塞术后的 DSA（左椎注射的前后位和侧面图像）。

> ❋ **学习要点：分期栓塞和立体定位放射治疗（SRS）**
>
> 　　一些大的病变，一般不适合做手术，则可采用分期栓塞法然后用 SRS 法。栓塞有 2 个目的：
>
> - 为了根除 AVM 相关的动脉瘤和瘘。
> - 缩小病变体积。
>
> 　　减小病灶的尺寸，可采用较大剂量的立体定位放射治疗，这不但增加病灶闭塞的概率，而且不会增加并发症风险。许多放射外科中心认为，对于较大的 AVM 一开始应避免栓塞治疗，而应当分阶段地进行放射治疗，通过照射不同范围（针对各个病灶的不同成分）或者改变剂量，通过 2 次或更多的尝试找到最优剂量。
>
> 　　Gobin 和他的同事对 125 例 AVM 且不能进行手术治疗的患者先予以栓塞治疗，再进行 SRS 治疗。其中有 11.2% 的 AVM 患者畸形完全闭塞了，通过栓塞治疗后，其中 76% 的患者适合给予 SRS 治疗。经过 SRS 治疗后，其中 65% 的患者畸形血管完全闭塞了。
>
> 　　SRS 治疗法无并发症。而栓塞治疗法有 12.8% 的复发率和 1% 的死亡率。每年在部分栓塞治疗 AVM 中有 3% 的出血率[7]。

　　随后患者接受了另外 3 次栓塞治疗。AVM 的病灶和血流逐步减少（图 22.3）。

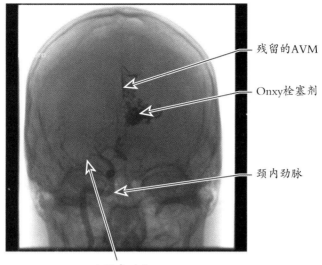

残留的AVM

Onxy栓塞剂

颈内劲脉

大脑中动脉

图 22.3　栓塞术后的 DSA（左椎注射、前后位片）。

　　经过进一步的多学科评估,建议用伽马刀进行放射治疗。通常情况下,放射治疗后每年定期复查 MRI,可显示病灶的闭塞情况。通常需要观测 2~3 年,其至 4 年。在治疗的区域如果没有出现明显血流迹象,加上 DSA 检查结果即可确认其闭塞了。若是 4 年之内还未完全闭塞可再次采取伽马刀治疗。

⭐ **学习要点：立体定位放射治疗**

　　对于病灶 < 3cm 且属于实质型的病变,一般采取保守治疗。对于大多数患者来说,这是目前的首选治疗方法,除非有很好的临床依据可采取手术治疗(如 AVM 伴有 ICH 的治疗,经过仔细咨询可用手术方法移除积血)。

　　进行放射治疗后,可能需要长达 48 个月的时间来消除病灶,在这期间有出血的风险。头 2 年内出血率为 4.8% ~7.9%*,到第 3~5 年出血率为 2.2%~5%。值得注意的是,如果病灶闭塞后,则出血的风险降到零。在比较好的情况下,即小病灶,位置不复杂,至少 90% 的患者可实现完全闭塞,但如果是较大的 AVM(即治疗范围达 20cm³),这一比例会明显下降[4]。

　　该技术需要将高剂量的辐射剂量传递到脑内病灶区,同时最大限度地减少对周围正常脑组织的损害。因此,它理想的位置是集中于病变中心,如脑干、丘脑和基底节。Lim 和他的同事在难治性癫痫患者中使用这种方法获得了成功。此外,它可以用在有多个病变的患者[8],如家族性综合征[9,10]。

* 在头 2 年用 SRS 法治疗后的出血风险高于未经处理的未破裂 AVM,即约为 2.4%。

❝ 专家点评:动静脉畸形的手术治疗

在大部分医院,对于颅内 AVM 的治疗,随着血管内闭塞和伽马刀问世,手术介入治疗不再是最常见的治疗方法了。手术治疗的主要好处是治疗快。切开硬脑膜后,手术技术包括畸形的划定、浅表血管的消除、病灶周围的解剖认定(包括深动脉蒂的保护和静脉系统的切断)。出血的面积或急性出血凝块本身可以提供病灶周围的剥离面,见图 22.5。

在切除手术前确定动静脉的解剖关系非常重要。如果有任何疑问可以使用临时性血管夹,因为引流静脉的早凝可能导致灾难性的出血。

侧裂区病变容易累及侧裂血管,侧裂血管只能闭塞并保留,只有给病灶供血的小分支血管才可以切除。

做好术前准备、确定手术方法是非常重要的。可通过术前 MRI 和血管造影成像确定病灶的血供和血管引流系统。

⭐ 学习要点:动静脉畸形和驾驶

在英国,对于 AVM 与驾驶有非常具体的指南,发现潜在的 AVM 对职业驾驶员的生活会产生重大影响。依据病史、检查等背景再决定要不要开车,如是否伴有 AVM、AVM 是否破裂、在幕上还是幕下(表 22.4 和表 22.5),以及有无相关的癫痫发作。

请在 DVLA 的网页上获取更多的信息:http://www.dft.gov.uk/dvla。

表 22.4　幕上型 AVM 自行车 / 小轿车(第 1 组)、大货车 / 大客车(第 2 组)

病理	对第 1 组的建议	对第 2 组的建议
偶然事件		
没有治疗	保留驾照	永久拒绝
治疗	与 ICH 情况一样	拒绝,除非治愈或 10 年没有发作
ICH 情况		
开颅手术	6/12 不开车	拒绝,除非治愈或 10 年没有发作
栓塞 /SRS	1/12 不开车	拒绝,除非治愈或 10 年没有发作
没有治疗	保留驾照	永久拒绝

表 22.5　幕下型 AVM

病理	对第 1 组的建议	对第 2 组的建议
偶然事件		
没有治疗	保留驾照	个体评估
治疗	没有伤残可以继续开小轿车	拒绝,除非治愈 / 没有伤残
ICH 情况		
开颅手术	保留驾照,除非残疾影响开车	拒绝,除非治愈
栓塞 /SRS	1/12 不开车	拒绝,除非治愈或 10 年没有发作
没有治疗	保留驾照	永久拒绝

⊕ 临床提示：动静脉畸形的出血风险

　　形态和血管结构方面的几个因素可用来评价再出血的风险,结果显示有很大的变异程度 [11]。

- 前破裂。
- 年破裂率为 6%(前 5 年)/5 年累积风险为 26%。
- 相关动脉瘤。
- 深静脉引流。

讨论

　　在 1851 年,Virchow 首次提出 AVM 这一概念,然而脑外血管畸形可追溯到公元前 1500 年 Ebers Papyrus 提出的临床描述。而首例完整的手术切除颅内 AVM 是在 1889 年由 Emile Pean 操作的,他切除了一个因左侧癫痫发作入院的 15 岁小男孩右侧的"中央"肿瘤。

　　脑动静脉畸形是一种复杂的血管病变,常伴有相关神经实质、血流动力学和血管结构的改变。基本的病变是在供血动脉传入和引流静脉传出之间有一个或多个管道相通,没有中间毛细血管床的存在。增加的血流量通过这些动静脉短路时引起血管扩张、迂曲,从而形成"病灶",即一个交错的血管网络。

　　动静脉畸形可发生于脑内或硬膜,值得注意的是,其与动静脉瘘(AVF)不同的是有病灶的交互。

> ✪ **学习要点：动静脉畸形——胚胎发育异常**
>
> 　　在胚胎发育过程中，AVM 的发病机制有两个主要假说：
> - 胚胎的毛细管系统发育不全。
> - 动脉和静脉之间的原始连接仍保留[12]。
>
> 　　尽管如此，他们被认为是动态的生物实体，而不是静态的先天性血管病变。
>
> 　　虽然某些基因与 AVM 的发展 [如遗传性出血性毛细血管扩张症（ALK-1，HHT）] 及其破裂（如载脂蛋白 E 2）有关，从胚胎开始形成到产后婴儿的活跃生长，都与 AVM 有密切关联。这可能是一个更复杂的机制，包括参与血管生成和血管修复基因的表达都会受到环境因素的影响。值得注意的是，在某些情况下，已观察到的 AVM 会完全消失[13]。
>
> 　　AVM 的发生与一些罕见的遗传性疾病有关，包括：遗传出血性毛细血管扩张症（HHT）、VHL 综合征、斯 - 韦二氏综合征和梅二氏综合征。这些都是很少见的家族性遗传病，到现在只出现在 20 个家庭（总共 44 例）[14]。见图 22.4。

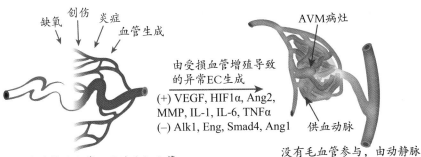

图 22.4　AVM 是由于旁支动脉没有通过毛细血管直接与静脉连接导致的高流量损伤，可能与 EC 和血管内皮细胞疾病相关微粒的上调（+）或下调（-）有关。（Taken from Storkebaum et al.,2011[15]）

> ✪ **学习要点：动脉在病灶中的作用**
>
> 　　在 AVM 病灶切除前，识别 AVM 的供血动脉对外科断流术的评估尤为重要。Valavanis（1996）提出了三种供应方式[15]。
> - 直接或终端供应。
> - 起源于大动脉的专门血管，终止于病灶。
> - 间接供应。
> - 接近病灶的动脉"卫星"分支。
> - "顺道"血管。
> - 这些功能血管，除了供应病灶外，也会供应正常脑组织。

❝ 专家点评:"病灶"

病灶本身就是一个功能实体。它的组织病理学成分是一个动静脉交互的血管团,但没有中间毛细血管床连接。然而,这些扩张的毛细血管在病灶周围形成一个复杂的交通网络[3]。

在病灶团中存在有脑实质,但没有生理功能,且胶质细胞增生,常含铁血黄素沉积。在病灶的周围常有脑神经元缺失(可能与 AVM 的血管变异有关),有时伴纤维胶质细胞增生。动脉交通支是其单一供血的形式,而在丛状型中可能是多重供血[3,16]。

临床表现

动静脉畸形是罕见病(发病率为 0.14%,流行率为 0.001%~0.52%),但关键的是它会影响平时看起来健康的年轻患者的正常生活[24]。

最典型的表现为 ICH,占所有中风的 2% 和颅内血肿的 4%,但在 15~45 岁的患者中高达 38%。以出血为典型表现的患者死亡风险为 5%~10%,永久性神经功能缺失的风险为 30%~50%[25]。

第二大常见的临床表现为癫痫(占 20%,易发于病灶大的 AVM,即病灶 > 6cm[28])。少见症状还有同侧头痛,以及由于占位效应(肿块压迫)或血流动力学障碍而出现的局灶性神经功能缺失(分为暂时的、永久性的或进行性的),其发生率为 3%~10%。至少有 15% 的患者发现 AVM 时是无症状的,通过增强 MRI 检查可增加其诊断率[29]。

CT 是常规来判断急性大出血 /ICH 的方式,可用来鉴别出血和(或)梗死。未破裂的 AVM 则要与典型钙化鉴别(20%~30%)。CT 血管成像能很好地显示血管的解剖结构,特别是三维血管重建技术。不过数字减影血管造影仍然是诊断静脉流出道梗阻、评估相关的动脉瘤、供血动脉 / 动脉网、引流静脉的金标准。MRI 或 MRA 是评估邻近脑组织结构(即"脑功能")的最佳方法。功能性 MRI 和扩散张量成像分别可以进一步帮助识别脑功能区(即语言区、运动区等)和相关的白质区。

✚ 临床提示:首次出血的危险因素

不同专家对出血的危险因素有不同的意见,甚至他们的结论完全相反[11],主要由于随访时间长短不一。最近,Hernesnemi 及其同事(2008)[24, 25]对 238 例患者平均随访了 13.5 年(年总患者数最广泛的研究),其研究结果很好地验证了以前的结论。年风险率为 2.4%,在前 5 年,出现出血的风险最高 *。

计算一个 AVM 破裂患者发生出血终生风险的近似值公式如下:

AVM 破裂的终生风险(%)= 105- 患者的年龄(假设年出血风险为 3%)。

✪ 学习要点:癫痫和动静脉畸形

在有 1289 例患者的多中心研究中,患者癫痫是继出血之后的第二大常见的表现(30% 为全身性发作,10% 为局灶性发作)。在无出血的情况下,癫痫的发病率是 17%~40%[17]。

男性、年龄小于 65 岁、AVM 病灶 > 3cm、位于颞叶的病例,与癫痫的发作有关[18]。

❝ 专家点评

对如何处理癫痫、未破裂 AVM 是有争议的,但及时治疗还是一种较理想的处理方式。手术并不是唯一的治疗方式,事实上,它可能会导致新的癫痫发作。

> **患者因素**
> - 青年：(性别似乎并不影响出血风险)。
>
> **病灶因素**
> - 病灶大。
> - 位置深(即脑深部、脑室、脑室周围白质)。
> - 深静脉引流(排出血管)。
> - 位于幕下。
>
> 除上述因素外，通过多因素分析发现还有其他独立危险因素。一些研究者 [6, 27] 发现病灶内部的压力很重要，包括以下：
> - 单引流静脉。
> - 静脉狭窄。
>
> *其他一些重要研究包括 Ondra 等(1990)[26] 和 Stapf 等(2006)[25]。

AVM 和癫痫

癫痫的发病机制尚不清楚。有研究表明，动静脉分流常可引起局灶性脑缺血，而周围脑区的缺血常由盗血引起。病灶和周边脑区胶质细胞增生可能易于引起继发性癫痫。

然而 Yeh 等人对 27 例伴有癫痫的 AVM 患者进行手术治疗，其中有 21 例无癫痫发作。他们认为，切除 AVM 同时也移除了癫痫的病灶 [19]。

最近的研究表明，通过放射外科治疗癫痫发作是一个非常有前景和值得考虑的方法(治愈率达 62% [20] 和 80%[21])。放射外科疗法有利于防止已控制的癫痫再发作，甚至直到畸形血管完全闭塞前都可防止癫痫发作，这提供了最好的无癫痫发作的结果。当然，新位点的癫痫也可能发作，这是放射外科治疗的并发症 [22]。

栓塞后，癫痫得到控制的报道较少，但这正好反映了本就是把它作为综合治疗的一种辅助方法 [23]。

治疗

AVM 的治疗有三种方式：显微外科手术、栓塞治疗和放射治疗。这几种方法可单独使用也可联合运用。依照患者情况(如年龄、并发症、临床表现)、AVM 的因素(大小、位置、Spetzler-Martin 分级)，以及医师现有的专业知识决定治疗方案。

显微外科手术方法可直视病灶及周边的解剖结构，易于掌控其血供和理清各血管的走向等，这些可抵消开颅手术所带来的风险。对于 SM 分级为 Ⅰ 级和 Ⅱ 级的 AVM，手术能彻底根除病灶，立竿见影，这是一些脑外科医师的首选治疗方法，见图 22.5。手术后的并发症有不同的分类，分为严重的和轻微的神经功能缺失。与病变部位、大小、深静脉引流等有关,伴发动脉瘤会增加手术的风险。并发症包括失语、偏盲、偏瘫、死亡。最近的一项 meta 分析报告显示在手术治疗的 2452 例患者中,出现并发症的概率为 8.6%,死亡率为 3.3% [31]。对于 Spetzler-Martin 分级在 III 级以下的患者进行手术后,其出现并发症的概率和死亡率分别为 2%~6.3% 和 0%~2%。Spetzler-Martin 分级为 IV 级和 V 级的患者,出现并发症的概率和死亡率分别为 9%~39% 和 0%~9%。

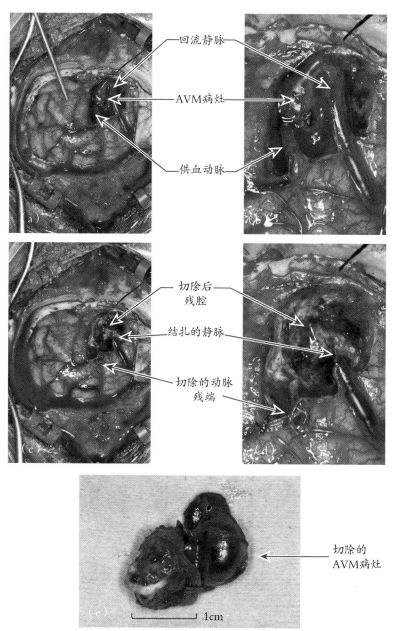

图 22.5　枕部 AVM 的术中图像显示出基本的解剖结构。(a,b),供血动脉、回流静脉、AVM 病灶。手术后的图像显示切除的 AVM 病灶和切除后残腔(c,d,e)。

立体定位放射治疗损伤小。病灶栓塞最重要的因素是要掌握好放射剂量。安全剂量与照射体积呈负相关,越大的病灶,用越小的剂量,这样对周边脑区组织的辐射损伤越小。其他因素包括病灶的大小(最理想的是＜3cm)、病灶的血管结构(致密型还是弥漫型)、巢内动脉瘤、静脉引流、脑功能区的位置和出血史。与丛状型或弥漫型病变相比,致密型病变更适合做放疗,因为需放疗的部位无神经组织,可以将更多的剂量集中到目标部位。需长达4年的时间,病灶才可能完全闭塞。在这段时间里,患者仍有出血的风险(发生率每年为5%,见学习要点:立体定位放射治疗)。目前,已有多种放疗的不同技术方法可以选择,包括质子束、伽马刀、直线加速器(LINAC)和射波刀。最近的一项meta分析显示,Beijnum等人(2011)研究的69例患者中(其中22位用伽马刀治疗、36位用LINAC治疗),40%的患者在两年内病灶完全闭塞了[28]。闭塞的概率取决于放疗的剂量,但也受到AVM病灶位置的影响。因辐射损伤动脉壁的内皮细胞,引起平滑肌细胞增殖逐渐阻塞细胞腔从而使病灶闭塞。放疗的并发症包括白质水肿、癫痫发作、放射性坏死、出血。

栓塞可作为术前的辅助治疗,可减少手术时间、输血需求、复发率和死亡率。作为一个主要的方式,它的治愈率相对较低(5%~20%),而且有再通的风险,而新的栓塞剂的使用,如Onyx栓塞剂,可以保证有效(15%~50%)。以栓塞法作为主要的治疗方案只对部分患者适用,主要适用于病灶小而且位置深的丘脑或基底节,且只有一条或两条供血动脉的AVM,可防止复发和快速出血。并发症可能是永久性的或瞬时性的,常常由供应正常脑组织的动脉意外栓塞或已闭塞的静脉再通导致ICH而引起神经功能障碍。包括出血(2%~5%)、永久性神经功能缺失(2%~5%)和死亡(1%)。

✪ 学习要点:治疗指南

SM分级的Ⅰ级和Ⅱ级

- SRS。
- 显微手术(适合大部分患者,若有血肿,则进行手术治疗)。

SM分级的Ⅲ级

- 显微外科手术／放射治疗＋/－介入治疗。

SM分级的Ⅳ级和Ⅴ级

- 观察。
- 如果有出血或复发的风险,则予以相应处理治疗。
- 出血。

在实践中,SM分级为Ⅲ级的脑动静脉血管畸形的治疗最具挑战性,其病理特征为异质性的代表。Ⅲ级的这一组被细分为ⅢA(＞6cm),最适合予栓塞和手术治疗,以及ⅢB(小,即深静脉引流且位于脑功能区[32]),适合放射治疗。

⭐ 学习要点:动脉瘤和 AVM

AVM 患者中约 20%~25% 会发生动脉瘤。它们可能是偶发,常发生在单独的血管区域,也可能与供血动脉的"流量相关"。后者可能继发于 AVM 引起的高动力循环。病灶内也可能发现动脉瘤。

目前还不清楚在 AVM 中伴发动脉瘤是否会增加出血的风险。Brown 等人研究了 91 例未破裂 AVM 的患者,结果显示 AVM 伴发动脉瘤的患者在 1 年内会增加 ICH 的风险(7%,3% 的患者只有 AVM)[33]。

在出血的情况中,大量的研究表明,除后颅窝的病变外,AVM 可能是引起出血的原因。病灶内的动脉瘤更会增加出血的风险,可能与有蒂或供血动脉有关[31]。

在没有出血的情况下,远端或与血流相关的动脉瘤可能是 AVM 治疗后的退化,而这似乎不会发生在 Willis 环。

⭐ 学习要点:阻塞性充血与正常灌注压突破

AVM 切除术后,在切除腔周围有时会出现出血和脑水肿。有两种主要的假说试图解释这一现象,然而这两种假说没有相互排斥,它们都认为在 AVM 病灶和周边可能形成了一种复杂的血流动力学的变化。

在 1978 年,"正常灌注压突破"的假说提出,在 AVM 的周围软组织长期接受高灌注,而使自动调节功能受损。因此,在根除病灶后,脑组织恢复正常灌注压,而自动调节功能受损,会变得更易充血、水肿,以及出现潜在的突破出血[29]。

"阻塞性充血"的假说(1993)认为动脉停止流向 AVM,并阻碍病灶周边软组织的静脉流出,从而引起低灌注和缺血,在手术切除病灶后这种情况会更加重[6]。

❝ 专家点评:综合治疗

以案例为基础,复杂的 AVM 或治疗失败后常采用分阶段综合治疗法。它结合了各种治疗方法的优势,可能是一些 AVM 畸形最安全的治疗方法。当然,这也可能带来另外的风险;Beijnum 等人(2011)的一项 meta 分析发现,在 SRS 后予以栓塞治疗会增加出血和其他并发症的风险[28]。

专家总结

脑动静脉畸形的治疗管理依赖对其病理、发病机制的了解,对未破裂 AVM 的干预(ARUBA 的结果),对大的 AVM 明确放疗方案(减少剂量/分级/部分部位放疗),以及在越来越多的良性疾病的背景下,评估和改进介入技术。

对于 AVM 破裂进行急救或紧急治疗需要有经验和技能的医师制订一系列的正确治疗方案,且仅限于能提供完全专业治疗的中心。

点评专家:Neil Kitchen

译者:赵丹

参考文献

1. Spetzler RF, Martin NA. A proposed grading system for arteriovenous malformations. Journal of Neurosurgery 1986; 65 (4): 476–83.

2. Spetzler R, Ponce F. A 3-tier classification of cerebral arteriovenous malformations. Clinical article. Journal of Neurosurgery 2011; 114 (3): 842–9.

3. Houdart E, Gobin YP, Casasco A, et al. A proposed angiographic classification of intracranial arteriovenous fistulae and malformations. Neuroradiology 1993; 35: 381–5.

4. Mohr JP, Parides MK, Stapf C, et al. Medical management with or without interventional therapy for unruptured brain arteriovenous malformations (ARUBA): a multicentre, non-blinded, randomised trial. Lancet. 2013;383 (9917):614–621.

5. Russin J, Spetzler R, Neurosurgery. Commentary: the ARUBA trial. Neurosurgery. 2014. 75 (1): E96–E97

6. al Rodhan NR, Sundt TM, Piepgras DG, et al. Occlusive hyperaemia: a theory for the hemodynamic complications following resection of intracerebral arteriovenous malformations. Journal of Neurosurgery 1993; 78 (2): 167–75.

7. Gobin YP, Laurent A, Merienne L, et al. Treatment of brain arteriovenous malformations by embolization and radiosurgery. Journal of Neurosurgery 1996; 85 (1): 19–28.

8. Lim YJ, Lee CY, Koh JS, et al. Seizure control of gamma knife radiosurgery for non-hemorrhagic arteriovenous malformations. Acta Neurochirurgica 2006; 99: 97–101.

9. Kikuchi K, Kowada M, Sasajima H. Vascular malformations of the brain in hereditary hemorrhagic telangiectasia (Rendu-Osler-Weber disease). Surgical Neurology 1994; 41: 374–80.

10. Yahara K, Inagawa T, Tokuda Y, et al. [A case of multiple cerebral arteriovenous malformations treated by gamma knife radiosurgery]. No Shinkei Geka—Neurological Surgery 1995; 23: 1121–5.

11. Choi JH, Mohr JP. Brain arteriovenous malformations in adults. Lancet Neurology 2005; 4: 299–308.

12. Hashimoto N, Nozaki K, Takagi Y, et al. Surgery of cerebral arteriovenous malformations. Neurosurgery 2007; 61: 375–87; discussion 387–9.

13. Nehls DG, Pittman HW. Spontaneous regression of arteriovenous malformations. Neurosurgery 1982; 11: 776–80.

14. Herzig R, Burval S, Vladyka V, et al. Familial occurrence of cerebral arteriovenous malformation in sisters: case report and review of the literature. European Journal of Neurology 2000; 7 (1): 95–100.

15. Storkebaum E, Quaegebeur A, Vikkula M, Carmeliet P. Cerebrovascular disorders: molecular insights and therapeutic opportunities. Nature Neuroscience. 2011;14 (11): 1390–1397

16. Valavanis A. The role of angiography in the evaluation of cerebral vascular malformations. Neuroimaging Clinics of North America 1996; 6 (3): 679–704.

17. Hofmeister C, Stapf C, Hartmann A, et al. Demographic, morphological, and clinical characteristics of 1289 patients with brain arteriovenous malformation. Stroke 2000; 31: 1307–10.

18. Hoh BL, Chapman PH, Loeffler JS, et al. Results of multimodality treatment for 141 patients with brain arteriovenous malformations and seizures: factors associated with seizure incidence and seizure outcomes. Neurosurgery 2002; 51: 303–9; discussion 309–11.

19. Yeh HS, Kashiwagi S, Tew JM, Jr, et al. Surgical management of epilepsy associated with cerebral arteriovenous malformations. Journal of Neurosurgery 1990; 72: 216–23.

20. Trussart V, Berry I, Manelfe C, et al. Epileptogenic cerebral vascular malformations and MRI. Journal of neuroradiology.\ Journal de Neuroradiologie 1989; 16: 273–84.

21. Yeh HS, Privitera MD. Secondary epileptogenesis in cerebral arteriovenous malformations. Archives of Neurology 1991; 48: 1122–4.

22. Heikkinen ER, Konnov B, Melnikov L, et al. Relief of epilepsy by radiosurgery of cerebral arteriovenous malformations. Stereotactic & Functional Neurosurgery 1989; 53 (3): 157–66.

23. Lv X, Li Y, Jiang C, et al. Brain arteriovenous malformations and endovascular treatment: effect on seizures. Interventional Neuroradiology 2010; 16: 39–45.

24. Hernesniemi JA, Dashti R, Juvela S, et al. Natural history of brain arteriovenous malformations: a long-term follow-up study of risk of hemorrhage in 238 patients. Neurosurgery 2008; 63: 823–9; discussion 829–31.

25. Stapf C, Mast H, Sciacca RR, et al. Predictors of hemorrhage in patients with untreated brain arteriovenous malformation. Neurology 2006; 66: 1350–5.

26. Ondra SL, Troupp H, George ED, et al. The natural history of symptomatic arteriovenous malformations of the brain: a 24-year follow-up assessment. Journal of Neurosurgery 1990; 73 (3): 387–91.

27. Pollock BE, Flickinger JC, Lunsford LD, et al. Factors that predict the bleeding risk of cerebral arteriovenous malformations. Stroke 1996; 27: 1–6.

28. van Beijnum J, van der Worp HB, Buis D, et al. Treatment of brain arteriovenous malformations: a systematic review and meta-analysis. Journal of the American Medical Association 2011; 306 (18): 2011–19.

29. Spetzler RF, Wilson CB, Weinstein P, et al. Normal perfusion pressure breakthrough theory. Clinical Neurosurgery 1978; 25: 651–72.

30. Spetzler RF, Hargraves RW, McCormick PW, et al. Relationship of perfusion pressure and size to risk of hemorrhage from arteriovenous malformations. Journal of Neurosurgery 1992; 76 (6): 918–23.

31. Turjman F, Massoud TF, Vinuela F, et al. Correlation of the angioarchitectural features of cerebral arteriovenous malformations with clinical presentation of hemorrhage. Neurosurgery 1995; 37: 856–60; discussion 860–2.

32. de Oliveira E, Tedeschi H, Raso J. Comprehensive management of arteriovenous malformations. Neurological Research 1998; 20 (8): 673–83.

33. Menghini VV, Brown RD, Jr, Sicks JD, et al. Clinical manifestations and survival rates among patients with saccular intracranial aneurysms: population-based study in Olmsted County, Minnesota, 1965 to 1995. Neurosurgery 2001; 49: 251–6; discussion 256–8.

缩　写

A&E	急诊部门	CSF	脑脊液
AACE	美国临床内分泌协会	CSM	脊髓型颈椎病
ABP	动脉血压	CT	计算机断层扫描
ACCF	颈前路椎体次全切除融合术	CUSA	全频超声乳化吸引刀
ACDF	颈前路椎间盘切除椎间融合术	DAI	弥漫性轴索损伤
ADC	表观扩散系数	DBS	脑深部电刺激
ADI	寰齿间距	DMARD	缓解病情抗风湿药物
AED	抗癫痫药物	DREZ	脊髓后根入髓区
AF	心房颤动	DRG	脊根神经节
AICA	小脑前下动脉	DSA	数字减影血管造影
ANT	丘脑前核	DVA	发育性静脉异常
ASD	邻近节段病变	DVLA	交通管理局
ASDH	急性硬膜下血肿	DWI	弥散加权成像
ATECO	自动触发椭圆中心排序	ECG	心电图
ATLR	前颞叶切除术	ECRL	桡侧腕长伸肌
ATLS	高级创伤生命支持	EEA	经鼻蝶扩大入路
AVF	动静脉瘘	EEG	脑电图
AVM	动静脉畸形	EMA	上皮细胞膜抗原
bDMARD	生物性缓解疾病的抗风湿药物	EMG	肌电图
BFFE	平衡快速梯度回波	ENT	耳鼻喉
BMI	身体质量指数	EOP	枕外隆突
BMP	骨形态发生蛋白	EVD	脑室外引流
bSSFP	无进展平衡稳态	FEF	额叶眼动区
CCM	颅内海绵状血管瘤	FFP	新鲜冰冻血浆
CMAP	复合运动动作电位	FIESTA	快速平衡稳态进动序列
CNS	中枢神经系统	FISP	稳态进动快速成像
CPA	桥小脑角	FLAIR	液体衰减反转恢复
CPP	脑灌注压	fMRI	功能磁共振水抑制成像
CPS	复杂部分性发作	FS	高热惊厥
CS	海绵窦	f Ⅶ a	重组人凝血因子Ⅶ
CSAP	复合感觉动作电位	GBM	多形性胶质母细胞瘤
CSDH	慢性硬膜下血肿	GCS	格拉斯哥昏迷指数

GFAP	胶质纤维酸性蛋白	MRC	医学研究委员会
GH	生长激素	MRI	磁共振成像
GPi	苍白球内侧部	MRV	磁共振静脉血管成像
GTCS	全身强直痉挛性发作	MVD	微血管减压术
GTR	完全切除	NAA	N-乙酰天冬氨酸
HAQ	健康评估问卷表	NDI	颈部伤残指数
HGG	高级别胶质瘤	NF2	2型神经纤维瘤病
HHT	遗传出血性毛细血管扩张症	NFPA	无功能性垂体腺瘤
HR	风险比	NHS	英国国民健康服务
IAM	内耳道	NICE	国家卫生临床规范研究所
ICH	颅内出血	NSAID	非甾体类抗炎药
ICP	颅内压	ODI	Oswestry功能障碍指数问卷表
IED	简易爆炸装置	OGTT	口服葡萄糖耐量试验
IIH	特发性颅内压增高	ORIF	切开复位内固定术
ILAE	国际抗癫痫联盟	OS	总生存期
IMSCT	髓内肿瘤	PADI	寰齿后间距
INO	核间性眼肌麻痹	PAS	高碘酸希夫染色
INR	国际标准化比率	PBC	经皮球囊压迫术
IOG	改良的治疗指南	PCA	大脑后动脉
IPG	植入式脉冲发生器	PCT	初级医疗基金会
IQ	智商	PD	帕金森病
IVH	脑室出血	PE	肺栓塞
L/P	乳酸/丙酮酸	PET	正电子发射断层扫描
LGG	低级别胶质瘤	PFS	无进展生存期
LINAC	直线加速器	PI	偶发垂体腺瘤
LP	腰大池-腹腔	PICC	外周静脉穿刺中心静脉置管
MAP	平均动脉压	PLIF	后路腰椎间融合术
MCA	大脑中动脉	PICH	原发性颅内出血
MCNF	前臂内侧皮神经	PLF	后外侧融合术
MCP	掌指关节	PPN	脚脑核
MDI	脊髓病伤残指数	PPRF	脑桥旁正中网状结构
MDT	多学科合作组	PRx	脉冲反应指数
MEG	脑磁图描记	PT	凝血酶原时间
MEP	运动诱发电位	PTA	创伤后癫痫
MGMT	甲基鸟嘌呤甲基转移酶	PWI	灌注加权成像
MLF	内侧纵束	QST	定量感觉测试
MR	磁共振	RA	风湿性关节炎

RCC	红细胞计数	TIA	短暂性脑缺血发作
RCT	随机对照试验	TLE	颞叶癫痫
REZ	神经根入髓区	TLIF	椎间孔腰椎间融合术
RNS	反应性神经电刺激	TN	三叉神经痛
rtPA	重组组织纤溶酶原激活物	TNF	肿瘤坏死因子
SAH	蛛网膜下腔出血	TOF	飞行时间
SCA	小脑上动脉	tPA	组织纤溶酶原激活剂
SDH	硬膜下血肿	UMN	上运动神经元
SF-36	简明36项健康调查问卷	UPDRS	帕金森病统一评分量表
SIVMS	苏格兰颅内血管畸形研究所	VAS	视觉模拟疼痛量表
SPECT	单光子发射计算机断层显像	VEGF	血管内皮生长因子
SPORT	脊柱疾患疗效研究试验	VFD	视野缺损
SPS	单纯部分性发作	VHL	Von Hippel-Lindau
SRS	立体定位放射治疗	VIM	丘脑腹中间核
SSA	生长抑素类似物	VNS	迷走神经刺激
SSEP	体感诱发电位	VOP	丘脑腹外侧核
STN	丘脑底核	VP	脑室－腹腔
TBI	创伤性脑损伤	WBRT	全脑放疗
TDC	颅骨钻孔术	WCC	白细胞计数
TENS	经皮神经电刺激		

索 引